全国高等卫生职业教育护理专业"双证书"人才培养"十二五"规划教材

供护理、助产等专业使用

丛书顾问 文历阳 沈彬

护理心理学

主 编 崔巧玲 孙立波 刘端海

副主编 李艳玲 邓香兰 兴 华

编 者 （以姓氏笔画为序）

马音音（枣庄科技职业学院）

邓香兰（江西护理职业技术学院）

刘端海（枣庄科技职业学院）

兴 华（郑州铁路职业技术学院）

孙立波（长春医学高等专科学校）

李艳玲（广州医学院从化学院）

谷芳秋（辽宁医学院护理学院）

张 静（枣庄科技职业学院）

崔巧玲（平凉医学高等专科学校）

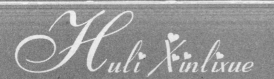

Huli Xinlixue

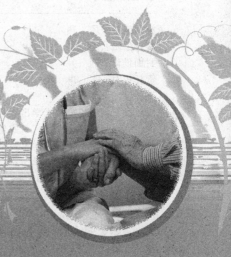

华中科技大学出版社

http://www.hustp.com

中国·武汉

内 容 简 介

本书是全国高等卫生职业教育护理专业"双证书"人才培养"十二五"规划教材。

本书的编写以"双证书"人才培养为指导思想,以尽量满足高职护理专业的教学需求和临床护理工作对护理人才知识、能力、素质的要求为宗旨,以实现高技能性护理人才培养为目标。全书共分八章,包括绪论、心理学基础、心理社会因素与健康、心理评估、心理咨询与心理治疗、患者心理、心理护理、护理人员的心理品质及其培养等内容。

本书适合高职高专护理、助产等专业使用。

图书在版编目(CIP)数据

护理心理学/崔巧玲　孙立波　刘端海　主编.—武汉:华中科技大学出版社,2012.8
ISBN 978-7-5609-8069-0

Ⅰ.护…　Ⅱ.①崔…　②孙…　③刘…　Ⅲ.护理学-医学心理学-高等职业教育-教材　Ⅳ.R471

中国版本图书馆 CIP 数据核字(2012)第 112196 号

护理心理学　　　　　　　　　　　　　崔巧玲　孙立波　刘端海　主编

策划编辑:居　颖
责任编辑:刘　烨
封面设计:刘　卉
责任校对:张　琳
责任监印:周治超
出版发行:华中科技大学出版社(中国·武汉)
　　　　　武昌喻家山　　邮编:430074　　电话:(027)81321915
录　　排:华中科技大学惠友文印中心
印　　刷:华中科技大学印刷厂
开　　本:787mm×1092mm　1/16
印　　张:13.5
字　　数:302 千字
版　　次:2014 年 9 月第 1 版第 3 次印刷
定　　价:28.00 元

全国高等卫生职业教育护理专业"双证书"人才培养"十二五"规划教材编委会

丛书学术顾问　文历阳　沈　彬

委　员（按姓氏笔画排序）

于洪宇　辽宁医学院护理学院
王志亮　枣庄科技职业学院
艾力·孜瓦　新疆维吾尔医学专科学校
付　莉　郑州铁路职业技术学院
白梦清　湖北职业技术学院
任海燕　内蒙古医科大学
孙学华　淮北职业技术学院
杨美玲　宁夏医科大学高等卫生职业技术学院
沈小平　上海思博职业技术学院
陈荣凤　上海健康职业技术学院
金扣干　上海欧华职业技术学院
姚文山　盘锦职业技术学院
夏金华　广州医学院从化学院
倪洪波　荆州职业技术学院
徐国华　江西护理职业技术学院
郭素华　漳州卫生职业学院
隋玲娟　铁岭卫生职业学院

总序

Zongxu

　　世界职业教育发展的经验和我国职业教育发展的历程都表明,职业教育是提高国家核心竞争力的要素之一。近年来,我国高等职业教育发展迅猛,成为我国高等教育的重要组成部分,与此同时,作为高等职业教育重要组成部分的高等卫生职业教育的发展也取得了巨大成就,为国家输送了大批高素质技能型、应用型医疗卫生人才。截至 2010 年底,我国各类医药卫生类高职高专院校已达 343 所,年招生规模超过 24 万人,在校生 78 万余人。

　　医药卫生体制的改革要求高等卫生职业教育也应顺应形势调整目标,根据医学发展整体化的趋势,医疗卫生系统需要全方位、多层次、各种专业的医学专门人才。护理专业与临床医学专业互为羽翼,在维护人民群众身体健康、提高生存质量等方面起到了不可替代的作用。当前,我国正处于经济、社会发展的关键阶段,护理专业已列入国家紧缺人才专业。根据卫生部的统计,到 2015 年我国对护士的需求将增加到 232.3 万人,平均每年净增加 11.5 万人,这为护理专业的毕业生提供了广阔的就业空间,也对高等卫生职业教育如何进行高素质技能型护理人才的培养提出了新的要求。

　　教育部《关于全面提高高等职业教育教学质量的若干意见》中明确指出,高等职业教育必须"以服务为宗旨,以就业为导向,走产学结合的发展道路",中共中央、国务院《关于深化教育改革全面推进素质教育的决定》中再次强调"在全社会实行学业证书和执业资格证书并重的制度"。上述文件均为新时期我国职业教育的发展提供了具有战略意义的指导意见。高等卫生职业教育既具有职业教育的普遍特性,又具有医学教育的特殊性,护理专业的专科人才培养应以职业技能的培养为根本,与护士执业资格考试紧密结合,力求满足学科、教学和社会三方面的需求,把握专科起点,突出职业教育特色。高等卫生职业教育发展的形势使得目前使用的教材与新形势下的教学要求不相适应的矛盾日益突出,加强高等卫生职业教育教材建设成为各院校的迫切要求,新一轮教材建设迫在眉睫。

　　为了顺应高等卫生职业教育教学改革的新形势和新要求,在认真、细致调研的基础上,在教育部高职高专医学类及相关医学类专业教学指导委员会专家和部分高职高专示范院校领导的指导下,我们组织了全国 30 所高职高专医药院校的 200 多位老师编写了这套秉承"学业证书和执业资格证书并重"理念的全国高等卫生职业教育护理专业"双证书"人才培养"十二五"规划教材。本套教材由国家示范性院校引领,多所学校广泛参与,其中有副教授及以上职称的老师占 70%,每门课程的主编、副主编均由来自高职高专医药院校教学一线的教研室主任或学科带头人组成。教材编写过程中，全体主编和参编人员进行了认真的研讨和细致的分工，在教材编写体例和内容上均有所创新，各主编单位高度重视并有力配合教材编写工作，责任编辑和主审专家严谨和忘我地工作，确保了本套教材的编写质量。

本套教材充分体现新一轮教学计划的特色，强调以就业为导向、以能力为本位、贴近学生的原则，体现教材的"三基"（基本知识、基本理论、基本实践技能）及"五性"（思想性、科学性、先进性、启发性和适用性）要求，着重突出以下编写特点。

（1）紧跟教改，接轨"双证书"制度。紧跟教育部教学改革步伐，引领职业教育教材发展趋势，注重学业证书和执业资格证书相结合，提升学生的就业竞争力。

（2）创新模式，理念先进。创新教材编写体例和内容编写模式，迎合高职高专学生思维活跃的特点，体现"工学结合"特色。教材的编写以纵向深入和横向宽广为原则，突出课程的综合性，淡化学科界限，对课程采取精简、融合、重组、增设等方式进行优化，同时结合各学科特点，适当增加人文社会科学相关知识，提升专业课的文化层次。

（3）突出技能，引导就业。注重实用性，以就业为导向，专业课围绕高素质技能型护理人才的培养目标，强调突出护理、注重整体、体现社区、加强人文的原则，构建以护理技术应用能力为主线、相对独立的实践教学体系。充分体现理论与实践的结合，知识传授与能力、素质培养的结合。

（4）紧扣大纲，直通护考。紧扣教育部制定的高等卫生职业教育教学大纲和最新护士执业资格考试大纲，随章节配套习题，全面覆盖知识点与考点，有效提高护士执业资格考试通过率。

这套规划教材作为秉承"双证书"人才培养编写理念的护理专业教材，得到了各学校的大力支持与高度关注，它将为高等卫生职业教育护理专业的课程体系改革作出应有的贡献。我们衷心希望这套教材能在相关课程的教学中发挥积极作用，并得到读者的青睐。我们也相信这套教材在使用过程中，通过教学实践的检验和实际问题的解决，不断得到改进、完善和提高。

全国高等卫生职业教育护理专业"双证书"人才培养"十二五"规划教材
编写委员会

前言
Qianyan

随着生物—心理—社会医学模式的转变及护理教育、临床护理、家庭护理、社区护理、养老护理等发展,护理工作者必须掌握心理护理理论与技能,才能满足护理服务对象的治疗、康复的需求。护理心理学因此成为护理专业学生必修课之一,学习护理心理学,能够帮助护理专业学生掌握心理护理的理论知识与基本技能,提高学生心理健康水平,提升应用心理学知识分析、思考及解决问题的能力,为实施心理护理奠定基础。

教材的编写以护理和助产专业培养目标为导向,以职业技能培养为根本,满足护理教育的学科需要、教学需要和社会需要;内容上以"必须、够用"为度,以"应用"为主旨,注重培养综合素质高、知识面宽的高等技术应用型专门人才。

全书共分八章。第一章绪论,探讨心理学和护理心理学的概念、护理心理学的研究对象和研究方法。第二章心理学基础,简要介绍心理学的基本知识和基本理论。第三章心理社会因素与健康,介绍常见的心理社会因素及其在健康与疾病中的作用,心理挫折的原因及其影响因素,护理工作常见的应激,以及常见的心身疾病。第四章心理评估,介绍心理评估常用的方法、应用原则。第五章心理咨询与心理治疗,介绍心理咨询的基本技术、原则、常用方法。第六章病人心理,重点介绍病人的心理需要、病人常见的心理变化和心理问题,病人的权利与义务及角色适应。第七章心理护理,重点介绍心理学技能解决护理实践中的问题,提高临床思维能力和对病人进行心理护理;探讨心理护理的程序和方法,对病人的心理问题进行心理评估,列出护理诊断,制订护理计划;了解不同疾病、不同年龄病人的心理护理方法。第八章护理工作者的心理品质及其培养,重点阐述护理工作者的职业角色种类,护理工作者角色适应的内涵,护理工作者心理品质的评估与培养的内容。

感谢各位编者的辛勤工作,他们竭尽全力地将自己的教学、临床经验及成果凝练成文字,奉献出来,为护理学的发展作出了贡献;感谢华中科技大学出版社为我们编委提供的机会和各种支持。本书参考了国内外学者的著作、学术论著和一些相关教材,在此向相关作者和单位表示感谢。

由于编者水平有限,本书不足之处在所难免,恳请广大教师、学生、临床护理工作者提出宝贵意见,以便再版时修改。

崔巧玲

2012 年 8 月

目录

Mulu

第一篇 理 论 部 分

第二篇　实 训 部 分

第一篇

理 论 部 分

Lilun Bufen

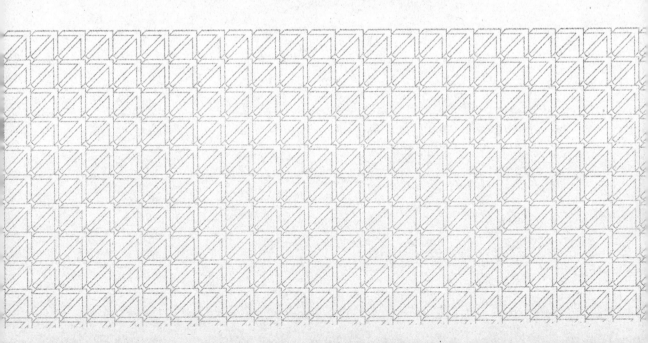

第一章　绪　论

学习目标

掌握：心理学和护理心理学的概念；护理心理学的研究对象；护理心理学研究的
　　　内容。
熟悉：护理心理学在现代护理中的作用；护理心理学的研究方法。
了解：古代心理学的发展；现代心理学的产生和发展；护理心理学的发展。

心理学是一门研究心理现象发生、发展规律的科学。它既研究可以观察到的外显行为，又研究不能直接观察到的内部心理过程。护理心理学从学科性质上看是涉及多学科知识的交叉学科，除应用心理学观点和理论，阐明护理情景与护理工作者、病人个体间的相互作用，揭示心理学规律外，还吸收了医学、护理学等学科的研究成果。因此，护理心理学是在心理学应用研究向各个领域渗透以及现代护理学迅速发展的基础上产生和发展起来的。随着心理学的飞速发展和护理模式的不断完善，护理心理学必将对现代护理学的理论与实践、发展与变革产生深远的影响。

第一节　护理心理学概述

一、护理心理学的概念

护理心理学是护理学和心理学相结合的一门交叉学科，是将心理学知识、理论和技术应用于现代护理领域，研究心理因素与健康和疾病之间的关系，研究解决护理领域中有关健康和疾病的心理活动规律及其相应的最佳心理护理方法的学科。护理心理学是研究护理工作者和护理对象的心理现象及其心理活动规律、特点，解决护理实践中的心理问题，以实施最佳护理的一门应用学科，是心理学的一个分支，也是护理学的重要组成部分。因此，护理心理学是心理学和护理学相结合而形成的一门交叉学科。

二、护理心理学的研究对象

护理心理学的研究对象包括护理对象和护理工作者两部分。其中护理对象包括病人、亚健康状态的人和健康人。

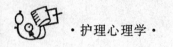

（一）护理对象

1. 病人

护理心理学研究疾病对病人的心理活动特征的影响和心理因素对健康的作用，以及生理因素与心理因素之间的相互作用；研究病人普遍的心理反应和不同年龄阶段、不同疾病阶段的心理特征；研究一般病症和特殊病症的心理特点和心理护理方法。

2. 亚健康状态的人

护理心理学研究健康状况受到潜在因素威胁的亚健康状态的人，如社会文化因素、情绪因素、人格因素、不良行为方式等潜在因素对健康的影响。

3. 健康人

护理心理学研究健康人的正常心理活动、健康的行为方式和应激的应对方式等对健康的维护和促进作用。

（二）护理工作者

护理心理学研究护理工作者心理特征的培养，良好职业素质的塑造和养成，护理工作者的心理活动对护理对象的积极影响和消极影响，如何维护和促进护理工作者的身心健康等。

三、护理心理学研究的内容

护理心理学研究的内容是将心理学的基本理论和技术运用于护理工作中，指导护理工作者依据护理对象的心理活动规律做好心理护理工作。为了实现这一任务，护理心理学必须深入研究以下内容。

（一）研究心理社会因素对健康和疾病的作用以及疾病对人的心理活动的影响

心理社会因素是许多疾病的致病因素和诱发因素，同时它对于疾病的进程、预后，病人配合治疗的程度和治疗效果，以及病人和其家属的生活质量也产生不同程度的影响。因此，了解心理社会因素和生物因素对疾病的不同影响及其相互作用，有助于护理工作者在护理实践中更好地为护理对象进行系统护理，促进病人康复。

（二）研究心理评估和心理干预的理论与方法

对护理对象开展整体护理需要评估护理对象的生理和心理社会方面的问题并且采取相应的干预措施。国内外有许多心理评估技术，用于评估护理对象的心理活动现象，如智力测验、人格测验、记忆测验等，很多心理干预的技术和方法已经成为干预和解决病人心理问题的重要方法，并且作为一门独立和专门的技术应用于临床各科的护理工作中。因此，这些技术能有效地帮助护理工作者了解病人的心理状态和心理问题，明确心理干预和心理护理的效果，此外还可以为护理科研提供有用的客观评价工具。

（三）研究病人的心理特征与心理护理方法

心理护理已经成为现代护理模式和护理程序中的一项重要内容，不同年龄和性别的人由于他们的成熟状态和生活经历不同，所充当的社会角色不同，患病后的心理反应也会各有差异。病人的社会背景、经济状况也会影响他们的心理活动。病人躯体方面的疾病也有可能引起心理上的障碍。因此,护理工作者既需要研究心理护理和整体护理的关系,从护理程序的角度去研究心理护理的实施过程和方法,又需要学习一些心理学知识,以便针对不同病人的心理特征采取相应的躯体护理措施和心理护理措施。

（四）研究心理健康教育的内容和方法、护理工作者的心理素质和培养

现代护理学工作范围已由医院扩展到社区、家庭,服务对象已由病人扩展到正常人,工作性质由对疾病的护理和治疗扩展到治疗与预防并举。因此,对病人和病人亲属以及其他具有潜在问题的健康人进行健康教育已成为现代护理工作的重要部分。对健康人进行适当的心理健康教育,能帮助人们预防某些心理问题的出现,或一旦出现心理问题便能及时寻求帮助;适当的心理健康教育也能帮助人们对某些疾病产生正确的认识,消除由于错误认识带来的心理恐惧。护理工作中存在着一些不可预料的事件和刺激,持续高水平的应激对护理工作者的心身健康和工作质量有显著影响,因而现代护理工作对护理工作者的心理素质提出了较高的要求,具有良好稳定的心理素质是做好护理工作的前提与保障。研究护理工作者应具备的优良的心理素质以及如何培养这些心理素质是护理心理学的一项重要内容。

第二节 护理心理学的发展

一、古代心理学的发展

中国古代许多哲学家、教育家和医学家的著作中包含着丰富的心理学思想。《礼记》中提出七情说,指出人类情绪的基本形式包括喜、怒、哀、惧、爱、恶、欲。著名思想家荀子在《天论》中提出"形具而神生",认为精神现象是依赖形体而存在的,进一步说明心理与生理的相互关系。宋代的理学家程颢重视学习的作用,认为人的智力、性格、道德品质基本上是在幼年期形成的。清代医生王清任提出"脑髓说",认为人的感觉和记忆是脑的功能,而不是心脏的功能,对科学地认识人的心理活动有重要意义。

在西方也有很多关于心理的论述。阿尔克美恩提出"人体是小宇宙"的观点。古希腊医学之父希波克拉底在《论人的本性》等著作中提出了"脑是心理的器官"、"人体含四液"学说。著名哲学家亚里士多德所著《论灵魂》是西方心理学史上第一部论述各种心理现象的著作,对灵魂的实质、灵魂与身体的关系、灵魂的种类和功能等问题进行了探讨。法国著名哲学家、科学家笛卡儿认为灵魂与身体有密切的关系,认为某些心理现象离不开身体的活动,他还相信"天赋观念",即人的某些观念不是由经验产生的,而是人的先天组织所赋予的。而英国哲学家洛克则认为人的心灵像一张白纸,一切知识和观念都是从后天经验中获得的。法国哲学家哈特莱强调感觉在认识世界中的作用,并认为它的源泉是客观世界。19世纪中叶,实验生理学特别是神经系统生理学和感官生理学的发展,对心理学走上独立发展的道路产生重要的影响。1840年,德国人雷蒙德发现了神经冲动的电现象。1850年,赫尔姆霍茨测量了神经的传导速度,这是

生理学和心理学测量反应时应用方法的基础。1861年,法国布洛卡发现严重的失语症与大脑左侧额叶部分组织的病变有关,从而确定了语言运动区(布洛卡区)的位置。1869年,英国神经学家杰克逊提出了大脑皮层的基本功能界线:中央沟前的大脑皮层负责运动,中央沟后的大脑皮层负责感觉。1870年,德国生理学家弗里茨和希兹用电刺激法研究大脑功能,发现动物的运动性行为是由大脑额叶的某个区域支配的。这些研究不仅加深了人们对大脑功能分区的认识,而且为研究心理现象和行为的生理机制开辟了广阔的前景。

二、现代心理学的产生和发展

1879年德国著名心理学家冯特在德国莱比锡大学创建了世界上第一个心理学实验室,开始对心理现象进行系统的实验室研究,标志着心理学真正脱离哲学而成为一门独立的学科。此后,大批的哲学家、生理学家、医学家、教育学家,分别按照各自的理论对心理现象进行研究,最终形成了20世纪初心理学百家争鸣、学派林立的局面,科学心理学的发展也遍及欧美各国,其中比较有影响的学派如下。

(一)构造主义学派

构造主义产生于19世纪末,创始人是德国的冯特,著名的代表人物还有铁钦纳。构造主义学派主张心理学应该研究人的直接经验即意识,并把人的经验分为感觉、意象和激情状态三种元素。在研究方法上强调内省方法。

(二)机能主义学派

机能主义产生于19世纪90年代,创始人是美国心理学家詹姆士,代表人物还有杜威。机能主义学派也主张研究意识,认为意识是连续的和有选择性的,强调意识的作用和功能,认为意识的作用是使有机体适应环境。

(三)精神分析学派

精神分析学派产生于1900年,创始人是奥地利精神病学家弗洛伊德。精神分析学派强调心理学应该研究潜意识现象,重视对异常行为的分析,认为人类一切个体的和社会的行为都根源于心灵深处的某种欲望或动机,特别是性欲的冲动。

知识链接

生理心理学的研究问题

用生理心理学的观点和方法研究心理现象和行为,是当代心理学的一个重要的研究取向。采用这种研究取向的心理科学家关心心理与行为的生物学基础,把生理学看成描述和解释心理功能的基本手段,认为高级心理功能(知觉、记忆、注意、语言、思维和情绪等)和生理功能,特别是脑的功能有密切关系。要研究的问题主要有:①脑功能定位,即不同的心理功能是由哪些脑区来完成的,他们之间的关系如何;②心理免疫学,即人的思想和情感与身体健康的关系。

（四）行为主义学派

行为主义学派产生于1913年,创始人是美国心理学家华生。行为主义学派主张心理学的研究对象应该是可以观察的事件即行为,不应该是意识;在研究方法上强调实验方法,反对内省方法。

（五）格式塔心理学学派

格式塔心理学学派产生于1912年,创始人是德国心理学家韦特海墨。格式塔心理学学派是在批判构造主义和机能主义的基础上发展起来的,它反对把意识分析为元素,而强调心理现象的结构性和整体性,认为整体不能还原为各个部分,部分相加不等于整体。

（六）人本主义学派

人本主义学派产生于20世纪50年代末,创始人是美国心理学家罗杰斯和马斯洛。人本主义学派主张心理学必须说明人的本质,研究人的尊严、价值、创造力和自我实现,反对行为主义只研究外显行为,也反对精神分析只研究人的潜意识。

（七）认知心理学学派

认知心理学学派产生于20世纪50年代中期,认知心理学以瑞士著名心理学家皮亚杰为代表,他通过一系列精心设计的实验提示了儿童思维发展的规律。该学派主张将人看成一种信息加工者,一种具有丰富的内在资源并能利用这些资源与周围环境发生相互作用的、积极的有机体;环境的因素不再是说明行为的最突出的因素,环境提供的信息固然重要,但它是通过支配外部行为的认知过程影响人类行为的。美国心理学家奈塞尔主张用信息加工、综合整体的观点研究人的复杂认知过程,1967年发表了《认知心理学》一书,这标志着现代认知心理学学派的成熟。

三、护理心理学的发展

心理学和护理学的发展都只有一百多年的历史,护理心理学的历史更为短暂。最早提出心理护理的是护理学的先驱——南丁格尔,她针对传统护理观念的弊端,根据对护理工作的独到见解,创立了全新的护理观念,认为各种各样的人,由于社会职业、地位、民族、信仰、生活习惯、文化程度等不同,所患疾病与病情也不同,要使千差万别的人都达到治疗或康复所需要的最佳身心状态,是一项最精细的艺术。她提出护理工作者必须"区分护理病人与护理疾病之间的差别,着眼于整体的人"。她认为护理工作者应该是品质高尚的人,应该是人类健康的使者,护理工作者应该具备心理学知识,能满足病人的需求等。

继南丁格尔之后,一些专家学者逐渐认识到加强病人的健康教育以及让病人保持生理和心理平衡的重要意义。他们先后提出:护理包括"加强健康教育,包括病人及其环境、家庭、社会的保障";护理是给需要的人们"提供解除压力的技术,使其恢复原有的自我平衡";护理就是"帮助"等新型护理观念。这些改变了护理学领域只重视技术操作的状况。美国的护理学家率先提出了"护理程序"概念,以"应重视人是一个整体,除生理因素以外,心理、社会、经济等方面的因素都会影响人的健康状态和康复程度"

的新观点来重新认识护理工作的对象,进一步提出了"在疾病护理的同时,重视人的整体护理"的专业发展新目标。20 世纪 50 年代末,以有利于人们心身健康的责任制护理开始在美国明尼苏达大学医院付诸实践,20 世纪 70 年代在美国及一些欧洲国家得到普遍推广。1978 年,世界卫生组织(WHO)提出"2000 年人人享有卫生保健"的全球战略目标,进一步推动了现代护理学的发展,护理学从而进入"以人的整体健康为中心"的发展阶段,护理心理学由此开始进入科学化的学科发展阶段。

在我国,1917 年北京大学开设心理学课程,并首次建立心理学实验室,这标志着中国现代心理学进入科学的时代。1920 年南京高等师范学校(现东南大学)建立中国第一个心理学系。1921 年中华心理学会在南京正式成立,1922 年中国第一个心理学杂志《心理》出版。新中国成立后,仅有少数医院有专职的医学心理学工作者从事心理诊断和心理治疗工作,个别医学院开设过相关课程。直到 1958 年,中国科学院心理学研究所成立了"医学心理学组",心理学工作者联系医学实际,针对当时众多的神经衰弱病人开展以心理治疗为主的综合快速治疗获得显著疗效,但在"十年动乱"中,心理学和医学心理学都遭到严重的摧残。1976 年,医学心理学工作才又在全国各地陆续开展起来,且护理心理学开始作为医学心理学中的一项重要内容。1979 年,医学心理学专业委员会成立。1980 年,在卫生部的督促和支持下,通过举办医学心理学师资培训班,全国许多医学院校逐步开设医学心理学课程,同时医学心理学也被纳入必修科目。1985 年,中国心理卫生协会成立。1995 年 11 月,在中国科协和中国心理卫生协会的指导下,中国心理卫生协会护理心理学专业委员会创立。1996 年,全国高等教育护理学专业教材编审委员会将护理心理学从医学心理学中分离出来,护理心理学成为护理学专业的一门非常重要的学科,这也标志了我国护理心理学的发展进入一个崭新的时代。

第三节　护理心理学与现代医学及护理观

一、护理心理学与现代医学观

医学观即医学模式,现代医学观是指生物—心理—社会医学模式,生物—心理—社会医学模式是建立在系统论和整体观之上的医学模式,要求医学把人看成多层次、完整的连续体,综合考虑生物、心理及社会等方面的因素。现代医学观的主要观点为:人是一个完整的系统,通过神经系统的调节保持全身各系统、器官、组织、细胞活动的统一。它认为人具有生理活动和心理活动,身心是相互联系的。心理活动通过心身中介机制影响生理功能的完整性,同时生理功能也影响个体的心理功能。因此,在研究疾病和健康的同时应注意心身两方面因素的影响。人与环境是紧密联系的,人不仅是自然的人,也是社会的人。社会环境因素,如文化、职业、家庭、人际关系以及自然环境等因素都对人的生理健康和心理健康产生影响。心理因素在人类调节和适应功能活动中有能动作用。

生物—心理—社会医学模式的核心在于有关心理学、社会学内容对医学的补充和有机结合,而护理心理学则是这种补充和有机结合具体实践的产物,是在现代医学观的影响下形成和发展壮大的,同时护理心理学的发生、发展对现代医学观的确立,对生物医学模式向生物—心理—社会医学模式转变,对人类健康的维护和疾病的防治产生重要的促进作用。

二、护理心理学与现代护理观

在现代医学观的背景下,护理观适应医学模式转变的需要,相应地由功能制护理转变为整体护理,它是护理理论的思想基础,在现代护理观的指导下,护理工作的重点从疾病护理转变为以人为中心的整体护理。护理理论与实践拓展到人的心理、行为、社会等方面,形成了护理心理学的完整理论体系和实践内容,极大地促进了护理科学的发展。

现代护理由此实现了以服务对象为中心,以解决服务对象的健康问题为目标的护理服务,并运用护理程序的科学方法承担起为病人解决问题的责任。20 世纪 80 年代以后,随着人类物质文明的发展,人们不仅对身体舒适的要求不断提高,而且要求心理上的舒适与健全。1994 年北美护理诊断协会(NANDA)通过的 128 种护理诊断中,有一半以上的护理诊断与心理社会功能有关。另外,现代生活节奏的不断加快对维护和促进人类的心理健康提出了更高的要求。在这种背景下,护理心理学应运而生,并得以快速发展。因此,护理心理学的形成和发展是社会发展和人类健康的需要,也是现代护理观的核心和具体体现。

三、护理心理学在现代护理中的作用

现代护理,主要是指"诊断和处理人类对其现存和潜在健康问题的反应",其主要内容包括现象、应用、护理行为、效果评估,这些是与现代护理程序密切相关的。心理护理已成为护理程序中的一个重要部分,护理心理学知识是护理工作者应掌握的核心知识,具体体现在以下几个方面。

(一)心理学理论是现代护理的重要来源和理论基础

这些理论主要包括"人本主义心理学理论",其中马斯洛关于需要和动机理论成为现代护理学基础的重要组成部分。此外,关于自我概念、应激的转化与应对等许多新理论也作为重要理论基础被吸收到现代护理学中。

(二)护理心理学技术和方法推动了护理实践

临床护理心理学方法、临床心理护理评价、心理健康教育和心理保健策略等为护理实践提供了有效的技术素材,如心理评估技术、心理测验和评定量表在病人心理评估和诊断步骤中均为不可缺少的定性与定量技术;而心理护理方法和技术、心理健康指导和心理健康策略,则是心理干预和护理教育中广泛应用的重要措施。

(三)心理问题已成为现代护理中的重要内容和对象

1994 年,北美护理诊断协会通过的 128 种护理诊断中有一半以上与心理社会方面的功能有关,大约三分之一的护理诊断是属于心理障碍问题,因此通过护理心理学的学习,掌握一定的心理护理方法和技术,对心理问题的评估、诊断、计划、实施和评价是十分重要的。

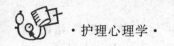

（四）护理心理学知识是整体护理质量和水平的重要保证

了解和掌握有关认知、情绪、人格以及社会文化等因素与健康疾病的相互关系，有益于对疾病病因和发病机制的认识和理解；针对病人一般的心理反应和不同病人的心理特点，制订相应的护理计划，有的放矢地开展心理护理措施，促进整体护理水平和质量的提高。

知识链接

人本主义心理学的研究

人本主义心理学着重于人格方面的研究，但它和精神分析学派的传统观念有着明显的区别。人本主义心理学认为，人的本质是好的、善良的，他们不是受无意义欲望的驱使，并为实现这些欲望而挣扎的野兽。人有自由意志，有自我实现的需要。因此，只要有适当的环境，他们就会力争达到某种积极的社会目标。这些看法和精神分析学派是截然不同的。人本主义心理学还认为，人都是单独存在的，心理学家应该对人进行单个的测量。人本主义心理学反对行为主义，只相信可以观察到的刺激与反应，认为正是人们的思想、欲望和情感这些内部过程经验，才使他们成为各不相同的个人。

第四节　护理心理学的研究方法

护理心理学是心理学的一个分支，其基本的研究方法是借鉴心理学的，但它又是一门应用学科，其研究方法也有许多临床特点。根据研究使用手段，可以分为观察法、调查法、心理测验法和实验法；根据研究对象多少，可以分为个案研究和抽样研究；根据研究问题的时间性质的不同，可以分为纵向研究和横向研究。

一、按研究使用的手段分类

（一）观察法

观察法是指在自然条件下，对表现心理现象的外部活动进行有系统、有计划的观察，从中发现心理现象产生和发展规律的方法，又称自然观察法。如观察学生在课堂上的表现，可以了解学生注意的稳定性、情绪状态和人格的某些特征。又如护理工作者通过生活护理、治疗护理、巡视病房对病人的心理活动和行为方式所进行的观察。由于观察法是对被观察者的行为进行直接的了解，因而能收集到第一手的资料；而且在自然条件下进行的，不为被观察者所知，他们的行为和心理活动较少或没有受到"环境的干扰"。因此应用观察法可得到许多基本的、比较真实的资料。观察法在心理评估、心理治疗、心理咨询中使用广泛。

（二）调查法

调查法是指观察员通过晤谈、访问、座谈或问卷等方式获得资料，并加以分析研究，了解一组人的态度、意见和行为的方法。调查法可分为晤谈法和问卷法。晤谈法是通过与被调查者交谈，了解其心理信息，同时观察其在交谈时的行为反应，以补充和验证所获得的资料，进行记录和分析研究。问卷法是利用事先设计好的调查表或问卷，当面或通过邮寄让被调查者填写，然后收集问卷并对其内容逐条进行分析研究。例如，冠心病康复期的心理行为问题可以通过与病人或家属晤谈的方式进行分析研究；了解住院病人对护理工作是否满意，哪些满意，哪些不满意等，可使用设计好的一些问卷进行调查。问卷调查的质量取决于研究者事先对问题的性质、内容、目的和要求的明确程度，也取决于问卷内容设计的技巧性以及被调查者的合作程度。调查法可应用于临床病人，也可应用于健康人群，在心理评估、诊断、治疗、咨询、病因学等研究中被广泛采用。

（三）心理测验法

心理测验法是用一套预先经过标准化的问题来测量某种心理素质的方法。心理测验种类繁多，如智力测验、人格测验等。心理测验作为一种有效的定量手段在护理心理学研究中得到普遍应用。临床心理护理研究中常运用行为评定量表、症状评定量表、人格评定量表对病人心理行为进行测评，对实施心理护理手段后的效果进行评定。如针对癌症病人术前和术后的焦虑、抑郁、恐惧程度，实施心理评估、心理护理、心理干预及干预后的效果的评定。

（四）实验法

实验法是指在控制条件下对某种心理现象或行为进行研究的方法。在实验中，研究者可以积极干预，创造某种条件使心理现象得以产生并重复出现，这是实验法和观察法的不同之处。实验法是借助专门的实验设备和仪器在实验室中进行的，对实验条件进行了严格的控制。自然实验也称现场实验，是在临床工作中、人们正常学习和工作的情境中进行的，并对实验条件进行适当的控制。实验室实验有助于发现事件的因果联系，并允许人们对实验进行反复验证；而自然实验的实验结果比较切合实际，但难以得到精密的实验结果。例如，在实验室中安排三种不同的照明条件（由弱到强），让被调查者分别在这三种照明条件下，对一个短暂出现的信号做出按键反应，通过仪器记录被调查者每次的反应时间，这样就可以了解照明对反应时间的不同影响。实验法是科学研究中应用最广、成效最大的一种研究方法。

二、按研究对象的多少分类

（一）个案研究

个案研究是指对单一案例进行研究的方法。可以使用观察、晤谈、测量和实验等手段，对某个人进行深入而详尽的观察与研究，以便发现影响某种行为和心理现象的原因。例如，研究某些心理干预方法（如行为治疗）对身心功能的影响。

（二）抽样研究

抽样研究是指针对某一问题通过科学抽样所做的较大样本研究的方法。例如，研究人群中 A 型行为特征与冠心病的关系，就要选取一批具有代表性的 A 型行为类型

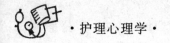

者考察其冠心病的发病率或其他心血管指标情况,抽样研究的关键环节是取样的代表性。

三、按研究问题的时间性质

(一)纵向研究

纵向研究是指在一定时期内对同一批对象进行连续追踪研究,从而探讨某一问题的发展规律的方法。例如,研究儿童口头语言的发展,可以从新生儿的第一次发声起,一直追溯到出现连续性语言为止,从而了解儿童口头语言发生、发展的规律。

(二)横向研究

横向研究是指在同一时间内对相匹配的实验组和对照组就有关变量进行比较分析研究,或者同时对相同背景的几组被调查者分别采用不同的刺激(如心理干预),以对各组被调查者之间反应的差异进行分析研究的方法。例如,研究不同年龄阶段儿童的阅读能力,可以在同一个时间内用同一套有关阅读的题目施测于来自不同年级的儿童,并对测得的结果加以比较。

小　结

心理学研究行为和心理过程,是一门研究心理现象发生、发展规律的科学。1879年,德国著名心理学家冯特在德国莱比锡大学创建了世界上第一个心理学实验室,开始对心理现象进行系统的实验室研究,标志着心理学真正脱离哲学而成为一门独立的学科。护理心理学是护理学和心理学相结合的一门交叉学科,是将心理学知识、理论和技术应用于现代护理领域,研究心理因素与健康和疾病之间的关系,研究解决护理领域中有关健康和疾病的心理活动规律及其相应的最佳心理护理方法的学科。护理心理学的研究对象包括护理对象和护理工作者两部分。其中护理对象包括病人、亚健康状态的人和健康的人。护理心理学的研究内容:研究心理社会因素对健康和疾病的作用以及疾病对人的心理活动的影响;研究心理评估和心理干预的理论与方法;研究病人的心理特征与心理护理方法;研究心理健康教育的内容和方法、护理工作者的心理素质和培养。护理心理学研究方法根据研究使用手段的不同,可以分为观察法、调查法、心理测验法和实验法;根据研究对象多少,可以分为个案研究和抽样研究;根据研究问题的时间性质的不同,可以分为纵向研究和横向研究。

能力检测

一、单项选择题

1. 关于"护理心理学学科性质"的正确描述是(　　)。

A. 护理学分支学科　　　　　B. 心理学分支学科

C. 医学心理学分支学科　　　D. 精神科护理学分支学科

E. A+B

2. 古代名著中提出"七情说"即人类情绪的基本形式包括喜、怒、忧、思、悲、恐、惊的是（　　）。

A.《礼记》　　　　　　B.《内经》　　　　　　C.《天论》

D.《论语》　　　　　　E.《论人的本性》

3. 发现严重的失语症与大脑左侧额叶部分组织的病变有关,从而确定了语言运动区(布洛卡区)的位置的研究者是（　　）。

A. 法国哲学家哈特莱　　　　B. 法国医生布洛卡

C. 德国生理学家弗里茨　　　　D. 法国科学家笛卡儿

E. 瑞士著名心理学家皮亚杰

4. 科学研究中应用最广、成效最大的一种研究方法是（　　）。

A. 实验法　　　　　　B. 调查法　　　　　　C. 观察法

D. 测验法　　　　　　E. 横向研究

5. 针对某一问题通过科学抽样所做的较大样本研究的方法是（　　）。

A. 心理测验法　　　　　　B. 抽样研究　　　　　　C. 纵向研究

D. 横向研究　　　　　　E. 调查法

二、填空题

1. 心理学研究行为和心理过程,是一门研究_____发生、发展规律的科学。

2. 1879 年,德国著名心理学_____在德国莱比锡大学创建第一个心理学实验室,开始对心理现象进行系统的实验室研究,标志了心理学真正脱离哲学而成为一门独立的学科。

3. 护理心理学是_____和_____相结合的一门交叉学科。

4. 护理心理学的研究对象包括护理对象和_____两大部分。其中护理对象包括_____、_____和健康的人。

5. 护理心理学研究方法根据研究使用手段的不同,可以分为_____、_____、_____和_____;根据研究对象多少,可以分为_____和_____;根据研究问题时间性质的不同,可以分为_____和_____。

三、简答题

1. 简述护理心理学的研究对象。

2. 简述护理心理学的研究内容。

3. 简述护理心理学在现代护理中的作用。

4. 简述护理心理学的研究方法。

（崔巧玲）

第二章 心理学基础

 学习目标

> 掌握:感觉、知觉、记忆、思维、想象、注意、情绪、人格、气质、性格、需要的概念。
> 熟悉:感受性的特性、记忆的基本过程、情绪的生理机制、需要层次理论。
> 了解:各种心理现象的分类情况。

护理心理学是应用心理学的一个分支,是借助心理学的基本原理和技术为医学护理服务的一门学科,要学好护理心理学,就必须学习和掌握心理学的基础知识和基本操作技能。

第一节 心理学概述

一、心理学的概念和本质

(一) 心理学的概念

任何一门学科都有其研究对象,心理学的研究对象就是心理现象。心理现象是人皆有之,并且最为复杂的。从古至今人们都在关注和探索:心理的本质是什么,心理现象是怎么发生和如何发展完善的,心理活动有什么样的规律。这些都是心理学要研究解决的问题。因此,可以说心理学是研究心理现象发生、发展和活动规律的科学。

(二) 心理的本质

1. 心理是脑的功能

人们的生活经验、生理学的研究、临床医学实践、脑解剖等多个方面可以证明,心理是随着神经系统的出现而产生,又随着神经系统的发展而完善,由低级向高级逐渐发展起来的。无机物、植物以及没有神经系统的动物是没有心理的;无脊椎动物有感觉器官,能够认识事物的个别属性,开始有了感觉这种简单的心理现象;脊椎动物具有脑和脊髓构成的神经系统,能够认识事物的整体属性,产生了知觉这种较高一级的心理现象;而像猩猩等灵长类动物,它们的大脑进一步发展,不仅能够反映事物的外部属性,还能够认识事物之间的联系,可以利用工具解决问题,如能把大小不同的木箱叠在一起,取到高处的食物,有了思维萌芽的心理现象;人类的神经系统尤其是大脑高度发达,有了思维,有了意识,才有了心理。所以,心理是脑的机能,脑尤其是大脑才是从事心理活动的器官。

2. 心理是人脑对客观现实的反映

从产生的方式上看，心理现象就是客观事物作用于感觉器官，通过大脑的活动产生的。因此，脑是心理的器官，但是有了脑而没有客观事物的刺激，心理现象也无法产生。如果把客观现实比作原材料，大脑就相当于加工厂，没有原材料，加工厂也无法生产出任何产品。所以，客观现实是心理的源泉和内容。这个客观现实包括自然界、人类社会和人类自己。如在印度曾经发现让狼叼走养大的狼孩，虽然他们有健全的大脑，但是他们脱离了人类社会，也不会产生人类的心理。

人的一切心理现象都是对客观现实的反映。这种反映是主观的、能动的，而不是像镜子反映物像那样被动。脑对客观事物的主观映像，可以是事物的形象、概念或者是对事物的体验。不同的人或者同一个人的不同时期对同一事物的反映是不同的。就像阅读文学作品时，由于个人的生活体验、知识水平等的差异性，对作品的理解也千差万别。同一个人在不同的年龄阶段对同一文学作品的反映也不尽相同。一千个读者就有一千个哈姆雷特，说的就是这个道理。

二、心理现象的基本内容

心理现象可以分为心理过程和人格两大类。这两个方面是相互联系、相互依存的。一方面，人格不是独立存在的，是通过心理过程形成和发展的，没有心理过程，人格就无法形成。另一方面，人格又制约着心理过程，使心理过程带有个体的特色。心理现象的结构与关系如图 2-1 所示。

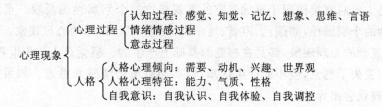

图 2-1 心理现象的结构与关系

（一）心理过程

认知、情绪情感和意志是以过程的形式存在的，都要经历发生、发展和结束等不同阶段，属于心理过程。认知是指人认识世界的过程，包括感觉、知觉、记忆、想象和思维等。各种事物作用于感觉器官，使我们看到颜色，听到声音，嗅到气味，触摸到冷、热、软、硬等，这就是感觉。我们还能将事物的各种属性综合起来进行反映，如说到香蕉，我们头脑中反映出香蕉的颜色、气味、味道等属性，这就是知觉。经历过的事物在头脑中留下印象，能够回忆和再认，这就是记忆。把头脑中记忆的形象进行加工改造，形成新形象的过程就是想象。利用头脑中的概念等进行分析、判断、推理综合的过程就是思维。这些都属于认知这一心理过程。人类在认识客观事物时，会产生喜、怒、哀、惧等情绪以及道德感、美感等情感；还会在活动中克服困难，主观、能动地改造世界，表现出人的意志。

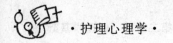

（二）人格

人格也称个性，是指一个人区别于他人的，在不同环境中一贯表现出来的相对稳定的心理特征的总和，包括人格心理倾向、人格心理特征和自我意识三个方面。

人格的倾向性是人格结构中最活跃的因素，是心理活动的动力系统，包括需要、动机、兴趣、世界观等。人格的心理特征包括能力、气质和性格三个方面。人们在完成某种活动时所具备的心理条件称为能力；在心理活动的速度、强度和稳定性方面的人格特征称为气质；对事物的态度和习惯化的行为方式的人格特征称为性格。人格中的自我调节系统是自我意识。自我意识通过自我认识、自我体验、自我调控对人格的各种成分进行调节。

第二节 认知过程

认知过程是人们获得知识和应用知识的过程。人通过认知过程主观、能动地反映着客观事物及事物之间的内在联系，认知过程包括感觉、知觉、记忆、想象和思维。

一、感觉和知觉

（一）感觉

1. 感觉的概念

感觉是人脑对直接作用于感觉器官的客观事物的个别属性的反映。虽然感觉只能反映事物的个别属性，如颜色、声音、气味、软硬等，是最简单的心理现象。但是一切较高级、较复杂的心理现象，都是在感觉的基础上产生的。感觉是人认识世界的开始。如果一个人丧失了感觉，就不能产生认知，也不会有情绪情感和意志。如果感觉被剥夺，人的心理就会出异常。

知识链接

感觉剥夺实验

感觉剥夺是一种特殊的心理状态，是通过控制或去除使人产生感觉的刺激的实验而获得的。1954 年，加拿大心理学家做了这样的实验，他们让志愿者戴上半透明的塑料眼罩、纸板做的套袖和厚厚的棉手套，躺在一张床上什么也不做（除了吃饭和上厕所），时间要尽可能长。没过几天，志愿者们就纷纷退出。他们说，他们感到非常难受，根本不能进行清晰的思考，哪怕是在很短的时间内，注意力都无法集中，思维活动似乎总是"跳来跳去"。更为可怕的是，有人出现了幻觉，包括视幻觉、听幻觉和触幻觉。视幻觉如出现光的闪烁；听幻觉似乎听到狗叫声、打字声、滴水声等；触幻觉则感到有冰冷的钢板压在前额和面颊，或感到有人从身体下面把床垫抽走。这个实验表明：丰富的、多变的环境刺激是人生存的必要条件。人的身心要想保持在正常的状态,就需要不断地从外界获得刺激。在感觉被剥夺后,人会产生难以忍受的痛苦,各种心理功能将受到不同程度的损伤。

2. 感觉的种类

根据刺激的来源,感觉可以分为内部感觉和外部感觉。接受机体内部刺激并反映它们的属性的感觉称为内部感觉,包括运动觉、平衡觉、机体觉等。接受外部刺激并反映它们的属性的感觉称为外部感觉,包括视觉、听觉、嗅觉、味觉、触觉等。

3. 感受器与适宜刺激

直接接受刺激产生兴奋的装置叫感受器。感受器将各种刺激的能量转换为神经冲动,经传入神经到达大脑皮层的特定区域形成感觉。大多数感受器只对一种刺激特别敏感,并且感受器与刺激种类的关系都是固定的。例如视觉感受器感受光波的刺激,听觉感受器感受声波的刺激,嗅觉感受器感受有气味的气体的刺激等。感觉器官最敏感的那种刺激就是该感受器的适宜刺激。视觉的适宜刺激是波长为 380~780 纳米的电磁波,听觉的适宜刺激是 16~20000 赫兹的空气振动,嗅觉的适宜刺激是能挥发的、有气味的物质。

4. 感受性和感觉阈限

每个人的感觉器官的感受能力是不同的。同样的声波刺激,有人能听到,有的人却听不到,这就是感觉能力的差别。感觉器官对适宜刺激的感受能力叫感受性。感受性的高低可以用感觉阈限来衡量。能引起感觉的最小刺激量叫感觉阈限。感受性与感觉阈限之间呈反比,感觉阈限低感受性高。

感受性可分为绝对感受性和差别感受性,感觉阈限可分为绝对感觉阈限和差别感觉阈限。刚刚能引起感觉的最小刺激强度称为绝对感觉阈限,可以衡量绝对感受性的高低。绝对感觉阈限越小,绝对感受性越高。刚刚能引起差别感觉的最小变化量称为差别感觉阈限,可以衡量差别感受性的高低。觉察到的差别越小,也就是差别感觉阈限越小,说明其差别感受性越强。德国的生理学家韦伯在 1840 年发现,差别阈限可随着刺激强度的变化而变化,但是差别阈限和原来刺激强度的比例却是一个常数,用公式表示就是 $\Delta I/I = K$,ΔI 是差别阈限,I 是原来的刺激强度,K 是个常数,叫韦伯常数,这就是韦伯定律。韦伯定律适用于中等的刺激强度。

5. 感觉适应与感觉后像

感觉适应是指在外界刺激的持续作用下,感受性发生变化的现象。"入芝兰之室,久而不闻其香……如入鲍鱼之肆,久而不闻其臭",说的就是感觉适应现象。各种感觉都有适应现象,但适应性的高低有很大差别。嗅觉很快产生适应,痛觉则很难适应。有些感觉适应表现为感受性的降低,有些感觉适应则表现为感受性提高。人从亮的环境到暗的环境,开始看不到东西,后来逐渐看到了东西,这是暗适应;从暗的环境到亮的环境,开始觉得光线刺激眼睛睁不开,很快就不觉得刺眼了,这是明适应。暗适应是感受性增强的现象。在实际生活中,感觉适应是利弊兼具的一种心理现象。

音乐停止后,声音还在耳边萦绕;电灯熄灭了,灯泡的形象还能在眼前保留一会儿。这种外界刺激停止作用后,感觉形象还能暂时保留一段时间的现象,称为感觉后像。感觉后像有正后像、负后像两类之分。正后像在性质上和原感觉的性质相同,负后像的性质则同原感觉的性质相反。比如,注视电灯一段时间后,关上灯,仍有一种灯好像在那亮着的感觉印象,这是正后像。

6. 感觉对比与联觉

不同刺激作用于同一感受器时,感受性在强度和性质上发生变化的现象称为感觉对比。如灰色在黑色的背景上要比在白色背景上显得更亮一些。人们常说"红花还得绿叶扶",就是因为有了绿色的对比,红色看起来更加鲜艳了。除了视觉有对比,嗅觉、味觉和皮肤感觉都有对比现象。如病人喝过苦的药水,再吃甜的东西,会觉得更甜;触摸过冷的东西再摸热的东西,觉得热的更热了。

当我们听到节奏感很强的音乐时,会觉得灯光也和音乐节奏一起闪动。这种一个刺激不仅引起一种感觉,同时还引起另一种感觉的现象叫联觉。联觉现象在日常生活中非常普遍。教室和病房需要安静,其装饰常常采用冷色调,冷色使人感到清凉平静。电冰箱大多数是白色为主的冷色调,因为红色等暖色调会让人产生制冷效果不好的错觉。

7. 感觉的补偿

在不同的生活实践中,人的感受性发展也不相同。尤其是通过专门的训练可使人的某种感觉比常人敏感。如调音师的听觉比常人灵敏。如果一个人丧失某种感觉,由于生活的需要,会使其他感觉更加敏锐来补偿。如盲人的听觉和触觉更加灵敏。

(二)知觉

1. 知觉的概念

知觉是人脑对直接作用于感觉器官的客观事物的整体属性的反映。知觉与感觉都是人脑对直接作用于感觉器官事物的反映,但是感觉只反映事物的个别属性,知觉则反映事物的整体属性;知觉对事物的反映依赖于个人的知识经验,并受人的主观态度影响,而感觉则不依赖于个人的知识和经验。

2. 知觉的特性

(1)整体性。知觉的对象由不同的部分组成,有不同的属性,但我们并不把它感知为个别孤立的部分,而总是把它作为具有一定结构的整体来反映,甚至当某些部分被遮盖或抹去时,我们也能够将零散的部分组织成完整的对象,知觉的这种特性称为知觉的整体性或知觉的组织性。格式塔心理学家曾对知觉的整体性进行过许多研究,提出知觉是把组成事物的各个部分,按照一定的规律,以稳定并且连贯的形式组织起来。

(2)选择性。每时每刻作用于感觉器官的事物有很多,人不能把所有作用于感觉器官的事物都纳入自己的意识范围,而总是把某一事物作为知觉的对象,周围的事物作为知觉背景。知觉对象清楚突出,而知觉背景模糊不清。这种对外界事物进行选择的知觉特性,称为知觉的选择性。由于知觉选择性,人能集中注意少数重要的刺激或刺激的重要方面,而排除次要刺激的干扰。知觉的对象并不是固定不变的。知觉对象与知觉背景可以发生变化,如图 2-2 所示。

(3)恒常性。知觉的恒常性是指由于知识和经验的参与,使知觉并不随着知觉条件的变化而变化。例如,就视觉而言,随着观察的距离、角度和明暗条件不同,视网膜

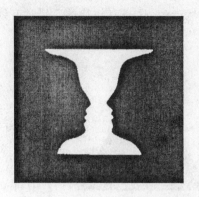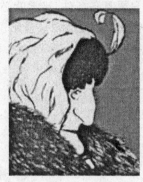

图 2-2　知觉的选择性

上的物像各不相同,但人们能够校正信息的输入,不至于面对复杂多变的外部环境而不知所措。由于知觉这种相对稳定的特性,使人能够在不同的情况下,始终按事物的真实面貌来反映事物,从而有效地适应环境。因此,知识经验越丰富,就越有助于知觉对象的恒常性。知觉恒常性现象在视知觉中表现得很明显、很普遍,主要表现为大小恒常性、形状恒常性、明度恒常性、颜色恒常性。

(4)理解性。知觉的目标之一是以自己的过去经验来解释知觉的对象,并用词汇或概念对其进行命名或归类,即给知觉对象赋予一定的意义。这种人们以已有的知识经验为基础,去理解和解释事物,使它具有一定的意义的特性,称为知觉的理解性。即便在非常困难的条件下,人也能够依据特别微小而零散的线索试图对知觉对象命名,并把它归入到熟悉的一类事物之中。知觉的理解性是以知识经验为基础的,有关的知识经验越丰富,对知觉对象的理解就越深刻、越全面,知觉也就越来越迅速、越来越完整、越来越正确。如一个经验丰富的护理工作者对疾病和病人的知觉要比新护理工作者来得更加快速、深刻、完整。另外,言语对人的知觉具有指导作用。言语提示能在环境相当复杂、外部标志不很明显的情况下,唤起人的回忆,运用过去的经验来进行知觉。言语提示越准确、越具体,对知觉对象的理解也越深刻、越广泛。

3. 知觉的分类

依据知觉对象存在的形式,知觉可分为空间知觉、时间知觉、运动知觉等。

(1)空间知觉。空间知觉是对事物空间特性的反映,它不是天生就有的,是通过后天学习获得的。它包括对物体大小的知觉、形状知觉、方位知觉、距离知觉。

(2)时间知觉。时间知觉是对事物的延续性和顺序性的反映。人可以根据计时器、昼夜交替、四季变换及人体的生物钟等对时间进行知觉。生物钟不仅可以估计时间还可以调节人的行为活动。人们所从事活动内容的丰富性、对事件所持有的态度和情绪可以影响时间知觉的准确性。

(3)运动知觉。运动知觉是对物体在空间位移速度的反映。物体位移的速度太快太慢都不产生运动知觉。如光的运动速度非常快,时钟上的时针走得太慢,人们都看不到。

4. 错觉

对刺激的主观歪曲的知觉称为错觉。错觉是客观存在的,通过主观无法克服,有固定的倾向。只要具备条件,错觉就必然产生,这是有规律的。错觉有线条长短的错觉、线条方向的错觉等,如图 2-3 所示。

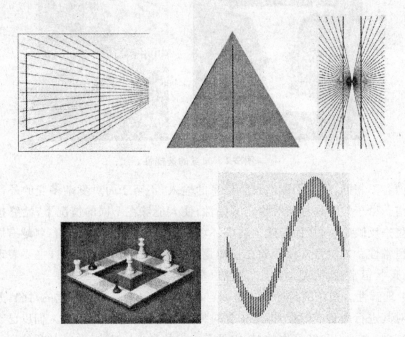

图 2-3 错觉

电影、电视中的特技镜头、霓虹灯的变换效果等,都是错觉在现实生活中的应用。

二、记忆

(一)记忆的概念

记忆是过去的经验在头脑中的反映。感知觉是反映当前作用于感觉器官的事物,而记忆是对过去经验的反映。凡是过去的经验都可以储存在大脑中,在需要的时候又可以把它们从大脑中提取出来,只有这样人们才能不断地积累知识和经验,并通过分类、比较等思维活动,认识事物的本质和事物之间的内在联系。所以,记忆是人脑对输入的信息进行储存、编码和提取的过程。因为记忆把过去的心理活动和现在的心理活动联系起来,所以记忆是心理发展的奠基石。通过记忆,人们不断地积累知识与经验,记忆是人类智慧的源泉。

(二)记忆的种类

根据记忆的内容,记忆可分为五种。

1. 形象记忆

形象记忆对感知过的事物形象的记忆。通常以表象形式存在,因此也叫表象记忆。这种记忆是对客观事物的形状、大小、体积、颜色、声音、气味、滋味、软硬、温冷等具体形象和外貌的记忆。直观形象性是形象记忆的显著特点。

2. 情景记忆

情景记忆是指对亲身经历过的事件的记忆。如人对包含时间、地点、人物和情节的事件的记忆。

3. 语义记忆

语义记忆是用词的形式对事物的性质、意义等方面的记忆，也叫逻辑记忆。这种记忆不是保持事物的具体形象，而是以概念、判断、推理等为内容，是人类特有的记忆形式。

4. 情绪记忆

情绪记忆是对自己体验过的情绪和情感的记忆，也叫情感记忆。如对某些事件愉快的记忆，对某些事件痛苦的记忆。情绪记忆常成为人们当前活动的动力，推动人去从事有愉快记忆的活动，回避那些有痛苦记忆的活动。

5. 动作记忆

动作记忆是对身体的运动状态和动作技能的记忆，也叫运动记忆。如某些生活习惯和一些工作生活的技能等，都是动作记忆。这一类记忆比较牢固。

上述记忆的分类是相互联系的。在很多记忆事物时，常有两种或者多种记忆形式参与。

（三）记忆的过程

记忆由识记、保持和再现三个基本环节组成。

1. 识记

识记是记忆的开始，是外界信息输入大脑并进行编码的过程，也是人们学习和取得知识经验的过程。识记可分无意识记和有意识记两种。

（1）无意识记是没有预定目的、也不需要付出努力的识记。一般说来，人们感兴趣的事物、有重大意义的事物、许多知识经验都可以通过无意识记进行记忆的。但是无意识记具有片面性、偶然性等特点，不利于系统地学习知识。

（2）有意识记是事先有明确目的、并需要付出努力的识记。如外语单词的记忆。有意识记是系统学习和掌握知识的主要手段，在学习和工作中具有重要意义。根据记忆材料的识记，有意识记还可分为机械识记和意义识记。意义识记比机械识记持久，并且更易于回忆或再认。

2. 保持

知识经验在大脑中储存和巩固的过程叫保持。保持是信息储存的动态过程，因为随着时间的推移，保持的内容在量和质两方面发生变化。由于每个人的知识和经验不同，信息保持的变化也不尽相同。识记获得知识经验，保持把识记的内容储存在大脑中，识记的次数越多，知识和经验保持得越牢固。

知识链接 -------------------------------------

记忆的脑学说理论

1. 整合论

美国心理学家拉胥里认为：记忆是整个大脑皮层活动的结果，它和脑的各个部分都有关系，而不是皮层某个特殊部位的机能。他用实验的方法破坏动物大脑皮层的不同区域，发现大脑皮层破坏的区域越大，记忆的丧失就越

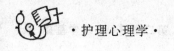

严重。

2. 定位论

法国医生布洛卡提出脑机能定位论。他认为：脑的机能是由大脑的一些特定区域负责的,记忆当然也不例外。

3. 功能模块(SPI)理论

SPI是串行(serial)、并行(parallel)、独立(independent)的缩写。这种理论认为,记忆系统是由多个执行特定功能的记忆模块构成的。信息以串行的加工方式进入记忆系统,在一个记忆模块中的编码依赖于某些其他功能模块中信息加工是否成功。也就是说,一个记忆模块的输出提供给另外模块的输入。信息以并行的方式存储在各个特定的记忆模块中,提取一个子系统的信息不会牵连其他的子系统,各个子系统之间是相对独立的。

3. 再现

再现又包括回忆和再认,回忆和再认是储存的信息提取的过程。从大脑中提取知识经验的过程称为回忆;如果识记过的材料重现在眼前,再从大脑中提取的过程称为再认。再认和回忆都是从大脑中提取已经储存的信息,只是形式不一样。

记忆的过程是一个完整的过程,这个过程的三个环节是密不可分的,缺少任何一个环节记忆都不能完成。识记是保持和回忆的前提,没有识记就没有保持,更不会有回忆和再认;识记了没有保持,就不会有回忆和再认,保持是识记和回忆的中间环节;回忆是识记和保持的结果,有助于所学知识的巩固或经验的获得。

(四)记忆的三个系统

根据信息的编码、储存时间的长短和信息提取的方式及不同,记忆可分为瞬时记忆、短时记忆和长时记忆三种记忆系统。

1. 瞬时记忆

瞬时记忆又叫感觉记忆或感觉登记,是指外界刺激以极短的时间呈现一次后,信息在感觉通道内迅速被登记并保留一瞬间的记忆。瞬时记忆的信息以感觉的形式保存,以刺激的物理特性进行编码。前面所说的感觉后像就是一种感觉记忆。瞬时记忆的容量很大,但保留的时间很短,图像记忆保存0.25～1秒,声像记忆可超过1秒。瞬时记忆因注意可转入短时记忆。

2. 短时记忆

短时记忆是指外界刺激以极短的时间一次呈现后,保持时间在1分钟内的记忆。在短时记忆对信息的编码方式中,语言材料多为听觉形式编码,非语言材料以视觉表象为主。短时记忆既有从瞬时记忆中转来的信息,也有从长时记忆中提取出来的信息,都是当前正在加工的信息,因此是可以被意识到的。短时记忆中的信息经过复述可以进入长时记忆,如果不复述则随时间延长而自动消失。

3. 长时记忆

长时记忆是指信息保持时间大于1分钟的记忆。长时记忆的信息保持时间可以是几分钟、几天、几个月、几年,甚至终生难忘。长时记忆的容量无论是信息的种类还是数量都很大。长时记忆的信息编码有语义编码和形象编码。研究表明,长时记忆的材料组织程度越高,越容易提取。当长时记忆储存的信息因为自然衰退或者受到干扰时会产生遗忘。

(五) 遗忘及其规律

1. 遗忘的概念

如果储存在大脑中的信息既不能回忆也不能再认,或者发生了错误的回忆或再认,就是发生了遗忘。遗忘可能是永久性遗忘,如果不重新学习,就永远不能回忆或者再认;也可能是暂时性不能回忆或者再认,在适当条件下还可以再恢复。

2. 遗忘的原因

遗忘可能是由于储存的信息没有得到强化而逐渐减弱直至消退,也可能是前后获得的信息相互干扰。如果先前学习获得的信息对新近的学习产生干扰,叫前摄抑制。如果是后来学习获得的信息对新近的学习产生干扰,叫倒摄抑制。

3. 遗忘的规律

德国的心理学家艾宾浩斯是对记忆和遗忘进行研究的第一人。他在识记后不同的时间间隔里检查受试的记忆保存量,结果发现,在识记的最初阶段遗忘的速度很快,但是,随着时间的推移,遗忘的速度越来越慢。他的研究成果证明了遗忘的规律。后人用他的实验数据,以间隔的时间为横坐标,以保存量为纵坐标,绘制了遗忘进程曲线,如图 2-4 所示。从遗忘曲线上看,遗忘的速度是越来越慢。

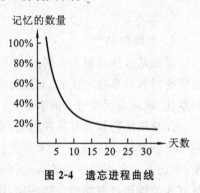

图 2-4 遗忘进程曲线

在学习知识时,为了取得良好的记忆效果,根据先快后慢这一遗忘的规律,我们应该及时复习。如果不及时复习,由于起初遗忘的内容多,因此学习记忆的效果差。如果在遗忘较少的时候进行复习,就能取得事半功倍的效果。

遗忘还受个人的兴趣、爱好以及信息是否有意义、是否能够理解等因素的影响。个体感兴趣、喜欢的信息,或者自认为对自己很重要的信息,或者能够真正理解其含义的信息不容易遗忘。要增强记忆力,就应该根据这些记忆的规律,在实践中培养良好的记忆品质。如培养兴趣爱好、明确目的、加强理解、减少干扰等。

(六) 表象

1. 表象的概念

表象是感知过的事物形象在头脑中的再现,是形象记忆。表象的内容不是关于事物的概念或者语言描述,而是事物的形象。

2. 表象的特征

(1) 直观形象性。因为表象是对事物形象的再现,所以表象最重要的特征就是具有直观形象性。通过表象,人们积累感性知识,一个人去过的地方、见过的人越多,他的表象内容就越丰富。

(2) 可操作性。表象在我们的头脑中可以缩小,可以放大,还可以翻转,这种特性叫做表象的可操作性。正是因为这个特征,表象可以为想象提供素材。想象对已有的表象进行加工和改造,创造出新形象。所以,没有表象提供素材,就没有想象。

（3）片段不稳定性。表象所产生的物体形象是不完整、不稳定的。就像我们回忆起以前的朋友,在头脑中可能浮现出他的面容或者身材或者表情,像电影镜头一样,可能是全景的,也可能是某一局部的特写,这一特性称为表象的片段不稳定性。这一特点使表象与知觉形象不同,知觉所形成的物体形象是很稳定的。

（4）概括性。表象的形象是去掉事物的一些次要特征而保留了事物的主要特征,这种特性称为表象的概括性。表象的概括性与思维的概括性相比,是初级的。

表象是感知向思维过渡的桥梁,在心理发展过程中是感知向思维过渡的中间环节,没有表象,就没有思维。

三、思维与想象

（一）思维

1. 思维的概念

思维是人脑对客观事物的本质和事物之间的内在联系的反映。在思维的形式上,思维是对客观事物间接的、概括的反映;在反映客观事物的时间上,思维可以反映当前的事物、也可以反映过去的事物,甚至未发生的事物。

无脊椎动物只具有某种感觉;脊椎动物发展出各种感觉,对事物外部的各种属性有了比较全面的认识,产生了知觉;灵长类的动物虽然能够认识到事物之间的外部联系,但还不能认识到事物的本质和事物之间的内在联系,只能是达到了思维萌芽阶段。只有人类能透过事物的外部现象,认识到事物的本质,认识到事物之间的内在联系,产生了思维。所以,思维是心理发展的最高阶段。

2. 思维的特征

思维作为事物内在联系的反映形式,具有间接性和概括性的特征。

（1）间接性。思维对客观事物的反映不是直接的,而是根据以往的经验或者以其他事物为媒介,对没有直接作用于感觉器官的客观事物加以认识和反映,这就是思维的间接性。例如早上起来看到大地很湿,可以推断出昨天夜里下了雨。虽然没有亲眼看见下雨,但是从眼前的情景可以推断出来。再如,临床医生通过对病患心脏的听诊,以及通过心电图等手段来了解心脏的状况。另外,由于思维的间接性,人们可以对尚未发生的事物作出预见。例如气象台的天气预报等。

（2）概括性。思维可以把某一类事物的共同属性抽取出来,形成这一类事物共同的、本质的及规律性的认识,这就是思维的概括性。一个概念概括了一类事物的共同属性,以词的形式表现出来。例如,把各种蔬菜的共同特点抽取出来加以概括,形成蔬菜的概念;把各种水果的共同特点抽取出来加以概括,形成水果的概念。概念的形成,先是把事物的特性从事物本身中抽取出来,然后再把抽取出来的事物的属性加以分类,用词语把这一类事物标记出来,这就是思维的概括。思维的概括水平随着知识的丰富、经验的增多、言语的发展,由低级向高级不断发展。思维的概括水平越高,越能认识事物的本质和规律。

3. 思维的操作过程

思维是通过把新输入的信息与原来储存的信息进行分析与综合、抽象与概括、分类与比较等一系列活动,来揭示事物本质的特征及事物之间内在的、规律性的联系。

(1) 分析与综合。分析是将事物整体分解为各个部分或各个属性的思维过程;综合是将事物的各个部分或各个属性结合起来形成一个整体的过程。分析与综合是同一思维过程中相反而又紧密联系的两个方面。在分析与综合的过程中,达到认识事物本质的目的。

(2) 抽象与概括。抽象是舍弃事物的非本质属性和特征,而抽取事物的共同属性和本质特征的思维过程;概括是把抽取出来的共同属性和特征结合在一起,并推广到同类的其他事物中去的思维过程。

(3) 分类与比较。分类是根据不同事物之间的共同点、不同点以及事物的主要特征和次要特征把事物归入相应的某一类。比较是把不同的事物或现象放在一起,确定它们的共同点、不同点及其相互关系。

4. 思维的种类

(1) 动作思维、形象思维和抽象思维。根据思维的形态,思维可以分为动作思维、形象思维和抽象思维。动作思维是在思维过程中,以实际动作为支撑的思维。婴幼儿掌握的语言少,其主要靠动作思维来解决问题。动作思维具有直观和具体的特点。形象思维是用表象来解决问题的思维。如作家在文艺作品中塑造人物形象,建筑设计师设计房屋都是形象思维。抽象思维是以概念、判断、推理的形式来反映客观事物的运动规律、本质特征和内在联系的认识过程。如医生将病人的症状、体征及实验室检查等因素结合在一起,进行思考得出临床诊断的过程。抽象思维是发展较晚的一种高级形式。

一般情况下,成人在解决问题进行思维时,往往是三种思维相互联系,交叉运用的。由于任务不同,三种思维参与的程度也不同。

(2) 辐合思维和发散思维。根据思维的方向,思维可以分为辐合思维和发散思维。辐合思维是把可以解决问题的各种信息集中起来得出最好的答案,也叫求同思维。如在标准化考试中的单项选择题,就是在几个答案中选择一个最佳答案。发散思维是沿着不同的方向或者从不同角度探索解决问题的答案的思维,也叫求异思维。当解决问题不止一个方法或者没有现成的经验可以借鉴的时候,就需要发散思维。

(3) 创造思维和再造思维。根据思维是否具有创造性,思维可分为创造思维和再造思维。创造思维是用独创的方法解决问题的思维,是智力水平高度发展的表现。创造性思维可以带来更高的社会价值。再造思维是用已知的方法解决问题的思维。这种思维在解决问题时既规范又可以节约时间。

5. 问题解决的思维过程

认知心理学研究思维的一个途径就是问题解决。问题解决是一个非常复杂的心理过程,其中最为关键的是思维活动。解决问题的思维过程,可分为发现问题、分析问题、提出假设和检验假设四个阶段。

(1) 发现问题。发现问题是解决问题的开始阶段,是看清楚问题,并产生解决问题的需要和动机。这与个体的认知水平、知识经验、需要和动机等因素有关。认知水平高、知识经验丰富、求知欲旺盛的人，容易发现问题。

(2) 分析问题。分析问题就是找出问题的关键所在，找出问题的主要矛盾和矛盾的主要方面。通过这些分析，可以把握问题的实质，确定解决问题的方向。

(3) 提出假设。提出假设就是根据问题的性质、已有的知识经验、以前解决类似问题所用的策略等因素，找出解决问题的原则、途径和方法。提出假设不一定一次成功，往往要经过多次的尝试之后，才能找到正确的解决方案。

(4) 检验假设。要查明假设是否正确，必须通过实践证明。如果假设在实践中多次验证获得成功，问题得到了解决，就证明了假设是正确的。反之，证明假设是错误的，就需要另外寻找解决问题的方案，重新提出假设。

在现实中不能机械地去应用以上所说的问题解决的步骤，因为实际的思维过程不会按照一个步骤接着一个步骤那样按部就班地进行，而是一个反复的、曲折的过程。

6. 问题解决的策略

(1) 算法策略。算法策略是在问题空间中随机搜索所有可能的解决问题的方案，直至选择一种有效的方案解决问题的方法。采用算法策略可以保证问题的解决，但是需要花费大量的时间和精力进行反复的尝试。这个方法费时费力。

(2) 启发法。启发法是根据一定的经验，在问题空间内进行较少的搜索，以达到问题解决的一种方法。启发法不能保证问题解决的成功，但这种方法比较省时省力。启发法有手段-目的分析法、逆向搜索法及爬山法。手段-目的分析法是将需要达到问题的目标状态分成若干子目标，通过实现一系列的子目标最终达到总目标的方法；逆向搜索是从问题的目标状态开始搜索，直至找到通往初始状态的通路或方法；爬山法是采用一定的方法，逐步降低初始状态和目标状态的距离，以达到问题解决的一种方法。

7. 影响问题解决的心理因素

影响问题解决的因素有自然因素、社会因素和心理因素。这里只介绍几种影响问题解决的心理因素。

(1) 迁移。迁移是指已有的知识、经验和技能对学习新知识、获得新经验、掌握新技能产生影响。如果这种影响是有利的、积极的，就是正迁移。如果这种影响是阻碍的、消极的，就是负迁移。如学习汉语拼音会妨碍英语的学习，这是负迁移。

(2) 定势。定势是指从事某种活动前的心理准备对后边活动的影响。已有的知识经验，或者刚获得的经验都会使人产生定势。定势可以使我们在从事某些活动时，相当熟练，甚至达到自动化程度，节省很多时间和精力。但是，定势也会束缚人们的思维，使人们只用常规方法去解决问题，而不求用其他"捷径"突破，因而也会给解决问题带来一些消极影响。不仅在思考和解决问题时会出现定势，在认识他人、与人交往的过程中也会受心理定势的影响。

(3) 原型启发。从实际生活中受到启发而找到问题解决的途径或方法叫原型启发。产生启发作用的事物叫原型。例如，瓦特看到水开时产生的蒸汽把壶盖顶起来，受到启发，发明了蒸汽机。但不是有了原型就一定会有原型启发。

（二）想象

1. 想象的概念

想象是大脑对已有的表象进行加工和改造，进而创造新形象的过程。这是一个形象思维的过程。

2. 想象与表象的区别

想象来源于表象却不等同于表象。表象是大脑中过去已知事物形象的再现，属于形象记忆；而想象则是通过对表象的加工和改造，创造新形象的思维过程，属于形象思维。例如，在文学作品中，作家把在日常生活中接触过的人物形象进行分析归类，将一些典型的特点集中在某一个人身上，从而创造出新的人物形象。想象出来的这个新人物形象既是现实生活中的某一个人，但又不全是，还有其他人的某些特点。所以想象是来源于现实生活，以表象为基本素材，借助表象的某些方面创造出来的新形象，它可以是世上尚不存在的或根本不可能存在的事物形象。

3. 想象的分类

按照是否有目的、有意识，想象分为无意想象和有意想象。

（1）无意想象。没有预定的目的，在某种刺激下，不由自主产生的想象叫无意想象。如在溶洞中看到形状各异的钟乳石，我们根据它的形状，把它想象成现实中的事物。梦是一种无意想象，没有目的，不受意识支配，而且内容往往脱离现实，不合逻辑。如果一个人总能听见现实中本不存在的声音，或者看见现实中不存在的物体，这就是出现了幻觉。幻觉是在精神异常状态下产生的无意想象。

（2）有意想象。有目的、有意识进行的想象是有意想象。有意想象又分为再造想象、创造想象和幻想。

当我们在看文学作品中的人物描述时，头脑中会产生一个活生生的人物形象，这种根据语言描述或图标模式的示意，在头脑中形成相应形象的想象叫再造想象。在再造想象过程中，我们会运用自己的感知觉材料和记忆表象做部分的补充。

不依据现成的描述和图示，创造出新形象的过程叫创造想象。如科学家的创造发明，服装设计师设计的新款服装，画家构思绘制的图画等。创造想象具有首创性的特点，比再造想象要复杂、困难得多。

幻想也是一种创造想象，它是和一个人的愿望相联系并指向未来的想象。科学幻想推动人们探索世界，为人类造福。古人幻想的"嫦娥奔月"如今都变为了现实。个人对自己未来的幻想就是理想。理想是个人进步的动力。如果只停留在对未来的幻想，而没有实现这种愿望的努力，幻想就成了空想。空想使人沉溺于虚假的满足，是有害的。

四、注意

（一）注意的概念

注意是心理活动对一定对象的指向和集中。指向是指由于器官容量的限制，心理活动总是选择某一对象，同时舍弃其他对象。集中是指心理活动停留在某一对象上并保持一定的紧张度和强度。如外科医生在做手术时，他的注意集中在手术操作中。注

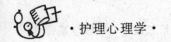

意能使选择对象处于心理活动的中心并努力维持,是主动进行的。

注意不是一种心理过程,而是一种始终与心理活动相伴随的心理状态。也就是说,注意是心理活动总是指向和集中在某些对象上的状态。离开心理过程,注意就不存在;离开注意,心理过程也无法进行。注意不能反映事物的属性、特点,只能保证心理过程朝着目标进行,及时准确地反映客观事物及其变化。

(二)注意的种类

根据产生和保持注意有无目的性和意志努力的程度,可以把注意分为无意注意、有意注意和有意后注意三类。

1.无意注意

没有预定目的,不需要意志努力维持的注意称为无意注意。无意注意是由外界事物引起来不自主的注意,因此也叫不随意注意。如上课时大家正在专心听讲,教室的门突然被人咣当一声打开,有人不由得看了一眼,这就是无意注意。引起无意注意的原因,一方面有刺激本身的特征,如新颖的、奇异的、变化的、对比鲜明的、突然出现的、强度大的刺激;另一方面还包括人的主观特征,如个人的兴趣、爱好、需要、情绪等。

2.有意注意

有预定目的,需要付出一定意志努力维持的注意,称为有意注意,也叫随意注意。有意注意是一种主动的服从注意对象的状态,受人的意识支配。如学生上课认真听老师讲课,护理工作者进行静脉注射等护理操作,这些都是需要意志努力维持的有意注意。有意注意是在无意注意的基础上发展起来的、人类所特有的一种心理现象。有意注意可以提高工作和学习的效率,因此要培养有意注意。可以通过加深对目的、任务的理解,培养和提高兴趣、增强抗干扰的能力等途径要来保持有意注意。

3.有意后注意

既有目的,又不需要意志努力维持的注意,这就是有意后注意,也叫随意后注意。当我们刚学骑自行车时,特别小心、精力集中,这是有意注意。当把自行车作为交通工具,骑自行车已经变成一种熟练的技能时,这时骑自行车就不需要特别关注,只在交通拥挤的复杂情况时,稍加注意就行了,这时骑自行车就成了有意后注意。有意后注意是在有意注意的基础上发展起来的,具有高度的稳定性。当一些活动和操作变成有意后注意,将会节省人的精力,对完成长期任务有积极的意义。

在每个人的心理活动中,都有这三种注意类型。无意注意可以转化为有意注意,有意注意可以转化为有意后注意,三种类型的注意相互转化,才能保证人们学习和工作的效率。

(三)注意的品质

1.注意广度

在同一时间内,意识所能清楚地把握注意对象的数量,叫注意广度,也叫注意范围。注意范围与任务的难易程度、注意的对象是否集中、有联系、有规律有关,还与个体的知识经验、情绪有关。只有具备一定的注意广度这一品质,才能"眼观六路,耳听八方",将复杂的注意对象"尽收眼底"。

2. 注意的稳定性

注意集中于选择对象持续的时间,称为注意的稳定性。注意维持的时间越长,稳定性越高。注意的稳定性高低能够直接影响学习和工作的效率,并且有较大的个体差异。注意稳定性除与个体的个性特征有关,还与后天的专门训练有关。

人的注意不是长时间固定不变的,而是呈现周期性增强和减弱的现象,这个现象称为注意起伏或者注意动摇。这是由于生理过程的周期性变化引起的,是普遍存在的现象。注意起伏通过主观无法克服。

当注意被无关对象吸引而离开了心理活动所要指向的对象时,称为注意分散,这也是我们平时所说的分心。分心使学习和工作的效率下降,是一种需要克服的不良的注意品质。

3. 注意分配

在同一时间内,把注意指向于不同的对象,同时从事两种或两种以上不同活动的现象,叫注意分配。如有人一边看电视一编织毛衣,有人一边看小说一边听音乐,护理工作者一边进行注射操作,一边观察病人的情况。这些现象都说明注意是可以分配的。但是,注意分配也是有条件的。当所从事的活动至少有一种活动是非常熟练的,才能进行注意分配。例如,让写字不熟练的小学生一边听讲一边记笔记,就会出现听讲忘了记笔记或者记笔记忘了听讲的情况。只有在写字非常熟练时,才能一边听讲一边记笔记。另外,所从事的活动之间要存在内在联系,如果没有内在联系,也很难做到注意分配。如在弹奏歌曲的同时演唱,必须是同一首歌,才能进行注意分配。人是无法弹奏一首曲子而演唱另外一首歌曲的。通过训练可以使操作技能熟练,就可以提高注意的分配能力,进而提高工作效率。

4. 注意转移

由于任务的变化,注意由当前的对象转移到旁边的对象上去的现象,称为注意转移。注意转移不同于注意分散,前者是根据任务的要求,主动转移到另一种对象上;后者是被动离开,转移到无关的对象上。注意转移的速度,取决于个体对前后两种活动的态度,也受个性的影响。

注意力是有个体差异的。可以通过有意识的训练,改善注意的品质,提高注意能力。如培养对学习的兴趣,增强对工作的责任感,增强事业成功的动机,培养坚强的意志,养成良好的习惯等。

第三节　情绪与情感过程

人在认识和改造客观世界的实践活动中,会表现出喜、怒、哀、恨等态度体验,这就是人的情绪和情感过程。

一、情绪与情感概述

情绪和情感是人对客观事物是否满足自己的需要而产生的态度体验。客观事物是情绪情感产生的来源,需要是情绪情感产生的基础。如果外界事物符合主体需要,就会引起积极的情绪体验,否则会引起消极的情绪体验。另外,情绪和情感是一种主观感受或者内向体验,它能够扩大或缩小、加强或减弱内在需要,使人更易于适应变化多端的环境。

一个人的情绪和情感可以通过他的外部表现看出来。人的表情就是情绪情感变化的外部表现,人的表情包括面部表情、身体表情和语言表情。表情既有先天的,又有后天模仿的,它以复杂的方式传递着交际的信息,使人们相互了解,帮助人辨认当时所处的人际环境,从而产生相适应的反应。

(一)情绪与情感的区别与联系

1. 区别

情绪是人对客观事物是否符合自己需要的简单的体验。这是较低级的,人和动物共有。如面对美好的事物,人会产生愉悦的情感;对危及生命安全的事件,人会产生恐惧。情感是与人的社会需要相关联的体验。这是高级的、复杂的、人类特有的。情绪具有冲动性、情境性和不稳定性的特点;情感具有深刻性、稳定性和持久性的特点。

2. 联系

情绪依赖于情感,情感也依赖于情绪。人的情感总是在各种不断变化的情绪中体现出来。离开具体的情绪过程,情感就不存在。如一个人的爱国主义情感在不同情况下的表现不同,当看到祖国遭受列强的蹂躏时无比愤怒,当看到祖国日新月异地发展时非常喜悦。

知识链接

情绪的分化

人的情绪经历了从简单到复杂的分化过程。我国心理学家林传鼎在20世纪40年代末曾对500多名新生儿和不同年龄的儿童进行观察,发现:新生儿有两种明显的不同的情绪反应,即生理需要满足的愉快反应和生理需要未满足的不愉快反应。婴儿出生3个月,可有欲求、喜悦、厌恶、忿急、惊骇、烦闷六种情绪反应相继发生。2岁儿童已发展出对人的尊敬、同情,对事物的好奇、羡慕,关于评价的惭愧、失望等多种情绪反应。

(二)情绪与情感的功能

1. 适应

情绪和情感是机体生存、发展和适应环境的重要手段,这有利于服务、改善人的生存和生活条件。如婴儿通过情绪反应与成人交流,以便得到更好的抚养。人们也可以通过察言观色了解他人的情绪状态,来决定自己的对策,维持正常的人际交往。这些都是为了更好地适应环境,以便更好地发展。

2. 动机

内驱力是激活机体行动的动力,而情绪和情感可以使内驱力提供的信号产生放大和增强的作用。

3．组织

情绪和情感对其他心理活动具有组织作用。因为积极的情绪和情感对活动起着促进作用，消极的情绪和情感对活动起着阻碍作用。这种作用与情绪和情感的强度有关。中等强度愉快的情绪和情感有利于人的认识活动和操作的效果。

4．信号

情绪和情感具有传递信息、沟通思想的功能，这项功能是通过情绪情感的外部表现也就是表情实现的。表情还与身体的健康状况有关，是医生诊断病情的指标之一。

（三）情绪、情感变化的维度及其两极化

对情绪情感可以从强度、动力性、激动度和紧张度几方面来进行度量，即情绪情感变化有不同的维度。每一维度都具有两种对立状态，如爱与恨、喜悦与悲伤等。这两种对立状态构成了情绪情感的两极。情绪情感的强度有强和弱两极，动力性有增加和减弱两极，激动度有激动和平静两极，紧张度有紧张和轻松两极。

二、情绪与人的行为和健康

（一）情绪的种类

1．基本情绪和复合情绪

人的基本情绪有快乐、愤怒、悲哀、恐惧四种类型，简称为喜、怒、哀、惧。快乐是需要满足的体验和反映；愤怒是愿望和目的达不到、一再受挫的体验和反映；悲哀是失去喜爱的东西或无法得到所追求的东西的体验和反映；恐惧是预感或面临无法应对的危险的情绪体验。由不同的基本情绪组合派生出复合情绪，如由恐惧、痛苦、不安等情绪组合起来的可能是焦虑。

2．心境、激情和应激

从情绪的状态看，情绪可分为心境、激情和应激三种状态。

（1）心境。心境是微弱的、持久的而具有弥漫性的情绪体验状态。愉快的心境使人精神愉快，看周围的事物也带上愉快的色彩，动作也会变得敏捷。正所谓"人逢喜事精神爽"。而不愉快的心境使人感到心灰意冷，意志消沉。长期悲观的心境还会有损于人的健康。

（2）激情。激情是一种强烈的、持续时间较短的情绪状态。这种状态往往由重大的、突如其来的生活事件或者激烈的、对立的意向冲突引起，具有明显的外部表现和生理反应。在激情状态下，人能发挥自己意想不到的潜能，做出平常不敢做的事情，但也能使人的认识偏激，分析力和自控能力下降。

（3）应激。应激是在出乎意料的紧急情况或遇到危险情境时出现的高度紧张的情绪状态。如人在遇到地震、火灾或者恐怖袭击时，会根据自己的知识经验，迅速地判断当前情况，挖掘自己的潜能，以应对危险的情境。

3．社会情感

人的社会情感主要有道德感、理智感和美感，这些都特属于人类的高级情感。

（1）道德感。道德感是根据一定的道德标准，人们对自身及他人言行进行评价的一种情感体验。如对祖国的自豪感、对社会的责任感、对集体的荣誉感以及职业道德

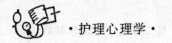

都属于道德感。医护人员的职业道德就是医德,是医护人员的医疗行为准则。

（2）理智感。理智感是指人在智力活动中所产生的情绪体验,是因满足认识和追求真理的需要而产生的。如在科学研究中发现新线索、取得新成果,学习有了进步以及多次试验失败后获得成功等,这些都是理智感。理智感对推动学习科学知识,探索科学奥秘有积极作用。

（3）美感。美感是按照个人的审美标准对客观事物、文学艺术作品以及社会生活进行评价产生的情感体验。美感包括自然美感、社会美感和艺术美感。雄伟壮丽的山脉、波涛汹涌的大海、蜿蜒的溪流、广袤的草原蕴含自然美感;高尚的品格、优雅的举止、礼貌的行为是社会美感;扣人心弦的小说、激动人心的乐曲、巧夺天工的雕塑属于艺术美感。美感体验与个人的审美能力和知识经验有关。

知识链接

情绪理论

1. 情绪认知理论

美国心理学家沙赫特和辛格提出,任何一种情绪反应的发生,是由于外界刺激、机体的生理变化、对刺激的认知三方相互作用的结果,其中起决定作用的是对外界刺激和身体变化的认知。

2. 情绪动机-分化理论

汤姆金斯指出情绪的产生并不是伴随着其他心理活动产生的一种现象,而是一种独立的心理过程。伊扎德提出情绪的主观成分是驱动有机体采取行动的动机力量,情绪是新皮质发展的产物,随着新皮质体积的增长和功能的分化,情绪的种类不断增加,面部肌肉的分化也越来越精细。

（二）情绪的生理机制

1. 情绪的内脏反应

实验证明,一切情绪变化都会导致机体的生理反应,引起内脏、血管、皮肤等变化。如在愤怒、紧张、恐惧时,交感神经兴奋,心跳加快、呼吸加深加快、血压升高。当心情愉快时,表现为副交感神经活动亢进的现象,消化液分泌增加,胃肠运动加强。

2. 情绪的中枢机制

美国的心理学家坎农于 20 世纪 30 年代提出情绪丘脑理论。外界刺激作用于感觉器官,引起神经冲动,经感觉神经传至丘脑,丘脑所产生的神经冲动向上传至大脑,引起情绪的主观体验。这一理论忽视了外因变化的意义和大脑皮层对情绪发生的作用。

（三）情绪对身心健康的影响

医学研究发现,当人处于愉快、欣喜等正性情绪时,机体的免疫力提高,有益于人们的健康。而当人长期处于忧愁、焦虑、抑郁等负性情绪时,机体的免疫力下降。长期处于恶劣的情绪下,会妨碍个体的正常心理活动,导致社会功能下降,影响工作、学习和社会交往。高血压、消化性溃疡、某些恶性肿瘤等疾病与人的情绪有关,属于心身疾病。

不良的情绪不但影响个人的生活质量,还破坏周围人的好心情,导致人际关系紧张或恶化。正在成长中的孩子,如果生活在这种环境中,其身心健康还会受到影响,甚至产生行为障碍。

三、情绪调节

(一)情绪调节

情绪调节是个体管理、调整、整合、改变自己或他人情绪的过程。在这个过程中,通过一定行为策略和机制,情绪在主观感受、生理反应等方面会发生一定的变化。

(二)情绪调节策略

有关成人情绪调节策略的研究主要是通过开放式问卷、个体访谈、座谈等方式。学者们不仅研究了情绪调节策略的类型,还注重研究了情绪调节策略的个体差异以及情绪调节策略。研究者归纳出以下四种情绪调节策略。

1. 合理宣泄不良情绪

通过写日记、听音乐、唱歌、旅游、找朋友聊天、体育锻炼等方式来加以宣泄,也可以在无人的地方大声喊叫或大哭一场来宣泄自己的压抑情绪。

2. 转移注意力

通过转移注意力的方法来切断不良情绪的发展,利用自己的优势和兴趣爱好,把不良情绪转移到现实行为中去,以弱化恶劣的情绪。切记不要把心中的烦恼和怨气发泄到周围人身上,尤其是亲人身上。也不应该采取一些不良的手段进行错误的应对,如抽烟、酗酒或者吸食毒品等。

3. 升华

行为和欲望导向有利于社会和个人的、比较崇高的方向,这就是升华作用。在别人升职加薪、取得成就时,与其妒忌痛苦而情绪不佳,不如冷静理智地面对,把着眼点放在自己的事业上,全心投入到学习工作之中,一方面可以淡化自己的坏情绪,另一方面对社会和个人都有利。

4. 提升幽默感

"笑一笑十年少,愁一愁白了头",幽默感可以解除心病,维持心理平衡,对不良情绪起到调节作用,并可控制不良情绪的发生。如哲学家苏格拉底在跟学生谈论学术问题时,其夫人突然跑进来,先是大骂,接着又往苏格拉底身上浇了一桶水。苏格拉底笑着说"我早知道,打雷之后,一定会下雨。"本来很难为情的场面,经此幽默就被化解了。

"快乐的情绪,健康的行为"是人类心身健康的基石,是事业成功的坚实基础。

知识链接

情 商

1990年,美国学者提出"情商"一词。关于情商的概念,有很多说法:有人认为情商就是情绪智力,有人认为情商是情绪情感的指标等。1995年,美国另一个学者高尔曼提出情商由五个五方面构成,为很多人接受。他认为,

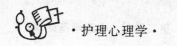
情商由认知自己情绪的能力、控制自己情绪的能力、自我激励的能力、认知他人情绪的能力和维系人际关系的能力组成。现代心理学家认为，在成功的要素中，情商的作用超过智商的作用。

第四节　意志过程

人在认识客观世界的同时，还会能动地改造世界，表现出人的意志。

一、意志的概念和特征

（一）意志的概念

人的认识活动都是有目的的。为了达到某一目的，往往会遇到一些困难，需要克服困难去达到目的。意志是有意识地确定目的，调节和支配行为，并通过克服困难和挫折，实现预定目的的心理过程。受意志支配的行动叫意志行动。只有有目的，通过克服困难和挫折实现的，即受意志支配的行动，才是意志行动。

（二）意志活动的特征

意志总是表现在个体的行动之中，受意志支配和控制的行为称为意志行动。人的意志行动有以下三个主要特征。

1. 明确的目的性

明确目的性是指人在行动之前有一定的计划，能清楚地意识到自己要做什么、准备怎么做，这与动物本能的、无意识的活动有本质的不同。但有时人的行动也缺乏目的性，如"梦游"是无目的无意识活动，不属于意志活动。

2. 与克服困难相联系

意志活动是有目的的活动，在目的和现实之间总是有各种各样的障碍和困难需要克服。没有任何困难和障碍的活动不能算意志活动。在活动中克服困难的性质和程度，可以用来衡量一个人的意志是否坚强以及坚强的程度。

3. 以随意运动为基础

人的活动是由一系列动作或运动组合而成，这些运动可分为非随意运动和随意运动。非随意运动是指不以人的意志为转移的、自发的运动，如由自主神经支配的内脏活动和非条件反射活动。随意运动是以意识为中介的运动形式。人的意志活动是由一系列随意运动实现的。意志行动的目的性决定了意志行动必须是在人的主观意识控制下完成的，所以随意运动是意志行动的基础。工作中各种操作都是随意运动，它要求有一定目的和熟练程度，是意志行动的必要条件。

意志行动的这三个基本特征是相互联系、不能分割的。

二、意志的基本阶段

意志行动包括对行动目的的确立和对行动计划的制订，以及采取行动达到目的，因此分为准备阶段和执行决定阶段。

（一）准备阶段

这一阶段包括在思想上权衡行动的动机、确定行动的目的、选择行动的方法并做出行动的决定。在确立行动目的的过程中,人往往会遇到动机冲突。动机冲突有以下四种形式。

1. 双趋式冲突

两种对个体都具有吸引力的目标同时出现,形成强度相同的两个动机,由于条件限制,只能选其中的一个目标,此时个体往往会表现出难于取舍的矛盾心理,这就是双趋冲突。如"鱼和熊掌不可兼得"就是双趋式冲突的形象举例。

2. 双避式冲突

两种对个体都具有威胁性的目标同时出现,使个体对这两个目标均产生逃避的动机,但由于条件和环境的限制,也只能选择其中的一个目标,这种选择时的心理冲突称为双避冲突。"前遇大河,后有追兵"正是这种动机冲突处境的表现。

3. 趋避式冲突

某一事物对个体既有有利的一面又有弊端,这时所产生的矛盾心情就是趋避式冲突。所谓"想吃鱼又怕鱼刺"就是这种冲突的表现。求美者想追求美而采取美容整形的方法,但是又怕手术的疼痛,这时的心理冲突就是趋避式冲突。

4. 多重趋避式冲突

当人们面对两个或两个以上的目标,而每个目标又分别具有有利和不利的方面,人们无法简单地选择一个目标,而回避或拒绝另一个目标,由此引起的冲突称为多重趋避冲突。在实际生活中,人们的趋避冲突常常表现出这种复杂的形式。

动机冲突可以造成个体不平衡、不协调的心理状态,严重的心理冲突或持续时间较长可以引起个体的心理障碍。

（二）执行决定阶段

执行阶段则是执行所采取的决定。在执行阶段,既要坚定地执行既定的计划,又要克制那些妨碍达到既定目标的动机和行动。意志的强弱主要表现在两个方面,一方面坚持预定的目的和计划好的行为程序,另一方面制止那些不利于达到目的的行为。在这一阶段还要不断审视自己的计划,以便及时修正计划,保证目标的实现。

三、意志的品质和培养

（一）意志的品质

人们在生活实践中所表现的意志特点是不同的,如目的的明确程度、克服困难的坚韧性等都有很大差异。良好的意志品质包括意志的果断性、自觉性、坚韧性和自制性等。

1. 意志的果断性

意志的果断性是指根据客观事实,经过深入的思考,做出准确判断,当机立断地采取决定的品质。这就要求善于观察,对机会特别敏感。有人遇到机会却认识不到;或者在机会面前犹犹豫豫而错过机会;或者在机会面前没有深入思考轻易决定,鲁莽行事。这些都是与意志果断性品质相反的。意志的果断性体现出个体的学识、经验、勇气和应对能力。与意志果断性相反的特征是优柔寡断或不计后果的草率行动。

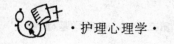

2．意志的坚韧性

意志的坚韧性是指以顽强的毅力、百折不挠的精神克服困难，坚持不懈地努力实现目标的品质。有时目标远大，需要花费的时间长，付出的努力多，就需要坚韧的意志品质，抵制各种干扰，排除困难，执著地追求目标的实现。有时实现目标的条件不成熟，也需要坚持。坚韧性是成功者必备的意志品质。有些人遇到困难就退缩，做事虎头蛇尾，这些都是缺乏坚韧性的表现。与意志坚韧性相反的特征是畏缩和软弱。

3．意志的自觉性

意志的自觉性是指对行动目的有深刻的认识，有明确的目的，能认识行动的意义，使自己的行动自觉服从活动的品质。有了自觉性的品质，就不会屈从于外界压力而随波逐流。缺乏自觉性就会做事容易受外界的人和事物影响，如随大流。与意志自觉性相反的特征是被动性和盲目性。

4．意志的自制性

意志的自制性是指善于管理和控制自己的情绪和行为的品质。要想达到一定的目标，在精力有限的情况下，善于控制自己的情绪冲动并使自己按照预定的目的去行动，否则目标难以达到。有些人缺乏意志的自制性，上课时困了就睡觉；过两天就考试了，遇到打牌、看电影的邀请也不愿拒绝，这些都是缺乏自制性的表现。与自制性相反的特征是随意性和冲动性。

（二）意志品质的培养

一个人越具有良好的意志品质，其成功的可能性就越大。我国明代的李时珍用了二十七年的时间读万卷书、行万里路，著成举世闻名的《本草纲目》。如何培养良好的意志品质呢？意志的各种品质是密切联系、相互影响的，其中以自觉性为基础。

1．树立远大的理想和切实可行的目标

远大的理想和明确的目标是培养坚强意志的前提。顽强的意志来自远大的理想，具有远大理想的人必定是不畏艰险、不辞艰辛、勇于奋发前进的人。另外，要以科学的态度来分析客观现实，确立正确的、有意义的、符合社会发展要求的目标，还要与现实的学习和工作结合起来，把理想转化到现实的生活中，使自己的行动建立在自觉性的基础上，意志才有发展的可能。

2．讲究科学的方法，遵循渐进的规律

培养意志还要讲究方法、遵循规律，俗话说"罗马不是一天建成的"。如果违背人身心发展规律，过分强制自己去做超过自己能力现实的事情，反而会使人身心疲惫，于意志的培养并无益处。所以，在培养意志时，应注意选择科学的方法，将目标进行分解，分阶段有步骤地实施。一个目标完成了，对于个体是一种积极的反馈，增强其自信，从而更积极地完成下一个目标。这样，意志行为逐渐成为意志习惯，再慢慢强化为良好的意志品质。

3．参加社会实践，坚持从小事做起

意志品质是人们在长期的社会实践与生活中形成的较为稳定的心理品质，它在人们调动自身力量克服困难和挫折的实践中体现出来。但是，意志品质的培养并不局限于挫折、困难和逆境中。有时取得成功后的坚持要比遭到失败时的顽强更难得、更重要。"富贵不淫,贫贱不移"是意志品质的完整体现。因此,要从小事做起,在日常生活小事中培养自己的意志品质。

4. 培养兴趣,从事喜欢的活动

浓厚的兴趣能激发巨大的能量。如果所从事的活动不能使人感到充实和提起兴趣,就很难坚持。在条件许可的范围内,尽量从事自己感兴趣的又符合社会要求的事业或活动。

5. 塑造健全的个性

人的高级神经活动类型(气质)及其特点如反应性、兴奋性、平衡性等是意志品质的基础,可以针对个性中的弱点进行训练。如黏液质的人应重视果断性训练,胆汁质的人应加强自制力的训练。这样有的放矢,必将使意志品质更加完善。

现代社会里,意志品质在竞争激烈的社会尤为重要。如果一个人自觉地确定合适的目标,果断地抓住机会,在困难面前百折不挠,最终会取得成功。从这个意义上,一切竞争都是意志力的较量。一个人在客观现实中不断培养自己的意志品质,就能获得更大的成功。

第五节 人 格

一、概述

认识、情绪和情感、意志是心理过程,每个人通过这些心理活动认识外界事物,体验着各种情感,支配着自己的活动。但是,每个人在进行这些心理活动的时候,都表现出与他人不同的特点。这些特点构成了个体与他人不同的心理特征——人格。

(一)人格的概念

人格也称个性,是一个人的整体的精神面貌,是比较稳定的、具有一定倾向性的各种心理特征的总和。人格是一个相当稳定的,在不同的时间和地点,思想、情感和行为区别于他人的、独特的心理品质,包括个性心理倾向、个性心理特征和自我意识。

在日常生活中,人们从道德伦理的观点出发,对人进行评价时也常使用"人格"一词,如某人的人格高尚,某人的人格粗鄙等,这时的"人格"与心理学上的人格概念是有区别的。

(二)人格的特性

1. 整体性

组成人格的各种心理特征相互联系、相互影响、相互制约,构成一个统一的整体,所以人格具有整体性。它虽然不能直接观察得到,但却能从一个人的行为体现出来。人格的整体性使人的内心世界、动机和行为之间保持和谐一致。

2. 稳定性

人格中的各种心理特征是稳定的,对人的行为影响始终如一,不受时间和地点限制,这就是人格的稳定性。所谓"江山易改,禀性难移",说的就是这个意思。但是人格的稳定性并不是说人格绝对不会发生变化,这种稳定是相对的。随着社会的发展和人

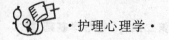

的发育成熟,一个人的人格特点也会或多或少地发生变化。当发生了重大生活事件或在某些疾病的影响下,人格甚至会发生显著的改变。

3. 独特性

每个人的遗传素质不同,生长环境、经历也不相同,形成各自独特的心理特点,也就是人格的独特性。但是,生活在同一社会群体中的人,也会有一些相同的人格特征。所以,人格还有共同性的一面。人格的独特性和共同性的关系,就是共性和个性的关系,个性包含共性,共性通过个性表现出来。

4. 倾向性

人格在形成过程中,每时每刻都表现出个体对外界事物特有的动机,从而发展形成各自独特的行为方式和人格心理倾向。人格倾向性是个体对事物的选择性反应,对个人的行为具有导向作用。

5. 功能性

外界环境的刺激是通过人格的中介才起作用的,人格对个人行为有调节作用。因此,一个人的行为总会受人格的影响。比如,同样在挫折面前,怯懦的人会一蹶不振;坚强的人则会坚持到底。所以,人格能决定一个人的行为方式。

6. 生物属性和社会属性的统一

人格有生物属性和社会属性。人的生物属性决定了人格的生物属性,影响人格的形成和发展。但是,社会对个人角色的行为规范以及文化都对人格有一定的影响。

(三)人格的结构

人格心理结构是多层次、多侧面的,包括完成某种心理活动所必备的心理条件,即能力;心理活动的动力特征,即气质;在生活中表现出来的对客观事物的态度以及习惯化的行为方式,即性格;这些都属于人格心理特征。人格还包括人格倾向性即需要和动机等,这是人格的动力和源泉,是人格中最活跃的部分。还有心理学家将自我意识也作为人格结构的一部分,自我意识包括自我认识、自我体验和自我调控。

知识链接

人格结构的动力理论——弗洛伊德的人格理论

精神分析学派的创始人弗洛伊德认为人格由本我、自我和超我三部分组成。本我包括了人格中所有遗传的和原始的本能部分,它寻求直接满足,而不顾社会现实是否能实现,遵循快乐原则。自我利用了本我的一部分能量达到自身的目的,保证本我的冲动在考虑到外界要求后得以表达,遵循现实原则。超我以社会道德、社会规范为标准,抑制本我,对自我进行监控、追求完美,遵循道德原则。健康的人格是三种成分相互影响达到的平衡状态。当三者发生冲突无法解决的时候,就会导致心理疾病。

二、人格倾向性

人格倾向性是人行为活动的动力,包括需要、动机、兴趣、理想、世界观。这些成分相互联系、相互制约、相互影响,以下主要介绍需要和动机。

（一）需要

1. 需要的概念

人饿了要吃饭,渴了要喝水,累了就要休息。在社会中生存还要保持良好的人际关系,这些条件都是不能缺少的,缺少了就会使机体产生不平衡。机体的不平衡状态使人对缺少的东西产生欲望和要求,这种欲望和要求就是需要。也就是说,需要是一种机体的不平衡状态,表现为机体对内外环境的渴求和欲望。

需要是不断发展的,不会总是停留在一个水平上。当前的需要得到满足,新的需要就会产生,人们又会为满足新的需要去努力。所以,人的一切活动都是为了满足需要而发生的,而需要是永远不可能完全得到满足。一旦需要消失,生命亦将结束。正因为如此,需要也是推动机体活动的动力和源泉。

2. 需要的种类

（1）自然需要和社会需要。从需要产生的角度看,需要分为自然需要和社会需要。自然需要是与机体的生存和种族延续有关,由生理的不平衡引起的需要,叫生理需要或生物需要,如对空气、食物、水、休息和排泄的需要等。人在社会活动中由社会需求而产生的高级需要,如交往、求知的需要就是社会需要。社会需要不是由人的生物本能决定,而是通过学习得来的,又叫获得性需要。人的社会需要由社会发展条件决定。

人和动物都有自然需要,但是从满足需要的方式来看,还是有差别的。比如,人吃饭不仅是为了填饱肚子,还要讲究卫生,讲究营养。另外,人还能根据外部条件和行为的道德规范有意识地调节自己的需要,而动物不能。

（2）物质需要和精神需要。从满足需要的对象来看,需要分为物质需要和精神需要。物质需要是对社会物质产品的需要,如对生活用品、住所、工作条件等的需要。精神需要是对各种社会精神产品的需要,如读书看报、欣赏艺术作品、与人交往以及审美需要等。精神需要是人类特有的,并且物质需要和精神需要之间有着密切的关系。人对物质产品的要求不仅要满足人的生理需要,还要满足人的精神需要。比如人穿衣服不仅是为了保暖,还要能够体现自己的身份、品位。

3. 需要层次理论

心理学家对需要进行了长期的研究,关于需要理论有很多。比较有影响的是美国心理学家马斯洛提出来的需要层次理论。马斯洛认为,人的需要分为生理需要、安全需要、爱和归属的需要、尊重的需要和自我实现的需要五个层次,如图 2-5 所示。

（1）生理需要。生理需要是维持个体生存和种系发展的需要,如对食物、空气、水、性和休息的需要。在一切需要中,它们是最基本、最原始的,也是最有力量的。如果这些需要得不到满足,人类的生存就成了问题。从这个意义上说,生理需要是推动人们行动的最强大的动力。只有这些最基本的需要满足到维持生存所必需的程度后,其他的需要才能成为新的激励因素。

（2）安全需要。安全需要是人对生命财产的安全、秩序、稳定的需要,是在生理需要得到满足的基础上产生的。这种需要得不到满足,人就会感到威胁和恐惧。这种需

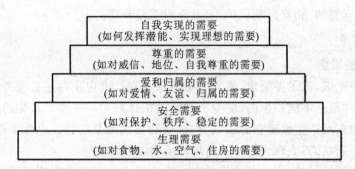

图 2-5 马斯洛需要层次示意图

要表现在人都需要一个稳定的工作,有个丰厚的收入,喜欢做自己熟悉的工作,喜欢生活在熟悉的、安全的、有秩序的环境。婴儿面对外部世界时,由于能力有限而无法应付不安定因素,他们对安全的需要表现得尤为强烈。

(3)爱和归属的需要。爱和归属的需要是在满足生理需要和安全需要的基础上产生的。爱的需要是指能与他人保持一定的交往和友谊,即爱别人、接受别人的爱,同时还应保持适度的自爱。归属的需要是指被某一群体接受或依附于某个团体或个人的需要。每个人都希望和他人接触,渴望加入某一个组织或团体,并在其中获得某一职位,也希望同他人建立起亲密、关怀的关系,如结交朋友、追求爱情的需要。爱的需要与性需要有关,但不等同,性是生理需要,而爱的需要是人与人之间彼此关心、尊重和信任。如果爱的需要得不到满足,人就会感到空虚和孤独。

(4)尊重的需要。尊重的需要有两种类型,即来源别人的尊重和自我尊重。来源别人的尊重是基本的尊重,以人的名誉、地位、社会名望或社会成就为基础,同时也包括别人如何评价自己、如何反映自己所有的特点。自我尊重则是指个人对力量、成就、自信、独立等方面的渴求。尊重的需要是一种较高层次的需要,尤其是自我尊重。满足自我尊重的需要会使人相信自己的力量和价值,使人在生活中更有力量,更富于创造性;反之,缺乏自尊会使人感到自卑,认为自己无能、缺乏价值,没有足够的信心去处理面临的问题。

(5)自我实现的需要。自我实现的需要是人类最高层次的需要,是指人希望最大限度发挥自己的能力或潜能,完成与自己能力相称的一切事情,实现自己理想的需要。但是不同的人,其自我实现需要的内容有明显的差异,科学家的科学研究、作家的创作,甚至工人、司机尽善尽美完成好自己喜欢的、擅长的工作,都是为了把自己的潜能发挥到最高的境界,满足自我实现的需要。马斯洛提出,一个人的童年经验,特别是2岁以内的爱的教育特别重要,如果童年失去了安全、爱与尊重,将来很难成为自我实现的人。另外,只有少数人能够达到自我实现,大多数人一生只能在归属与爱的需要和自尊需要之间的某一个层次上度过一生。

以上需要的五个层次,是由低级到高级逐渐形成并逐级得以满足的。马斯洛认为,无论从种族发展还是个体发展的角度看,层次越低的需要,出现越早并且力量越强,因为它们的满足与否直接关系个体的生存,因此也称为缺失性需要。如生理需要、安全需要。层次越高的需要出现越晚,是在低层次的需要满足之后才出现的,是有助于个体的健康、发展的需要,如爱和归属的需要、尊重的需要和自我实现的需要。一个人可以有自我实现的愿望,却不是每个人都能成为自我实现的人。能够达到自我实现的境界的人只是少数。

知识链接

需要的 ERG 理论

美国的克雷顿·奥尔德弗提出被称为 ERG(生存需要 existence,关系需要 ralations,成长需要 gorwth,简称 ERG)的需要理论。他认为,人有三种核心需要:生存的需要、相互关系的需要和成长发展的需要。生存的需要满足人们生存的基本需要。相互关系需要指人们保持重要的人际关系的要求。成长发展的需要表示个人谋求发展的内在愿望。他指出,人在同一时间可能有不止一种需要起作用,如果较高层次需要的满足受到抑制,那么人们对较低层次的需要的渴望会变得更加强烈。ERG 的理论认为各层次需要不是一个刚性结构,有时这三种需要可以同时起作用。ERG 的理论还提出"受挫—回归"的观点,即当一个人的高一级需要受挫时,作为替代,他的较低层次需要可能会有所增加。

(二)动机

1. 动机的概念

动机是激发个体朝向一定目标活动,并维持这种活动的一种内在的心理活动或内部动力。虽然动机不能进行直接观察,但可根据个体的外部行为表现推断出来。

动机是以需要为基础、在外界诱因刺激下产生的。当人感到缺乏某个东西时,如饿了、冷了、累了的时候,就会引起机体内部的不平衡状态,此时需要便转化为人的行为活动的动机。这种由生理需要引起,推动个体为恢复机体内部平衡的唤醒状态叫内驱力。动机也可以由金钱、名誉、地位等外部因素引起,这种外部因素叫诱因。另外,积极的情绪会推动人去设法获得某个对象,消极的情绪会促使人远离某个对象,所以情绪也有动机的作用。

不同的动机可能导致同一行为;不同的行为活动可以由相同的或相似的动机引起。

2. 动机的作用

动机具有激活、指向、维持和调整的功能。

(1)激活功能。人的行动都是在动机的驱使下发生的,都是为了满足和实现某种愿望和欲望。因此,动机可以解除由需要未得到满足而产生的生理或心理上的压力或紧张,具有驱使机体采取某种行动的能量,即激活功能。

(2)指向功能。当机体处于不平衡状态时,会激起活动的愿望,使人的行为受动机指引,朝着特定方向和预期目标进行,这就是动机的指向功能。动机的激活决定人是否接受信息,而指向功能决定人接受什么样的信息。当激活的需要不止一个,人的行为就必须在这些目标之间进行选择。选择哪一个目标,取决于个人对每一个目标的

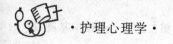

期望强度。

（3）维持和调查功能。当行为产生后,人们是否坚持这种行为,同样受动机的支配和调节。当行为指向个体所追求的目标时,相应的动机便获得强化,活动就会持续下去;当活动背离个体所追求的目标时,动机得不到强化,就会使继续活动的积极性降低或者是活动停止。因此,动机的性质和强度可以影响甚至左右个体产生什么样的行为。

3. 动机的种类

人类的动机很复杂,分类也具有多样性。

（1）生理性动机和社会性动机。依据需要的种类,动机可分为生理性动机和社会性动机。由机体的生理需要产生的动机叫生理性动机,也叫内驱力。如吃饭、穿衣、休息等动机。以人类的社会文化需要为基础而产生的动机属于社会性动机。如交往动机、成就动机、权利动机等。

（2）外在动机和内在动机。依据动机产生的原因,动机可分为外在动机和内在动机。由个体的内在需要引起的动机叫内在动机,在外部环境影响下产生的动机叫外在动机。因为学习的重要性而努力学习的动机是内在动机,为获得奖学金而努力学习的动机是外在动机。两种动机相互作用,在个体的行为活动中都发挥作用。当外在动机的作用大于内在动机的作用时,个体的行为活动主要靠外部奖励推动。此后,如果个体对外部奖励的水平不满意,毁掉的将是个体活动的内在动机。

（3）有意识动机和无意识动机。依据能否意识到活动目的,动机可分为有意识动机和无意识动机。能意识到活动目的的动机叫有意识动机,没有意识到或者没有清楚地意识到的动机叫无意识动机。定势往往是无意识动机。所谓定势是指人的心理活动的准备状态,对人的知觉、记忆、思维、行为和态度都有一定的作用。思维习惯和生活中形成的经验都是定势产生的原因。

三、人格心理特征

人格心理特征是指个体经常表现出来的本质的、稳定的心理特征,反映一个人的基本精神面貌和意识倾向,也体现了个体心理活动的独特性,主要包括能力、气质、性格。在人格中,能力反映活动的水平,气质反映活动的动力特点,性格决定活动的内容与方向。

（一）能力

1. 能力的概念

能力是顺利、有效地完成某种活动所必须具备的心理条件,是人格的一种心理特征。如完成音乐活动需要具备灵敏的听觉分辨能力、想象力、记忆力等心理条件,不具备这些条件就无法完成音乐活动;而从事美术活动需要具备视觉辨别能力、形象思维能力等条件。

2. 能力与智力

能力不同于智力。智力是从事任何一项活动都必须具备的、最基本的心理条件,即人认识事物并运用知识解决实际问题的能力,如观察力、记忆力、思维力、想象力等,缺乏这些,从事任何一项活动都有困难。

3. 能力与知识、技能

能力与知识、技能既有联系又有区别。知识是人类社会历史经验的总结和概括;技能是通过练习而获得和巩固下来,完成活动的动作系统。能力是掌握知识、技能的前提,没有能力,难于掌握相关的知识和技能。另外,能力还决定了掌握知识、技能的方向、速度和所能达到的水平。但是不能简单地把知识、技能当做标准,来衡量人的能力的高低。

4. 能力的分类

(1)一般能力和特殊能力。按能力的结构,可把能力分为一般能力和特殊能力。一般能力即指完成各种活动都必须具有的最基本的心理条件,观察能力、记忆能力、想象能力、思维能力与实践活动能力都属于一般能力,与个体的认知活动有关。特殊能力是指从事某种特殊活动或专业活动所必需的能力,如音乐能力、绘画能力、体育能力等。一般能力与特殊能力也不是截然分开的,特殊能力是在一般能力的基础上发展起来的,而某一种一般能力在某一领域得到特别的发展,就可能发展为特殊能力。

(2)认知能力、操作能力和社会交往能力。按涉及领域,能力分为认知能力、操作能力和社会交往能力。认知能力是个体加工、储存信息的能力。人们依靠认知能力认识客观世界,获取知识。操作能力是指人们利用肢体完成各种活动的能力。通过认知能力积累的知识和经验,可以促进操作能力的形成和发展,而操作能力的发展,可以进一步提高人的认知能力。社会交往能力是指在人际交往中信息交流和沟通的能力。

(3)模仿能力和创造能力。按创造程度,能力可分为再造能力和创造能力。再造能力是指利用所积累的知识、技能,按现成的模式进行活动的能力。在学习活动中的认知、记忆、操作多属于再造能力。创造能力是指在活动中产生独特的、新颖的、有社会价值的想法、产品等的能力。再造能力和创造能力是相互渗透、相互联系的。再造能力是创造能力的基础,任何创造活动都不可能凭空产生。

5. 能力的差异

能力的差异是客观存在的事实,有能力类型的差异、能力发展早晚的差异、能力发展水平的差异及能力的性别差异。

(1)能力类型的差异。不同的人在不同的能力方面所表现出来的差异是很大的,这包括感知觉能力、想象力等一般能力以及特殊能力方面的差异。例如,有的人擅长音乐,有的人擅长绘画;有的人记忆力强,有的人想象力丰富。能力类型的差异只说明能力发展的倾向性不同,不代表能力的强弱。

(2)能力发展早晚的差异。个体的能力从出生到成年是一个不断获得和发展的过程,是在活动中逐渐表现出来的。但在表现的早晚上也存在个体差异。有的人年纪轻轻却天资聪颖,吟诗作画,记忆力超强,即所谓的"少年才俊"。有的人生活道路比较坎坷、经过长期的准备和积累,在中年以后才事业有成,即所谓的"大器晚成"。

(3)能力发展水平的差异。各种能力在发展水平上都有差异。心理学家用智力商数(IQ)表示智力水平。研究发现,人类的智商分布呈常态分布,智力超常和低常者占少数,智力正常者占多数。

(4)能力的性别差异。心理学家采用智力测验的方法,对男女两性智力差异进行

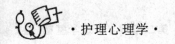

了大量的研究。大规模研究的结果表明,不论是团体测验还是个别测验,男女平均智商没有什么差别,但是男女两性在智力的各因素方面表现出不同的优势,女性在语言表达、短时记忆方面优于男性,而男性在空间知觉、分析综合能力、数学能力方面优于女性。

6. 影响能力发展的因素

(1) 遗传因素。遗传因素也就是天赋,是能力发展的前提和基础。先天的盲人无法成为画家,先天的聋人无法成为音乐家。关于遗传因素对能力发展影响的研究,比较有影响的是英国的学者高尔顿。高尔顿用的是谱系调查研究,他选了 977 位名人,考查了他们的谱系,再与普通人家来比。结果发现,名人组中,父辈是名人的子辈中名人也多;普通组中,父辈没有名人,子辈中只有一个名人。由此他得出,遗传是能力发展的决定因素。但是高尔顿的研究没有排除环境因素的影响,是不严谨的。他的研究,只能说明遗传因素对能力发展有影响,还不能说明遗传因素是能力发展的决定因素。

(2) 环境因素。能力发展的环境因素包括家庭环境以及所处的社会环境。在家庭中,母亲对孩子科学的哺育和爱抚,家庭成员尤其是母亲与孩子的交往,适宜的玩具等对儿童的能力发展都有重要的影响。社会的发展对儿童能力的发展也有重要影响,脱离人类社会,在动物的哺养下长大的孩子,即使回到人类社会,其智力发展也难以达到正常人的水平。

(3) 教育因素。学校教育通过有计划、有组织的教育活动,不仅可以让儿童掌握知识和技能,而且使儿童的能力得到全面的发展。

总之,能力受遗传、环境和教育等因素的影响。遗传决定了能力发展可能的范围或限度,环境和教育则决定了在遗传决定的范围内能力发展的具体程度。遗传潜势较好的人,能力发展可塑的范围大,环境和教育的影响也大。

(二) 气质

1. 气质的概念

气质是心理活动表现在强度、速度、稳定性和灵活性等动力性质方面的心理特征。相当于我们日常生活中所说的脾气、秉性或性情。

2. 气质的体液学说

按气质特征的不同组合,可把人的气质分作几种不同的类型。希波克拉底是最早划分气质类型并提出气质类型的体液学说的人。希波克拉底提出:人体有四种液体,即血液、黏液、黄胆汁和黑胆汁;每一种液体和一种气质类型相对应,血液相对于多血质,黏液相对于黏液质,黄胆汁相对于胆汁质,黑胆汁相对于抑郁质;一个人身上哪种液体占的比例较大,他就具有和这种液体相对应的气质类型。现代医学证明,希波克拉底的学说是缺乏科学依据的,但是他所划分的四种气质类型比较切合实际,所以至今仍然沿用他提出的名称。

3. 巴甫洛夫的高级神经活动类型学说

巴普洛夫运用动物条件反射实验的方法,建立了高级神经活动学说。后来的大量实验证明,巴普洛夫的高级神经活动学说也适用于人。这一学说较好地解释了气质的生理基础,得到广泛的认同。

巴普洛夫的高级神经活动学说认为,高级的神经活动有兴奋和抑制两个基本过程,而兴奋和抑制又有强度、平衡性和灵活性三个基本特性。两种基本过程与三个基本特性之间的不同组合,构成了高级神经活动的不同类型。巴普洛夫根据大量的实验确定,高级神经活动存在四种基本类型,即兴奋型、活泼型、安静型和抑制型。

巴普洛夫的高级神经活动类型和希波克拉底的气质类型学说之间有对应的关系,兴奋型、活泼型、安静型和抑制型对应胆汁质、多血质、黏液质和抑郁质,如表 2-1 所示。

表 2-1 气质类型与高级神经活动类型的关系

高级神经活动类型	神经过程的基本特性			气质类型	行 为 特 征
	强度	平衡性	灵活性		
兴奋型	强	不平衡	—	胆汁质	能坚持长时间工作而不知疲倦,精力旺盛,直爽热情,但心境变化剧烈,难以克制暴躁的脾气,情绪外露,易冲动
活泼型	强	平衡	灵活	多血质	言语行动敏捷,反应速度、注意力转移的速度都比较快,容易适应外界环境的变化,也容易接受新事物;但兴趣多变,情绪不稳定,注意力容易分散
安静型	强	平衡	不灵活	黏液质	做事有条不紊,注意力稳定,举止平和内向,善于忍耐,情绪反应慢且持久;但是不善言谈,做事循规蹈矩
抑制型	弱	—	—	抑郁质	敏感怯弱,反应迟缓,情感体验深刻、持久,多疑、胆小、孤僻,不喜交往

4. 气质的稳定性与可塑性

人的气质类型与高级神经活动类型关系十分密切。一个人的气质类型在其一生中都是比较稳定的,但也不是一成不变的,还受环境和教育的影响。人的气质通过后天的磨炼或职业训练,可不同程度地改变原有的气质特征。

5. 气质评价的意义

每一种气质类型都有其积极的方面,也有其消极的方面。不能说哪一种气质类型好或不好,气质是没有好坏之分的。如多血质的人活泼敏捷但难于全神贯注;胆汁质的人精力旺盛但脾气暴躁;黏液质的人认真踏实但缺乏激情;抑郁质的人敏锐但多疑多虑。重要的是,我们要发扬气质的积极方面,努力克服其消极方面。

6. 气质类型对工作的影响

气质不能决定一个人的成就高低,但是不同的工作对人的要求是不同的。有的气质类型适合于这一类工作,有的气质类型适合另一类工作。因此,在人事选拔或者职业选择时,都要考虑自己的气质类型与工作是否相匹配。如果一个人的气质类型与所做的工作相匹配,就会感到工作得心应手;如果气质类型与工作不相匹配,就会影响对

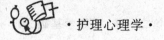

工作的兴趣和热情,进而影响工作的效率和成就。比如,多血质的人适宜做环境多变、交往繁多的工作;而黏液质的人适宜做细致持久的工作。

7. 气质类型与健康

由于不同气质类型的人情绪兴奋性的强度不同,适应环境的能力也不同。一般来说,气质类型极端的人,情绪兴奋性太强或太弱,适应能力就比较差,进而会影响到身体的健康。因此,应尽量避免情绪的大起大落。

(三)性格

1. 性格的概念

性格是指一个人在对客观现实的稳定的态度和习惯化了的行为方式中表现出来的人格特征。性格是人格的核心,是个人在活动中与特定的社会环境相互作用的产物,了解个人的性格特征对其行为预测具有重要意义。性格不仅表现一个人做什么,而且表现他怎样做,是人与人相互区别的主要心理特征,最能反映个体的本质属性。

2. 性格的特征

(1)态度特征。态度特征主要表现在三个方面:一是对社会、集体、他人,如热情诚实或冷淡虚伪;二是对学习和工作,如勤奋或懒惰;三是对自己,如谦虚或骄傲。

(2)意志特征。性格的意志特征是指个体在调节自己的心理活动时表现出的心理特征,包括自觉性、坚定性、果断性、自制力等。自觉性是指在行动之前有明确的目的,事先确定了行动的步骤、方法,并且在行动的过程中能克服困难,始终如一地执行。与自觉性相反的是盲从或独断专行。坚定性是指能采取一定的方法克服困难,以实现自己的目标。与坚定性相反的是执拗性和动摇性,前者不会采取有效的方法,一味我行我素;后者则是轻易改变或放弃自己的计划。果断性是指善于在复杂的情境中辨别是非,迅速作出正确的决定。与果断性相反的是优柔寡断或武断、冒失。自制力是指善于控制自己的行为和情绪。与自制力相反的是任性。

(3)理智特征。理智特征是指人在感觉、知觉、记忆、思维和想象等认知方面的性格特征。例如,在感知方面,有主动观察型和被动观察型,有分析型和综合型;在想象方面,有主动想象和被动想象,有广泛想象与狭隘想象;在记忆方面,有善于形象记忆与善于抽象记忆之分;在思维方面,有深刻与肤浅之分等。

(4)情绪特征。人的情绪状态能够影响其行为方式。当情绪对人的活动和行为方式的影响或人对情绪的控制,具有某种稳定的、经常表现的特点时,这些特点就构成性格的情绪特征。它主要表现在情绪的强度、稳定性、情绪对人的行为活动的支配程度及情绪受意志控制的程度等方面。如有人情绪强烈,不易于控制;有人情绪微弱,易于控制。有的人情绪持续时间长,对工作学习的影响大;有的人则情绪持续时间短,对工作学习的影响小。有的人经常情绪饱满,有的人则经常郁郁寡欢。

当这四方面的特征体现在某一具体的个人身上时,就形成了这个人特有的性格特征。一个人的行为总是受其性格特征的制约。

3. 性格类型

性格类型是指在个人身上的性格特征的独特结合。按一定原则和标准把性格加以分类,有助于了解一个人性格的主要特点和揭示性格的实质。由于性格结构的复杂性,在心理学的研究中至今还没有大家公认的性格类型划分的原则与标准。关于性格的分类有多种不同的学说,目前主要有以下四种。

（1）机能类型说。按照理智、情绪、意志三者在性格结构中占优势的情况,可把性格分为理智型、情绪型和意志型。理智型的人通常以理智来评价周围发生的一切,并以理智支配和控制自己的行动,处世冷静;情绪型的人通常用情绪来评估一切,言谈举止易受情绪左右,不能三思而后行;意志型的人行动目标明确,主动、积极、果敢、坚定,有较强的自制力。除了这三种典型的类型外,还有一些混合类型,如理智-意志型,在生活中大多数人是混合型。

（2）心理活动倾向性说。按照心理活动的倾向性,可把性格分为内倾型和外倾型。内倾型人的心理活动倾向于内部,其特点是处世谨慎,深思熟虑,交际面窄,适应环境能力差。外倾型的人经常对外部事物表示关心和兴趣,活泼开朗,活动能力强,容易适应环境的变化。典型的内、外倾型的人较少,多数人为中间型,兼有内向和外向的特点。这种性格类型的划分,在国外已应用于教育和医疗等实践领域。但这种类型的划分,仍没摆脱气质类型的模式。

（3）独立-顺从说。按照人的独立性程度把性格分为顺从型和独立型两类。顺从型的人独立性差,易受暗示,容易不加批判地接受别人的意见,在紧急情况下表现得惊慌失措。独立型善于独立地发现问题和解决问题,不易受其他因素干扰,在困难或紧急情况下能独立地发挥自己的力量,但容易把自己的意志和意见强加于人。这两种人是按两种对立的认知方式进行工作的。

（4）文化-社会类型说。德国心理学家斯普兰格从人类社会意识形态倾向性出发,根据不同的价值目标,把人性格划分为理论型、经济型、审美型、社会型、政治型和宗教型。理论型的人以探求事物本质为人的最大价值,但解决实际问题时常无能为力,哲学家、理论家多属此类。经济型的人一切以经济观点为中心,以追求财富、获取利益为个人生活目的,实业家多属此类。审美型以感受事物美为人生最高价值,他们的生活目的是追求自我实现和自我满足,不大关心现实生活,艺术家多属此类。社会型的人重视社会价值,以爱社会和关心他人为自我实现的目标,并有志于从事社会公益事物,文教卫生、社会慈善等职业活动家多属此类型。政治型的人以获得权力为生活的目的,并有强烈的权力意识与权力支配欲,以掌握权力为最高价值,领袖人物多属于此类。宗教型的人把信仰宗教作为生活的最高价值,相信超自然力量,坚信永存生命,以爱人、爱物为行为标准,神学家是此类人的典型代表。

（5）特质论。特质是指个人的遗传与环境相互作用而形成的对刺激发生反应的一种内在倾向。美国心理学家奥尔波特最早提出人格特质学说。他认为,性格包括两种特质:一是个人特质,为个体所独有,代表个人的行为倾向;二是共同特质,是同一文化形态下人们所具有的一般共同特征。美国另一位心理学家卡特尔根据奥尔波特的观点,采用因素分析法,将众多的性格分为两类特质,即表面特质和根源特质。表面特质反映一个人外在的行为表现,常随环境变化而变化。根源特质是一个人整体人格的根本特征。每一种表面特质都来源于一种或多种根源特质,而一种根源特质也能影响多种表面特质。他通过多年的研究,找出16种根源特质,并且根据这16种各自独立的根源特质,设计了卡特尔16种人格因素问卷,利用此量表可判断一个人的行为反应。

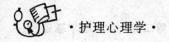

研究性格的类型具有实际的意义。如果能按照一定原则和标准把性格加以分类，可以加深对性格本质的理解。在实践中可以根据性格类型合理安排工作，以调动个人的积极性，还可以针对每个人的性格特点因材施用。

4. 性格与能力、气质的关系

（1）性格与能力。性格和能力是个性心理特征的不同侧面。能力是决定活动能否进行的因素，而活动指向何方，采取什么态度，怎么进行则由性格决定。性格和能力是相互影响的。良好性格的形成需要以一定能力为基础。一般来说，能力强的人容易形成自信的性格，能力弱的人容易形成自卑的性格。优良的性格还能补偿某种能力的缺陷，如"笨鸟先飞早入林"。但不良的性格特征会妨碍能力的发展。

（2）性格与气质。现实生活中，人们经常把二者混淆起来，因为它们既有区别又有联系。

① 性格与气质的区别。气质是人在情绪和行为活动中表现出来的动力特征（如强度、速度等），无好坏之分；性格是指行为的内容，表现为个体与社会环境的关系，在社会评价上有好坏之分。气质更多地受个体高级神经活动类型的制约，主要是先天的，可塑性极小；性格更多地受社会生活条件的制约，主要是后天的，可塑性较大，环境对性格的塑造作用较为明显。

② 性格与气质的联系。相同气质类型的人性格特征可能不同；性格特征相似的人气质类型也可能不同。其一，气质可按自己的动力方式渲染性格，使性格具有独特的色彩。例如，同是勤劳的性格特征，多血质的人表现出精神饱满，精力充沛；黏液质的人会表现出踏实肯干，认真仔细；同是友善的性格特征，胆汁质的人表现为热情豪爽，抑郁质的人表现出温柔。其二，气质会影响性格形成与发展的速度。当某种气质与性格有较大的一致性时，就有助于性格的形成与发展，相反会有碍于性格的形成与发展。如胆汁质的人容易形成勇敢、果断、主动性的性格特征，而黏液质的人就较困难。其三，性格对气质有重要的调节作用，在一定程度上可掩盖和改造气质，使气质服从于生活实践的要求。如飞行员必须具有冷静沉着、机智勇敢等性格特征，在严格的军事训练中，这些性格的形成就会掩盖或改造胆汁质者易冲动、急躁的气质特征。

四、自我意识

（一）自我意识的概念

个体对自己作为客体存在的各个方面的意识，称为自我意识。如"我是一个乐观的人"，"我觉得自己无法按时完成任务"，"我能与他人和睦相处"等，这些对自己的感知觉、情感、意志等心理活动的意识、对自己与客观世界的关系的意识以及对自身机体状态的意识，都属于自我意识。自我意识可协调自己的内心世界及内部与外部世界。

（二）自我意识的组成

自我意识由自我认识、自我体验、自我控制三部分组成。

1. 自我认识

自我认识是对自己心理活动和行为的洞察和理解，是对自己内心活动和行为控制调节的基础。自我认识包括自我观察和自我评价。

自我观察是指自己对自己的感知、所思所想以及意向等内部感觉的察觉,并对所观察的情况做初步分析、归纳。

自我评价是指一个人对自己的想法、品德、行为及个性特征的判断与评估。正确的自我评价有利于个体健康发展。过高或者过低的自我评价,会导致个体的人际关系适应不良。

2. 自我体验

自我体验是指自我意识在情感上的表现,包括自尊、自信、自爱、自卑、自怜等。自尊是以自我评价为基础,自尊影响自我体验、自我调节以及个性的发展。

3. 自我控制

自我控制是自我意识在意志行动上的表现。从行动过程看,自我控制系统包括四个环节:第一,主体意识到社会要求,并力求使自己的行动符合社会准则,从而激发自我控制动机;第二,从知识库中检索与认识、改造客观现实及自己主观世界有关的知识,同时正确地评价自己运用这些知识的可能性;第三,制订完善和提高自己的行动计划;第四,在行动中运用自我分析、自我激励、自我监督、自我命令等激励手段,使动机激发和行动准备在执行中反复进行调整,达到对自己的心理和行为的控制,最终实现自我意识的调节作用。

小 结

心理现象分为心理过程和人格两大类。认知、情绪情感和意志是以过程的形式存在,都要经历发生、发展和结束的不同阶段,属于心理过程。认知是指人认识世界的过程,包括感觉、知觉、记忆、想象、言语和思维。人类在认识客观事物时,会产生喜、怒、哀、惧等情绪以及道德感、美感等情感;还会在活动中克服困难,主观地、能动地改造世界,表现出人的意志。

人格也称个性,是指一个人区别于他人的,在不同环境中一贯表现出来的,相对稳定的心理特征的总和,包括人格心理倾向、人格心理特征和自我意识三个方面。人格的倾向性是人格结构中最活跃的因素,是心理活动的动力系统,包括需要、动机、兴趣、世界观等。人格的心理特征包括能力、气质和性格三个方面。人格中的自我调节系统是自我意识。自我意识通过自我认识、自我体验、自我调控对人格的各种成分进行调节。

能力检测

一、单项选择题

1. 动物心理的发展经历了( )阶段。

A. 感觉、知觉、思维三个　　　　　B. 感觉、知觉和思维萌芽三个

C. 感觉、知觉、思维萌芽和思维四个　D. 感觉、知觉、思维萌芽、思维和意识五个

E. 感觉、知觉、思维萌芽、思维和情绪

2. 按照刺激的来源可把感觉分为（　　）。

A. 视觉和听觉　　　　　　　　B. 外部感觉和内部感觉

C. 视觉、听觉、嗅觉、味觉和皮肤感觉　D. 运动觉、平衡觉和机体觉

E. 运动觉、平衡觉和知觉

3. 内脏感觉包括（　　）等感觉。

A. 饥饿、饱胀、窒息、疲劳、便意和性　B. 平衡觉、运动觉和疼痛

C. 饥饿、触压、振动、渴和疼痛　　　　D. 饱胀、渴、窒息、疲劳、便意、振动和触压

E. 平衡觉、运动觉和感觉

4. 表象具有（　　）。

A. 直观形象性、片段不稳定性和可操作性

B. 抽象性、概括性和稳定性

C. 直观性、概括性和片段性

D. 直观形象性、片段不稳定性、可操作性和概括性

E. 抽象性、概括性、片段性和稳定性

5. 情绪变化的外部表现模式叫（　　）。

A. 激情　　　　B. 表征　　　　C. 应激　　　　D. 表情

6. 情绪和情感变化的维度包括（　　）。

A. 动力性、激动度、强度和紧张度　　B. 积极性、消极性、强和弱的程度

C. 增力性、减力性、饱和度和外显度　D. 兴奋性、激动性、外显度和内隐度

E. 增力性、减力性、饱和度和激动性

7. 情感可分为（　　）。

A. 道德感、理智感和美感　　　　B. 心境、激情、应激

C. 快乐、愤怒、悲哀和恐惧　　　　D. 基本情绪和复合情绪

E. 快乐、愤怒、悲哀和应激

8. 心理现象分为（　　）。

A. 心理过程和人格　　　　　　B. 知、情、意和能力、气质、性格

C. 知、情、意　　　　　　　　D. 心理过程和个性心理特征

E. 知、情、意和能力

9. 巴甫洛夫认为,神经活动的基本过程是（　　）。

A. 无条件反射　　　　　B. 条件反射　　　　　C. 兴奋和抑制

D. 静息和活动　　　　　E. 反射弧

10. 干扰会造成长时记忆的遗忘,干扰可分为（　　）。

A. 前摄抑制和倒摄抑制　　　　B. 前干扰和后干扰两种

C. 前摄抑制、中摄抑制和倒摄抑制三种

D. 前干扰、中干扰和后干扰　　　E. 前干扰、后干扰、前摄抑制和倒摄抑制

11. 顺利有效地完成某种活动所必须具备的心理条件称为（　　）。

A. 意志　　　　B. 情感　　　　C. 能力　　　　D. 智力　　　　E. 思维

12. 注意是一种（　　）。

A. 心理状态　　　　　　　B. 心理过程　　　　　　C. 认识过程

D. 意志过程　　　　　　　E. 需要

二、名词解释

感觉、知觉、记忆、想象、注意、思维、情绪、情感、意志、人格、需要、动机、能力、气质、性格

三、填空题

1. 认知是指人认识世界的过程,包括_____、_____、_____、_____和_____等。

2. 知觉有_____、_____、_____和_____四个特性。

3. 根据记忆的内容,记忆可分为_____、_____、_____、_____和_____。

4. 意志的品质有_____、_____、_____和_____。

5. 性格的特征有_____、_____、_____和_____。

四、简答题

1. 记忆包括哪几个环节?遗忘规律是什么?

2. 马斯洛的需要层次理论把需要分为哪些?

3. 巴甫洛夫的高级神经活动类型学说将气质分为哪几种类型?

4. 举例说明动机冲突的四种类型。

（兴　华）

第三章　心理社会因素与健康

　　学习目标

掌握：健康、心理挫折、应激、应对方式、心身障碍的定义；应激的处理方法；应激
　　　与健康的关系。
熟悉：常见的心理社会因素及其在健康与疾病中的作用。
了解：心理挫折的原因及其影响因素，能识别常见的心理防御机制；护理工作常
　　　见的应激，以及常见的心身疾病。

第一节　心理健康概述

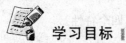

　　　　小 A 与小 B 是某医学院大一的学生，同在一个宿舍生活。入学不久，两个人
成了形影不离的好朋友。小 A 活泼开朗，小 B 性格内向、沉默寡言，小 B 逐渐觉
得自己像一只丑小鸭，而小 A 却像一位美丽的公主，心里很不是滋味，她认为小
A 处处都比自己强，把风头占尽，时常以冷眼对小 A。大学二年级，小 A 参加了
学院组织的应聘书设计大赛，并得了一等奖，小 B 得知这一消息先是痛不欲生，
而后妒火中烧，趁小 A 不在宿舍之机将小 A 的参赛作品撕成碎片，扔在小 A 的
床上。小 A 发现后，不知道怎样对待小 B，更想不通她为什么会这样对待自己？
　　　　问题：小 B 有何种心理问题？其依据是什么？

一、健康与心理健康

（一）健康的概念

　　健康对于人类的生存与发展，社会文化的更新及生活方式的改革都有着重要作
用。健康是人体的一种状态，在这种状态下人体查不出疾病，其各种生物参数都稳定
地处在正常变异范围以内，对外部环境的变化有良好的适应能力。

　　医学模式认为，"健康就是没有病"。因此有人认为主观感觉良好或检查不出疾病
就是健康，但随着社会文明程度的不断提高，人们发现对健康的认识不全面。1948

年,世界卫生组织(WHO)成立时,在宪章中明确指出"健康乃是一种在身体上、心理上和社会适应功能上的完好状态,而不仅仅是没有躯体疾病"。

知识链接

美国校园枪击案引人深思:心理问题比枪支更可怕

2007年4月16日上午,美国弗吉尼亚理工大学发生枪击案,该校韩国留学生赵承熙开枪杀死32人后,开枪自杀。这起被称为"美国历史上最严重的校园枪击案"震惊了世界。作为犯罪心理学专家,中国人民公安大学李玫瑾教授非常关注此案的进展。她认为,目前分析这起悲剧的原因时,许多人都将目光集中于或将过错归咎于美国的枪支泛滥。但是,真正需要人们引起高度重视与关注的是,如何发现人的异常心理问题。应该看到,心理问题的危害性更甚于枪支问题。因为,对于心理问题严重的人来说,即使没有枪,他也会对社会造成巨大的危害。

(资料来源:《中国青年报》,刘万永,2007年4月19日)

(二) 心理健康的标准

心理是否健康,并不像生理健康那样具有精确的、易于度量的指标。关于心理健康的标准具有相对性,诸多心理学家提出了自己的看法,其中美国心理学家马斯洛的10项标准得到了较为广泛的认可。

(1) 有充分的适应能力。

(2) 充分了解自己,并对自己的能力做恰当的估计。

(3) 生活目标能切合实际。

(4) 与现实环境能保持接触。

(5) 能保持人格的完整和谐。

(6) 有从经验中学习的能力。

(7) 能保持良好的人际关系。

(8) 适度的情绪发泄与控制。

(9) 在不违背集体意志的前提下,有限度地发挥个性。

(10) 在不违背社会规范的情况下,个人基本需求能恰当满足。

随着时代的变迁和社会文化政治经济因素的变化,人们从不同的角度对心理健康的标准提出不同的观点,给出不同的定义。一般认为,心理健康是指个人能以积极有效的心理活动、平稳正常的心理状态,对当前和发展着的社会环境保持良好的适应能力。第三届国际心理卫生大会宣言指出,"心理健康是指在身体智能及情感上与他人心理健康不相矛盾的范围内,将个人的心理发展为最佳状态"。此外,我国的心理学家还从适应能力,应激耐受力,自制力,人际交往能力、心理康复能力、自我意识水平、情绪调控能力、挫折耐受能力、社会交往能力、环境适应能力等方面阐述了心理健康的标准,其基本内容大同小异。

每个人每时每刻都面临心理健康问题,只不过有的人问题轻些,有的人问题可能一般,而有些人问题则比较严重。像一个人的身体健康一样,心理健康也会不断变化。有时好一些,有时一般,而有时则可能比较差,而比较差时就需要帮助,就像身体生病时需要医生的帮助一样。心理健康发生了问题,也需要心理医生的帮助。一些比较轻的问题往往可以从那些有经验的人那里获得帮助。身体健康可以通过科学方法来维护,心理健康也同样可以通过科学的方法来维护。

二、心理社会因素与健康

随着医学心理学研究方法的改进,关于心理社会因素与健康的关系方面取得了前所未有的成就。根据我国在 1982—1983 年的流行病学调查数据显示,心脏病、脑血管病和肿瘤三者致死人数占死亡总数的 67.59%,同时在所列与死因有关的四个因素中,生物学因素仅占三分之一左右,而一半以上因素与环境、生活行为方式有关,充分说明心理社会因素在疾病与健康转化过程中的重要意义。

目前把影响人类健康和疾病的心理、社会和文化等方面诸多因素均归于心理社会因素的范畴,为了清楚描述起见,现分别就心理因素和社会因素加以阐述。

(一) 心理因素

所谓心理因素是指影响人类健康的认知、情绪、人格特征、价值观念以及行为方式等。其中,个体的认知、情感及人格特征与遗传有密切的关系,保持相对稳定性,并且决定其待人处事的行为模式,同时对健康与疾病的发生有着决定性的意义,心理学称之为内在的心理品质。而个体的应对方式和生活方式与后天获得性有关,故称之为外在的心理品质。研究认为,心理因素赋予个体某些疾病倾向,如果在某些特定社会文化环境作用下,则可能表现出心理障碍和躯体疾病。

1. 人格特征

每个人都有其独特的、稳定的个体心理特质,这即是人格特征。它是由遗传和环境共同决定的。个体的人格特征使其对某种生活事件会作出固定的反应,因此,个体的人格特征和健康是密切相关的。如性情内向拘谨的人可能处世谨小慎微,有较好的卫生习惯,其传染病的发病机会便降低了;而性情外向爽朗的人,人际关系较好,抑郁症的发病机会减少了。

具有某些人格特征尤其是消极人格的人相对会呈现低的健康水平。1974 年,Meyer Friedman 和 Ray Rosenman 首先提出 A 型性格。这种类型的人性格急躁,缺乏耐性,具有强烈的竞争和挑战意识,敌意性非常强。后期的研究显示,A 型性格的人容易患冠心病。

2. 情绪、情感

人类的情绪、情感变化影响着内脏器官的活动,也就意味着人的心理活动会对机体产生影响。积极、愉快的情绪、情感可以提高机体的活力,使呼吸、脉搏、血压等人体各种机能处于良好的平衡状态,增进身体的健康。而消极的情绪、情感会降低人的免疫力,进而促进疾病的发生。俄国生理学和心理学家巴甫洛夫曾说过:"一切顽固的忧愁和焦虑,足以给疾病大开方便之门。"研究显示,情绪的异常往往也是心理问题或某些精神疾病的先兆。

知识链接

事故倾向个性

调查显示：外科常见的车祸发生率，与心理社会因素有一定的关系，车祸肇事者的心理特点多显示轻率、任性、不愿受约束、有强制性等"事故倾向个性"。同时心理社会刺激与车祸的发生也关系密切。214名因车祸受伤的司机中，伤前有较多人受到心理社会刺激，97例车祸致死的司机中，20%在事故前6小时内有急性情绪障碍，例如与家人吵架等。

3. 心理冲突

心理冲突是当人们面对难以抉择的处境时产生的矛盾心理状态。心理冲突往往又形成心理压力。适当的心理冲突和心理压力可以激发人的创造力，成为工作、学习、生活的动力，但剧烈而持久的心理冲突无疑会损害人的身心健康。在工业发达国家，有65%~81%的人承受着不同程度的压力，医学问题60%~80%都与压力有关。

（二）社会因素

社会因素是指与人类健康有关的社会环境中的各种事件，包括社会政治、经济、文化、工作生活状况、医疗条件等，个体接触社会各个方面越多，其面对的社会因素也越多。角度不同，社会因素的分类也不同，我们通常将社会因素分为六类。

1. 经济因素

社会经济的发展可明显改善人们的生活水平及生活质量，促进人们的健康水平的提高。经济的发展在维护人群健康的同时又成为人群健康的根本保证。反之，社会经济也依赖于人们的健康水平。但经济的发展也会带来一些新的社会问题，诸如环境的污染和破坏、不良生活方式、负性事件的增多等又对人的健康产生着潜在的危害。

2. 社会关系

人是生活在各种社会关系结合而成的社会群体中的，包括家庭、朋友、工作单位等。人在这个社会关系网络中关系的和睦、协调是健康的基础。例如融洽的人际关系除了可以获得情感上的支持，同时也是获得社会支持的基础。家庭结构、功能及关系对每个家庭成员的健康都是有影响的。

3. 教育

教育是一种文化传播手段，但从健康的角度看，教育水平的高低将直接影响人的健康生活的能力和生活方式。早期良好的家庭教育会使个体的潜能得到激发，使之今后更倾向于选择健康的生活方式，也能更好地利用健康服务。美国（1992）做过关于45~60岁白种人教育水平与疾病谱之间的关系调查，发现受教育不足8年的人，其全部死因的死亡率都比受过大学教育及以上者高（见表3-1）。

表 3-1 美国 45～60 岁白种人死因别死亡率与受教育的关系　　　（单位：人）

死　　因	不足 8 年	初　中	高　中	大学及以上
全死因	115	106	97	77
结核	184	119	80	21
肿瘤	109	112	94	83
糖尿病	103	80	124	71
脑血管病	117	102	90	92
动脉硬化性心脏病	101	101	107	81
流感与肺炎	163	106	76	63
意外死亡	145	116	92	64

4. 风俗习惯

风俗包括民族习俗和地区习俗,是历代相传形成的风尚和习俗。有些风俗习惯是对健康有益的,如我国回族是严禁饮酒的,认为酒是万恶之源,香烟虽不禁绝,但一般不吸。可也有些风俗习惯有损于健康,例如我国某些地区的人喜吃腌制的咸菜,而导致食道癌的高发。

5. 宗教

宗教伦理及教义是以观念意识注入人的思想,影响人的心理过程及行为。宗教对人类的健康有双面性的影响。宗教在某种程度上可以推动医学的发展,并且能给人以精神寄托,从而可以缓解精神压力,这对健康是有利的。但有时,因为过于相信宗教的力量而忽略现代医学的治疗技术也会影响治疗结果。

6. 亚文化

亚文化是指某一文化群体或次级群体独特的价值观、生活观,并非全社会性的思想文化。先进的、文明的亚文化可以促进人类的健康,但一些落后、腐朽的亚文化则会严重影响人的身心健康,例如吸毒曾成为青少年的一种时尚亚文化,却残害了多少花季少男少女!

三、心理健康教育

(一)心理健康教育的含义

心理健康教育,简而言之,指提高心理健康水平的教育。心理健康教育是从提高人群的心理健康水平出发,通过有关心理健康经验的传递而确立的一种人际交往系统。

心理健康教育的人际交往系统,同其他教育一样,都是由教育者、学习者和所要传递的有关心理健康的经验,这样三元素组成的统一体。在心理健康教育系统中施教的教师,一般称为辅导员、咨询员与心理医生;受教的学生则可称为求访者或心理疾病病人。这些说法,目前仅是我们针对这一领域中的混乱观点而提出的一家之言,尚未得到人们的广泛认可。

（二）心理健康教育的实施途径

究竟如何实施心理健康教育，目前尚无公认的模式。我们认为，从心理障碍以致心理疾病的防治出发，心理健康教育的途径，可以有以下三条渠道。

（1）心理辅导：主要传递预防心理障碍或心理疾病所需的知识、技能及技术。

（2）心理咨询：传递治疗心理障碍或心理疾病所必需的知识、技能及技术。

（3）心理治疗：用各种心理学方法及技术，消除心理病人的各种心理疾病。

第二节 挫折与心理防御机制

一、挫折

（一）挫折概念

心理学理论认为挫折是指个体从事有目的的活动过程中，遇到障碍或干扰，致使个人动机不能实现，个人需要不能满足时的情绪状态。

人的行为总是从一定的动机出发达到一定的目标。如果在通向目标的道路上遇到了阻碍，那么就会产生以下三种情况。

（1）改变行为，绕过阻碍，达到目标。

（2）如果障碍不可逾越，可以改变目标，从而改变行为的方向。

（3）在障碍面前无路可走，不能达到目标。正是在这种情况下人们才会产生挫折感。

由此可见，挫折又可指人们在通向目标的道路上遇到障碍而又不能克服时所产生的紧张状态或情绪反应。

（二）影响人们对挫折忍受力的因素

1. 个体生活经历

一帆风顺的人比经历坎坷的人对挫折的忍受力弱。心理学家认为：在儿童期挫折不能太少，也不能太多。太少，日后的生活中将不知如何应付挫折；太多，则会影响其人格发展，容易形成自卑、怯懦等人格特点。

2. 躯体状况

有躯体疾病和缺陷的人较常人对挫折的忍受力弱。

3. 认知评价

同样的挫折，由于人们的判断不同，挫折感受也就不同。

从心理健康的角度来看，培养和增强个体对挫折的忍受力，将有助于个体适应环境，提高人的心理素质，促使心理健康。

二、挫折的心理防御机制

心理防防御机制是指个体面临挫折或冲突的紧张情境时，在其内部心理活动中具

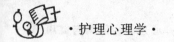

有的自觉或不自觉地解脱烦恼,减轻内心不安,以恢复心理平衡与稳定的一种适应性倾向。心理防御机制种类很多,常见的有以下五大类、十六种。

(一)逃避性防御机制

这是一种消极性的防卫,以逃避性和消极性的方法去减轻自己遇到挫折或冲突时感受到的痛苦。这就像掩耳盗铃,当做听不见一样。这类防御机制有以下四种形式。

1. 压抑

压抑是各种防御机制中最基本的方法。当一个人的某种观念、情感或冲动不能被自我接受时,就被潜抑到无意识中去,使个体不再产生焦虑、痛苦,这是一种不自觉的主动遗忘和抑制。压抑作用,表面上看起来我们已把事情忘记了,而事实上它仍然在我们的潜意识中,在某些时候还会影响我们的行为,以致在日常生活中,我们可能做出一些连自己都不明白的事情。例如,在日常生活中,有时我们做梦、不小心说溜了嘴或偶然有失态的行为表现,都是这种压抑的结果。

2. 否定

否定是一种比较原始而简单的防御机制,指有意或无意地拒绝承认那些不愉快的现实以保护自我的心理防御机制。"否定"与"压抑"极为相似。唯"否定"不是有目的地忘却,而是把不愉快的事情加以"否定"。如有的人听到亲人突然死亡的消息,短期内否定有此事以减免突如其来的精神打击。其他如"掩耳盗铃",也是否认作用的表现。不过在无能为力的情况时,否定仍不失为有效的适应方式。

3. 退回

当人受到挫折无法应付时,即放弃已经学会的成熟态度和行为模式,使用以往较幼稚的方式来满足自己的欲望,这叫退回。例如,已养成良好生活习惯的儿童,因母亲生了弟妹或家中突遭变故,而表现出尿床、吸吮拇指、好哭、极端依赖等婴幼儿时期的行为,来引起家人对自己的关心。

4. 潜抑

在生活中,某些事情的发生,往往会触发我们的一些感受,通常我们会作出自然与直接的表达,但在特别的情况下,我们的反应会不寻常,基于各种原因,很可能无意识地已将真正的感受做压抑。例如:张经理是个汽车爱好者,惜车如命,一天早上,当他赶往公司参加会议时,不幸发生了交通意外,他的车子被尾随的货车碰撞了一下。当时张经理只是下车随便望望被撞毁的车尾部分,然后便冷静地与对方交换通信电话及车牌后,马上开车驶往公司开会,张经理一反常态的表现,只是因为他采用了潜抑防卫机制。

(二)自骗性防御机制

此类防卫机制含有自欺欺人的成分,也是一种消极性的行为反应。

1. 反向

自认为不符合社会道德规范的内心欲望或冲动会引起自我和超我的抵制,表现出来会被社会惩罚或引起内心焦虑,故朝相反的方向释放导致反向形成。换言之,使用反向者,其所表现的外在行为,与其内在的动机是成反比的。在性质上,反向行为也是一种压抑过程。如我国"此地无银三百两"的故事是反向的表现。

反向行为,如使用适当,可帮助人们;如过度使用,则会不断压抑自己心中的欲望或动机,且以相反的行为表现出来,很多精神病病人,就是因此种防御机制被过度使用而致病的。

2. 合理化

个体遭受挫折时用有利于自己的理由来为自己辩解,将面临的窘境加以文饰,以隐瞒自己的真实动机,从而为自己进行解脱的一种心理防御机制,换句话说,"合理化"就是制造"合理"的理由来解释并遮掩自我的伤害。事实上,在人生的不同遭遇中,除了面对错误外,当我们遇到无法接受的挫折时,短暂地采用这种方法以减除内心的痛苦,避免心灵的崩溃,无可厚非,如吃不到葡萄就说葡萄是酸的。

3. 仪式与抵消

无论人有意或无意犯错,都会感到不安,尤其是当事情牵连他人,令他人无辜受伤害和损失时,的确会很内疚,倘若我们用象征式的事情和行动来尝试抵消已经发生的不愉快事件,以减轻心理上的罪恶感,这种方式,称为仪式与抵消。例如,一位在外忙碌而未照顾家人的丈夫,送钻戒给妻子来消除心中的不安,并且以这个行动来证明自己是个尽责的丈夫。

4. 隔离

所谓"隔离"是把部分事实从意识境界中加以隔离,不让自己意识到,以免引起精神上的不愉快。最常被隔离的是与事实相关的个人感觉部分,因为,此种感觉易引起焦虑与不安。如人死了,不说"死掉"而用"去世"、"长眠"、"归天"等词语,个体在感觉上就不会因死的感觉而产生悲伤的感觉。

5. 理想化

在理想化过程中,当事人往往对某些人或某些事与物做了过高的评价。这种高估的态度,很容易将事实的真相扭曲和美化,以致脱离了现实。例如,某家长在别人面前,总是说他的孩子天文地理无所不晓,引得周围邻居很羡慕,可找到他的孩子一问,发现孩子并不如所说的那么优秀。

6. 分裂

有些人在生活中的行为表现,时常出现矛盾与不协调的情况,且有时在同一时期,在不同的环境或生活范畴,会有十分相反的行为出现。在心理分析中,我们可以说他们是将意识割裂为二,在采用分裂防御机制。例如,黄某在家里人面前是一位难得的慈父,品德情操高尚,但是,在外面,总是干一些违法的事,也无道义可言。

(三)攻击性防御机制

当人心里不愉快,又不能向对象直接发泄时,便会利用转移作用,向其他对象以直接或间接的攻击方式发泄,或把自己的不是转嫁到别人身上,并判断他人的对错。

1. 转移

转移是指原先对某些对象的情感、欲望或态度,因某种原因(如不合社会规范或具有危险性或不为自我意识所允许等)无法向其对象直接表现,而把它转移到一个较安全、能为大家所接受的对象身上,以减轻自己心理上的焦虑。例如,自己在单位被领导批评了,心里不好受,回到家里,看见儿子在玩游戏机,过去打儿子一巴掌,儿子莫名其妙受了气,内心难受,刚好看见小猫在地上睡觉,上去就踩了一脚。小猫醒后,张起爪子在沙发上乱抓。

2. 投射

精神分析学者认为投射是个体自我对抗超我时,为减除内心罪恶感所使用的一种防御方式。所谓"投射"是指把自己的性格、态度、动机或欲望,"投射"到别人身上。例如,有些人贪污了很多钱,内心害怕被抓,于是总说别人在贪污。

(四)代替性防御机制

代替性防卫机制是用另一样事物去代替自己的缺陷,以减轻缺陷带来的痛苦。这种代替物有时是一种幻想,因为现实上得不到实体的满足,便以幻想在想象世界中得到满足,有时用另一种物件去补偿他因缺陷而受到的挫折。

1. 幻想

当人无法处理现实生活中的困难,或是无法忍受一些情绪的困扰时,让自己暂时离开现实,在幻想的世界中得到内心的平静或达到在现实生活中无法经历的满足,称为幻想。例如,画饼充饥。

2. 补偿

当个体因本身心理或生理上的缺陷而使目的不能达成时,改以其他方式来弥补这些缺陷,以减轻其焦虑,建立自尊心,称为补偿。例如,一个婚姻失败的人,整日酗酒而无法自拔。

(五)建设性防御机制

建设性防御机制在防御机制中属较好的一类,是向好的方面去做补偿,是属于建设性的,它可分为认同和升华两种类型。

1. 认同

在人生中,每个人都有一些重要的事情需要去完成,而其中主要的一项是完成"认同"的历程。"认同"意指个体对比自己地位或成就高的人的认同,以消除个体在现实生活中因无法获得成功或满足时,而产生的挫折所带来的焦虑。例如,一个自幼失明的人,被某医院治疗痊愈后,不断向人夸耀他是一个能看见世界的人。

2. 升华

"升华"一词是弗洛伊德最早使用的,他认为将一些本能的行动如饥饿、性欲或攻击的内驱力转移到一些自己或社会所接纳的范围时,就是升华。例如:有打人冲动的人,借练习拳击或摔跤等方式来满足;喜欢骂人的人,以成为评论家来满足自己。上述例子都是一种升华作用。升华是一种很有建设性的心理作用,也是维护心理健康的必需品,如果没有它将一些本能冲动或生活挫折中的不满、怨愤转化为有益世人的行动,这世界将有许多不幸的人。

第三节 心理应激与应对

2008 年 5 月 12 日 14 时 28 分 04 秒,四川汶川、北川发生 8 级强震,大地颤抖,山河移位,满目疮痍,生离死别⋯⋯这是新中国成立以来破坏性最强、波及范围最大的一次地震。此次地震重创约 50 万平方公里的中国大地。造成大量人员伤亡,房屋被毁,灾难给灾区人们带来的心灵创伤无法估量。

问题:地震灾难对汶川、北川人民的心身健康有哪些影响?

一、应激的概念

加拿大生理学家 Selye(1936)首先提出"应激"这一概念。"应激"一词源自英文 stress,意为"紧迫、逆境反应、紧张、压力、应力"。Selye 认为,所谓应激是指动物在外界和内在环境中,一些具有损伤性的生物、物理、化学以及特种心理上的强烈刺激作用于机体后,随即产生的一系列非特异性全身性反应,或非特异性反应的总和。

二、应激过程

应激过程包括应激源输入、应激中介、应激反应、应激后果四个过程。应激过程模式图如图 3-1 所示。

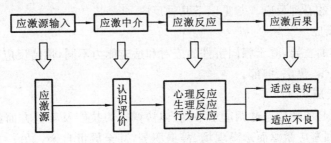

图 3-1 心理应激过程模式图

(一)应激源

应激源是指能引发应激反应的刺激或环境要求。生活中有大量的应激源,但只有能引起人们紧张感的客观刺激或外界动力的被视为应激源。应激源主要来自以下三个方面。

1. 外部物质环境

外部物质环境包括人为的和自然的两类因素。属于自然环境因素的有寒冷、酷热等。属于人为因素的有大气、水、食物及射线、噪声等。

2. 个体的内环境

内环境的许多问题常来自于外环境,如感觉剥夺、营养缺乏、刺激过量等。机体内

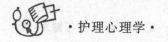

部各种必要物质的产生和平衡失调,如酶和血液成分的改变,既可以是应激源,也可以是应激反应的一部分。

3. 心理社会环境

大量事实说明,心理社会因素可以引起全身性适应综合征,具有应激性。尤其亲人的离丧常常是更加引人注意的应激源,因为在悲伤过程中往往产生明显躯体症状。

(二)应激的中介机制

1. 认知评价过程

应激中介是个体从自我的角度对应激源进行认知和评价的过程,即认知评价,它是心理应激的中间环节,也是其重要环节。对同一个应激源可因个体对其认知评价不同而出现很大的差异。

认知评价过程分为两个方面:初级评价和次级评价。初级评价是个体在某一事件发生时立即通过认知活动判断其是否与自己有利害关系。如果个体在初级评价中感到刺激与自己没有利害关系,则不发生应激反应。一旦得知与自己有利害关系,个体立即会对事件是否可以改变即对个人的能力作出估计,这就是次级评价。如果评价个体有能力应对,则应激反应程度低,如果评价为个体没有能力控制,则应激反应强烈。

2. 认知评价的影响因素

由于认知评价是认知加工过程,个体的认知及应对能力不同,会对同一应激源作出不同评价。影响认知评价的因素有很多,主要来自几个方面:应激源、社会环境、生活经历及自我调节机制。

(三)应激反应

应激反应是机体对应激源作出的生理反应和心理反应,是随着生物进化而产生的一种保护应激的心理反应。常见以下几种反应。

1. 情绪反应

由于个体的差异,对于相同事件的应对和适应能力不同,情绪反应也不同,常见的情绪反应有恐惧、焦虑、抑郁。

2. 行为反应

当应激引起的唤醒超过调适水平,躯体协调行为技能及其他方面都会受到损害,更有甚者,为回避应激源而逃离现场、辞退职务,甚至厌世自杀。另一方面,机体为缓冲应激对个体自身的影响,摆脱心身紧张状态而采取应对行为策略,以顺应环境的变化。常见的行为反应有逃避与回避、退化与依赖、敌对与攻击、无助与自怜、物质滥用等。

3. 生理反应

应激的生理反应以及最终影响心身健康的中介机制涉及神经系统、内分泌系统和免疫系统。

(1)心理-神经中介机制。心理-神经中介机制主要通过交感神经-肾上腺髓质轴进行调节,当机体处在应激状态时,应激信息进入大脑,经认知评价后由下丘脑进行处理。交感神经-肾上腺髓质轴被激活,释放大量儿茶酚胺,引起肾上腺素和去甲肾上腺素的大量分泌,导致中枢兴奋性增高,从而导致心理、躯体及内脏功能改变,导致非特异系统功能增高,而与之对应的营养功能则降低。

(2)心理-神经-内分泌中介机制。通过下丘脑-腺垂体-靶腺轴进行调节。当应激源作用强烈或持久时,冲动传递到下丘脑引起促肾上腺皮质激素释放因子分泌,经过垂体门脉系统作用于腺垂体,促进腺垂体释放促肾上腺皮质激素特别是糖皮质激素增多,从而抑制分解蛋白质和脂肪,升高血糖,增加游离脂肪酸,为机体应对应激提供必要的能量。

(3)心理-神经-免疫中介机制。一般认为短暂而不太强烈的应激不影响或略增强免疫功能,但是,长期较强烈的应激会损害下丘脑,造成皮质激素分泌过多,使内环境严重紊乱从而导致免疫器官及免疫细胞、免疫功能抑制,可降低淋巴细胞的数量和作用,导致机体缺乏对感染和疾病的抵抗力。

总之,通过神经系统、内分泌系统、免疫系统的中介,心理应激因素引起生理反应,并由此诱发身体器官的病理变化而导致心身疾病。应激反应生理变化如图 3-2 所示。

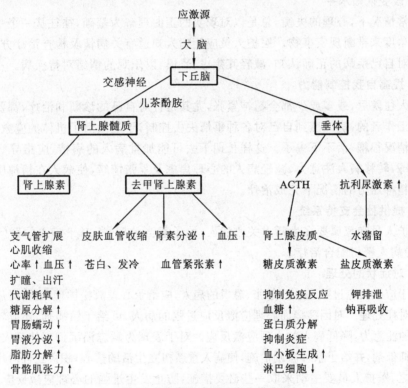

图 3-2　应激反应生理变化模式图

4. 应激的结果

应激的结果可以是适应良好,也可以是适应不良。适度的应激能促进人的神经系统的发展,躯体的健康及人格的成熟。长期的超强度的应激则使人心理难以适应,甚至导致心身疾病、心理问题或心理疾病。

三、心理应激与护理工作

任何疾病都是一种应激源,都可能引起病人的心理状态或行为的改变。病人住院

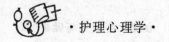

后,生活环境及个人角色的改变(从正常人转变为病人),又给病人增添了新的应激因素,可能诱发新的疾病,使病情变得更加复杂,增加治疗的难度。因此,对病人不仅要重视治疗,重视护理,亦要关注病人的心理应激反应。

(一)病人心理应激反应表现机制

病人产生应激反应,在一定程度上能够激发机体的免疫力,也能够引起病人对疾病的重视,有助于病人积极配合诊断和治疗,但是病人应激反应过强,易发生心理失衡。一方面产生焦虑、恐惧、烦躁不安等不良情绪甚至不配合诊疗和治疗,另一方面,通过影响神经、内分泌、免疫系统,使病人生理或病理改变,降低免疫能力,加重病情。

(二)病人心理应激反应的处理

帮助病人将心理应激反应调到适宜状态,是医护工作者应该做的工作。医护工作者可从以下几个方面对病人提供帮助。

1. 改变认知水平

通常情况下,心理的失衡,总是以对现实的歪曲理解为基础,往往从一个片面的或极端的角度来推断现实事物。医护人员应让病人知道有关病情及检查治疗方案,使病人形成对自己疾病的正确认知,减轻其焦虑、恐惧,以乐观的情绪对待疾病。

2. 提高自我控制能力

病人住院后,或多或少都会精神紧张,尤其是针对自己的诊断和治疗,都要听医生和护理工作者的,病人感到自己对各种事情失去控制,于是激活了机体的应激反应,觉得自己情况很糟,活不下去了。这样长期下去可能加重病人的病情,应指导病人进行放松训练,转移病人注意力、减轻病人的心理焦虑及紧张情绪,使病人在精神压力不大或没有精神压力的情况下完成治疗。

3. 提供社会支持系统

医护人员和家属要在生活上关心病人,给予适当的照顾,对于病人的疑问要耐心解释,使病人密切配合治疗。

4. 对症状的处理

对于应激反应过强、焦虑、紧张、恐惧的病人,应给予心理放松护理,必要时用镇定镇痛剂等对症处理。对因疼痛而心理应激反应过强的病人,可给予镇痛剂,还应转移病人对疼痛的注意力,降低病人的心理应激反应。对于表现为意志消沉抑郁的病人,应给予适量抗抑郁剂,并给予精神激励措施,使病人重新树立生活的信心,积极配合治疗。

总之,医护人员要主动采取一些必要措施,防止发生过强的心理应激反应,对病人产生不利的影响。

第四节　心身疾病

一、心身疾病的概述

(一)心身疾病的概念

心身疾病或称心理生理疾病是指心理社会因素在疾病的发生、发展和转归中起重要作用的躯体器质性疾病和躯体功能性障碍,例如原发性高血压、消化性溃疡。从定义上看,心身疾病的病因中,心理社会因素起重要作用,有人称之为主导作用,或主要原因。心身疾病有广义和狭义两种含义。广义的心身疾病泛指心理社会因素在疾病的发生、发展和转归中起重要作用的躯体器质性疾病和功能性障碍。而狭义的心身疾病是指心理社会因素在疾病的发生、发展中起重要作用的躯体器质性疾病。曾有人将心身关系分为三类。

1. 心身反应

心身反应是指机体在应激状态下出现的一系列短暂反应,如心率加快、血压上升、呼吸急促、骨骼肌张力增强或减弱等。当应激消除后,上述反应也随之消失。心身反应是机体在应激状态下有效对抗各种刺激的防御机制。

2. 心身障碍

心身障碍是指心理应激持久而剧烈时,机体难以适应,出现的一系列自主神经功能、内分泌紊乱,机体内环境平衡失调,出现临床症状,却无显著的躯体器质性改变,如睡眠障碍。

3. 心身疾病

心身障碍进一步发展或合并其他致病因素,当机体的病理改变具有器质性病变时,便称之心身疾病。由于此种分类在理论上容易理解,可实践操作中却难以明确界定。世界卫生组织在《国际疾病分类》第十版中建议用 disorder 取代 disease。

医学界已日益重视心身疾病对人类健康构成的严重威胁。目前,门诊与住院病人中大约有三分之一的心身疾病病人,人群的心身疾病的患病率达 10%～60%。内科病人中心身疾病的比例更高,徐俊冕(1993)调查结果表明,内分泌科达 75.4%,心血管内科 60.3%,呼吸内科达 55.6%,普通内科达 30.8%。

知识链接

心身疾病

"心身"这个术语最早见于德国哲学家和精神病学家海因洛茨发表的一篇文章中,之后他和德雷铂又使用了"心身医学"这一术语。自弗洛伊德的精神分析学说开始被引入心身疾病的研究后,弗洛伊德认为,心理冲突在疾病的发生、发展中起重要的作用,当这种冲突变成被压抑的精神活动来源时,就会通过躯体途径释放,从而会导致"心身疾病"的发生。

随着医学科学技术的不断发展,医学模式正逐渐由"生物医学模式"向"生物-心理-社会医学模式"转变。人们逐渐认识到精神与躯体是一个统一体,心理因素与人们熟悉的细菌、病毒等生物因素一样,在许多疾病的发生、发展和转归中起着重要的作用。

(二) 心身疾病的特点

(1) 有明确的病理生理过程,以躯体症状为主。

（2）个体的某种个性特征是疾病发生的易患素质。

（3）心理社会应激事件及情绪与疾病的发生、发展有关。

（4）在生物或躯体因素作为某些心身疾病的发病基础之上，心理社会因素构成"扳机"效应。

（5）心身疾病通常多发生于自主神经支配的系统或器官。

（6）心身综合性治疗比单用生物治疗效果好。

二、心身疾病的分类

美国心身疾病专家亚历山大最早提出经典的七种心身疾病是原发性高血压、消化性溃疡、甲状腺功能亢进症、支气管哮喘、溃疡性结肠炎、类风湿性关节炎及神经性皮炎，并且认为与特定的心理冲突有关。但随着对心身疾病相关研究的深入和心身疾病概念的无限扩展，以及现代医学模式和多因素发病理论的广泛认可，凡是在疾病发生、发展、治疗、康复各环节受到心理社会因素影响者，均属于心身疾病的范畴。因此，世界各国对心身疾病的分类方法虽不尽相同，但目前比较公认的心身疾病按器官系统分类如下。

（1）呼吸系统的心身疾病，如支气管哮喘、过度换气综合征、神经性咳嗽等。

（2）心血管系统的心身疾病，如原发性高血压、冠状动脉粥样硬化性心脏病、阵发性心动过速、偏头痛、原发性低血压、心律不齐、雷诺病等。

（3）消化系统的心身疾病，如消化性溃疡、溃疡性结肠炎、肠道易激惹综合征、神经性呕吐、神经性厌食等。

（4）内分泌系统的心身疾病，如甲状腺功能亢进症、糖尿病、肥胖症、更年期综合征、低血糖等。

（5）泌尿生殖系统的心身疾病，如经前紧张综合征、功能性子宫出血、性功能障碍、慢性前列腺炎、遗尿症、早泄等。

（6）皮肤系统的心身疾病，如神经性皮炎、银屑病、斑秃、多汗症、湿疹、慢性荨麻疹等。

（7）肌肉骨骼系统的心身疾病，如类风湿性关节炎、腰背痛、痉挛性斜颈、颈肩综合征等。

（8）神经系统的心身疾病，如睡眠障碍、抽动症、自主神经功能失调、血管神经性头痛等。

（9）妇科心身疾病，如痛经、月经紊乱、功能性不孕症等。

（10）外科心身疾病，如术后神经症、器官移植综合征、整形术后综合征、肠粘连症等。

（11）儿科心身疾病，如夜惊、口吃等。

（12）眼科心身疾病，如原发性青光眼、眼睑痉挛、弱视等。

（13）耳鼻喉科心身疾病，如咽部异物感等。

知识链接

心身疾病家庭

一家人一天到晚都非常讲道理,每个人都处处为他人着想,真的"相敬如宾",自己有伤痛都自己消化,从来不把自己的痛苦带给他人。也许按照社会的标准来讲,这正是我们理想的家庭,但你们知道我们把这样的家庭叫什么?我们把这样的家庭叫"心身疾病的家庭",这种家庭的成员很容易患各种心身疾病,如肿瘤、高血压、冠心病、消化性溃疡等。

三、常见心身疾病

(一)原发性高血压

原发性高血压是以慢性动脉血压升高为特征的临床综合征,是最早被确认的一种心身疾病,近年来其发病率呈现上升趋势,此病因致残率、致死率极高,国际上称之为"无敌杀手"。目前普遍认为其发生与心理社会因素关系密切。

1. 心理社会因素与原发性高血压

(1)社会环境因素。流行病学调查及动物实验结果均证实应激性生活事件、精神紧张、生活方式、社会环境的改变都可引起高血压。第二次世界大战期间,围困在列宁格勒三年之久的人,高血压患病率由战前的 4% 上升到战后的 64%。据报道,长期警觉、高标准、严要求的职业从业人员高血压的患病率都较正常人群高,这说明社会环境因素与高血压的发病是有关的。

(2)情绪因素。焦虑、愤怒、恐惧和敌对情绪都可引起血压的升高,实验结果表明:长期压抑愤怒的情绪也可明显导致血压的升高。

(3)不良行为因素。大量流行病学调查研究证明,高血压的发病率与高钠饮食、肥胖、超重、大量吸烟、酗酒、缺少运动等行为因素有关。进一步研究说明,这些不良行为因素又直接或间接受心理及环境的影响。

(4)人格特征。多数研究发现高血压的发病与病人的性格特征有关。Bunber 认为焦虑反应和矛盾的压抑是高血压病人的主要心理因素,也是其主要的人格特征。

2. 原发性高血压病人的心理反应

高血压是一个慢性疾病,起病隐匿,病程长,早期病人常表现为紧张、焦虑、敏感、易怒。之后又因为对疾病认识不足、早期代偿期症状轻,而忽视疾病。当处于失代偿期,症状再次出现时,病人又会再度紧张。

3. 原发性高血压病人的心理护理

(1)缓解心理应激。护理工作者要善于运用沟通技巧,评估病人的心理状态,制定有效的护理措施,使病人学会随遇而安,有效应对生活事件,缓解心理应激,减轻心理压力。

(2)运用心理治疗的方法。在生物治疗的基础上,我们运用运动疗法、松弛疗法及生物反馈疗法都可有效地降低心搏次数,减少血压波动,降低收缩压和舒张压。尤其对Ⅰ期高血压与临界高血压病人,运用生物反馈疗法可以取得非常好的疗效。

(3) 指导自我护理。原发性高血压病程漫长,病人需要一个健康的心理状态及家庭、社会支持的环境进行自我护理。因此,应使病人对该病有正确的认知,并做好与疾病做长期斗争的心理准备。在日常生活中,教会病人调控情绪,合理安排工作和休息,以利于稳定血压。

(二) 冠心病

冠心病是心血管系统的常见病、多发病、高发病,也是常见的心身疾病之一,现已成为成年人死亡的第一大原因。大量研究提示在冠心病的发生、发展过程中,心理社会因素起着重要作用,同时,冠心病病人在患病后也会有明显的心理反应。

1. 心理社会因素与冠心病

(1) 个性心理特征。20世纪50年代,美国两位心脏病专家Fried-man和Rosen-man提出A型行为与冠心病的发生有关。A型行为的人具有时间紧迫感、竞争精神,争强好胜,雄心勃勃而又急躁易怒及敌对倾向等特征。相反,不争强好胜,容易满足,具有耐心、谦虚、随遇而安的心理特征即是B型行为。

(2) 社会环境因素。当今世界经济飞速发展,竞争的激烈使工作和生活压力增大,必然使个体情绪紧张,心理压力增大,造成了社会生活与个体生物节律性的失衡,这种失衡构成了心血管疾病尤其是冠心病的发病前提。国内外学者的回顾性调查显示,心肌梗死病人在发病前6个月至1年,生活事件明显增多。

(3) 行为因素。除A型行为是冠心病发病的危险因素外,吸烟、过食、肥胖、缺乏运动及对社会的适应不良也同样构成了冠心病的发病因素。这些行为往往在特定的社会环境和心理环境条件下形成,并进一步通过机体的病理生理作用促进冠心病的发生。

知识链接

C型人格特征与恶性肿瘤

临床研究发现,人格特征与癌症的发生发展有一定的关系。许多资料表明,具有C型人格的个体患病率较高,且患癌症的人数较多,C型人格往往表现为内向、乖僻、小心翼翼、情绪不稳、多愁善感、易冲动,常常过分要求自己,具有克制压抑的人格特点。李跃川等人研究指出,C型行为者食道癌发生的相对危险度(OR值)为3.09,高出正常人3倍以上。高北陵(1989)对245例癌症病人进行艾森克个性测定,认为癌症病人多情绪不稳,易产生焦虑、紧张、抑郁情绪,且情绪一旦被激发后就很难平复下来。

(资料来源:《临床心身疾病杂志》,姚如真,2006年3月12卷1期)

2. 冠心病病人的心理反应

（1）焦虑。焦虑的出现发生于病人因胸痛、胸闷被诊断为冠心病后，焦虑的程度取决于病人对疾病的认知。倾向于悲观归因思维模式的病人充满对预期死亡的焦虑，甚至继发抑郁。冠心病的危险度会随着焦虑水平提高而增加，猝死型冠心病与焦虑水平是成正相关的。

（2）抑郁。大量的研究表明重性抑郁与冠心病的患病率及死亡率有关，冠心病病人抑郁症的患病率是普通人群的 3～4 倍，为 17%～22%，对已经发生急性心肌梗死病人的研究证实，心肌梗死病人 6 个月内死亡的独立危险因素仍然是重性抑郁。故抑郁发作可作为病人死亡的一个明显预兆。

3. 冠心病病人的心理护理

（1）指导正确认知。帮助病人对冠心病的形成原因、诱发因素及用药常识形成正确的认识，通过正确的认知，改善病人的情绪反应，达到良好的治疗效果。

（2）实施行为矫正。护理工作者应评估病人的行为方式是否属于 A 型行为，并分析其心理根源，与病人共同探讨训练计划，采用综合性的方法：松弛训练、改变期望，人际交往训练等各种方法长期、逐步的改变，从而矫正病人的行为方式。

（3）积极调整心态。开导病人以平和的心态对待竞争，学会随遇而安，凡事不必追求完美，调整心态，减轻心理压力。

（三）消化性溃疡

消化性溃疡是胃、十二指肠发生的慢性溃疡，也是典型的与心理社会因素有关的心身疾病，其发病因素在遗传、不规律饮食、某些药物副作用，幽门螺旋杆菌感染及心理社会因素的不良作用下，通过心身交互引起溃疡的发生。

1. 心理社会因素与消化性溃疡

（1）心理应激。实验研究结果发现，动物的胃液分泌会因抑郁、失望、退缩而被抑制。第二次世界大战期间，德国和日本集中营的幸存者中，消化性溃疡的发生率明显上升。常见的心理应激如家庭环境变故（父母离异、配偶及亲属丧亡）；工作、学习压力过大；严重的自然灾害、战争动乱等。上述生活事件均会对病人构成持久的心理应激，从而导致溃疡病的发生。

（2）人格特征。Dunbar 曾提出溃疡病病人有明显的压抑个性特质，表现为犹豫内向，苟求井井有条，行为被动、顺从、依赖，不愿表达自己的敌对情绪，缺乏创造性。

2. 消化性溃疡病人的心理反应

（1）焦虑。病人由于上腹痛症状而往往表现出紧张、焦虑的情绪，尤其病情较重的病人因担心引发严重并发症而惶恐不安，情绪不稳定。

（2）抑郁。溃疡的病程漫长，疾病反复发作，给家庭、经济造成不同程度的负担，病人自觉痛苦和拖累家人，常常会出现自责、抑郁等情绪。

（3）恐惧。病人在出现剧烈腹痛时，精神极度紧张、恐惧，担心急性穿孔和消化道大出血及溃疡的恶变。而过度的紧张、恐惧会引起胃部收缩增强或痉挛，胃酸分泌增多，形成恶性循环，加重溃疡的程度。

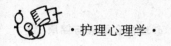

3. 消化性溃疡病人的心理护理

（1）指导正确认知，消除不良情绪。病人因缺乏对疾病的正确认知，即容易出现焦虑、抑郁、恐惧等情绪。因此，护理工作者应通过通俗易懂的语言解释所患疾病的病因、特点、治疗手段，从而消除病人的不良情绪，建立良好的心理状态，战胜疾病。

（2）提供心理支持。护理工作者应耐心倾听病人内心的压力与烦恼，教会病人运用自控技术调节负性情绪，有效应对生活事件，避免不良情绪对机体的损害。

（3）协调人际关系。要帮助病人协调好护患关系、病人之间的关系及病人与亲属之间的关系协调，有利于病人在温馨和谐的人际氛围中尽快康复。

（4）防止疾病复发。指导病人出院后保持平和的心态，合理安排生活，避免精神紧张，遵医嘱按时、按量服用药物。介绍疾病防治的相关知识，有效防止溃疡的穿孔、出血及癌变等并发症的发生。

（四）糖尿病

糖尿病是由于胰岛素分泌缺陷或对胰岛素抵抗为特征的代谢性疾病。目前认为糖尿病的发生既有生物学因素也有心理社会因素。生物学因素如遗传、肥胖、"节约"基因，免疫机制异常等。心理社会因素诸如都市化生活方式、各种心理应激、心理冲突及环境影响等。

1. 糖尿病与心理社会因素

（1）情绪状态与应激。研究发现情绪应激状态下，所有病人均可显示出糖尿病的某些症状，但非糖尿病病人在应激解除后可恢复正常，糖尿病病人却不能。而且焦虑、紧张、犹豫、苦闷等情绪应激都与血糖水平有关。说明情绪应激可影响糖代谢紊乱。

（2）生活事件。Rohe调查糖尿病的发生同各种生活挫折有关，生活单位越大，糖尿病病人的病情相对也越重。美国黑人死于糖尿病数量的比白种人高出一倍多。

（3）人格因素。回顾性调查显示，糖尿病病人大多性格不成熟，优柔寡断、拘谨、抑郁、自卑、神经质、有攻击倾向。

2. 糖尿病病人的心理反应

（1）负性情绪。糖尿病属于终身性疾病，病人一经确诊，就会表现出各种悲观、愤怒、抑郁与失望的负性情绪，对生活失去信心，情绪低落，精神高度紧张。

（2）怀疑、拒绝。糖尿病病人的饮食要求及生活方式的改变会让病人拒绝饮食治疗，甚至拒绝胰岛素的使用，上述心理反应均会影响正常的治疗计划的实施，而加重病人的病情。

（3）厌世。随着病程迁延，多器官、多系统的并发症的出现，病人对未来生活失去信心，适应生活的能力下降，开始自暴自弃，甚至导致自杀行为。

3. 糖尿病病人的心理护理

（1）糖尿病病人及其家庭的健康教育。开展对糖尿病病人及其家属的健康宣教，让他们了解糖尿病的基本知识，血糖的检测，胰岛素的正确使用方法。

（2）改变生活方式。饮食治疗是糖尿病病人的基础治疗手段，要求病人严格执行医嘱,按食谱进食,通过一些行为治疗方法提高病人的依从性。

（3）心身自护,调整不良情绪。教会病人调整不良情绪,学会心身自护,建立长期与疾病作斗争的信心。

小 结

　　健康不仅仅是没有疾病或虚弱,而是包括身体、心理和社会方面的完好状态。因此对个体健康的影响因素除了肯定的生物因素之外,还有人格、情绪情感、心理冲突等心理因素以及诸如经济、文化等社会因素。而且心理因素与社会因素在疾病与健康的转化中是相互依赖、相互影响的。心理健康教育从提高人群的心理健康水平出发,可以心理辅导、心理咨询与心理治疗三条渠道开展。挫折是指个体在从事有目的的活动过程中,遇到障碍或干扰,致使个人动机不能实现,个人需要不能满足时的情绪状态。从心理健康的角度来看,培养和增强个体对挫折的忍受力,将有助于个体适应环境。面对挫折,人们会自觉或不自觉地运用心理防御来解脱烦恼,减轻内心不安,以恢复心理平衡与稳定。心理应激是有机体在某种环境刺激作用下由于客观要求和应付能力不平衡所产生的一种适应环境的紧张反应状态。如果刺激超出了人所能承受的适应能力,就会引起机体心理、生理平衡的失调即紧张反应状态的出现。心理应激的产生可提高人的警戒水平,应付各种环境变化的挑战。而时间的应激状态则会损害人的心身健康。一般而言,由于青年处于生命的旺盛时期和心理的可塑阶段,经过科学的教育和心理疏导,多可使心理应激发挥对健康的积极作用。对老弱妇孺则应通过关爱和帮助,尽可能使心理应激对健康的消极作用降到最低。心身疾病是指心理社会因素在疾病的发生、发展和转归中起重要作用的躯体器质性疾病和躯体功能性障碍。临床护理工作者应在掌握心身疾病的概念、特点的基础之上,进一步理解常见的心身疾病,如原发性高血压、冠心病、消化性溃疡、糖尿病的心理社会因素影响因素,从而更好地做好病人的心理护理,促进身体的康复。

能力检测

一、填空题

1. 心身疾病的发生、发展和转归与_____、_____有关。

2. 冠心病与_____行为有关。

二、简答题

1. 试述对心理健康的看法及其判断标准。

2. 进入社区调查分析影响人民健康的心理社会因素。

3. 在今后的临床工作中,你认为如何做才能更加有利于病人的心理康复?

4. 简述心身疾病的概念,并描述其特点。

5. 通过社区,调查当地心身疾病的种类及特点。

6. 请分组调查糖尿病病人患病后的心理反应,并作出心理护理计划。

7. 作为一名主管护理工作者,应如何处理癌症病人确诊后出现的心理应激?

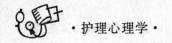
三、试判断下列心理防御机制的形式

（1）一学生在学校挨老师批评，回到家中恶语伤害父母。

（2）当医生告知病人身患重病时，病人马上回答："不可能，是你们弄错了。"

（3）一大学生失恋后埋头苦读，毕业时考研成功，失恋的痛苦随之消失。

（刘端海）

第四章 心理评估

学习目标 ....

掌握：心理评估及心理测验的概念及标准化心理测验的特征。
熟悉：心理评估常用的方法，能运用临床常用的评定量表进行心理测验并作出
　　　评价。
了解：心理测验的种类、应用原则及常用方法。

第一节　心理评估概述

一、心理评估的概念

（一）定义

心理评估是依据心理学的理论和方法对人的心理品质及水平所做的鉴定。所谓心理品质，包括心理过程和人格特征等内容，如情绪状态、记忆、智力、性格等。

在医学心理学中有时会用到"心理诊断"这一概念。"诊断"一词是医学常用的一个术语，目的是要对病人的病情作出性质和程度上的判定。心理诊断则是要对有心理问题或心理障碍的人作出心理方面的判定和鉴别。显然，心理评估与心理诊断的概念在某些方面是一致的，不过心理评估的范畴比心理诊断更广。

（二）作用

心理评估在医学心理学中的作用是非常重要的。医学心理学的一个大的领域是临床心理学，临床心理学的两个基本任务是临床心理评估和心理治疗与咨询。显然评估是治疗和咨询的重要前提和依据，同时心理评估还可对治疗和咨询的效果作出判定。

在其他领域（如护理心理学、心身疾病的研究、健康心理学等方面），心理评估的作用也是很大的。无论是心身疾病还是由生物学因素引起的躯体疾病，病人在患病前及发病过程中都会存在不同程度的心理问题或心理障碍。对这些问题的了解和把握对于做好心理护理工作是至关重要的，也是预防和治疗心身疾病的一个重要方面。维持和促进正常人群的心理健康也需要心理评估的帮助。首先，了解不同个体的心理特征可借助于心理评估的方法，这样才能有的放矢地对不同人进行心理卫生方面的指导。

其次,对于一些不健康行为的研究和评估以及对个体心理方面的影响也需借助心理评估的方法,这对于改变一些人的不健康行为,促进他们保持自身的心理健康有很大作用。

在临床各科中,心理评估还配合疾病的诊疗。如在精神科,判定病人的病态心理问题常需要借助于心理评估的方法;在神经科,利用一些神经心理学的评估方法对于判定神经系统心理方面的功能障碍有特殊意义;而在儿科,鉴别儿童发育有无障碍、行为有无异常以及智力是否有缺陷也常常需借助于心理评估的方法。

心理评估方法是医学心理学中重要的科研手段。心理评估中所采用的数量化的手段(心理测验与评定量表等)符合科学研究中统计学方法的要求,目前许多研究报告都采用了心理测验和评定量表的方法。

二、心理评估者应具备的条件

心理评估是一项严肃的工作,心理评估的使用者必须具备一定的条件,达到一定的标准。对心理评估者的要求包括专业知识和心理素质两个基本方面。此外,心理评估者还应当具备丰富的社会阅历、人文知识以及大量的临床经验。

(一)专业知识

临床心理评估者首先要具备心理学知识、心理评估和心理测量等方面的专业知识并受过有关技术的专业培训。心理评估者还应当具备精神病学知识,能够及时鉴别正常和异常的心理现象。心理测验能够帮助心理学家和其他专业人员客观准确地判断被评估者的心理特征和行为特点,但使用不当也可能造成严重后果,因此,各国对心理测验实施者的要求都相当严格。西方国家对心理测验的质量、心理测验使用者的资格都有严格的审查标准,我国也制定了相应的规定和道德规范,以保证心理测验的严肃性和有效性。

(二)心理素质

1. 观察能力

心理评估是根据被评估者的外在行为表现来推断其心理品质的。因此,对被评估者的观察是心理评估的基础。心理评估的各种方法都要求评估者有良好的观察能力。在与被评估者进行交往的过程中,评估者不仅要认真倾听被评估者的言语反应,获得言语信息,而且要注意观察被评估者的非言语信息。因为在人际沟通中,非言语方式所传达的信息量大大多于言语方式。非言语信息传达方式包括面部表情、目光接触、肢体动作、语音、语调、语速等许多方面。因此评估时除了要善于捕捉被评估者面部表情的细微变化外,被评估者的躯体姿势、语音、语调等非语言信息也不可忽视。这就是强调评估者观察能力的原因。

2. 智力水平

心理评估者应当有较高的智力水平。心理评估的过程是一种高智力活动,要求评估者有较高的观察、分析、推理、判断、综合等能力,这些能力是高智力水平的人才具备的。心理评估还经常涉及对被评估者智力水平、人格特征、认知能力等方面的判断,评估者有较高的智力水平才能够胜任这样的工作。如果评估者的智力水平有限,对智力水平较高的被评估者进行准确评估就非常困难了。

3. 自我认识能力

心理评估需要评估者根据被评估者的外部行为表现推断其内部心理活动。这个过程中有许多评估者主观推断的成分，因而，评估者的主观因素对心理评估结果可能产生显著的影响。为保证心理评估结果的准确性和有效性，必须尽量减少评估者主观因素对评估结果的影响。因此，评估者应当对自身有比较客观、明确的认识，清楚了解自己的价值取向、道德标准、宗教信仰、情绪状态、兴趣爱好等因素。只有正确认识自己，才有可能客观地认识和评价他人，在对被评估者进行评估时做到客观而准确。

4. 人际沟通能力

心理评估主要是依靠评估者和被评估者的人际交往完成的。与被评估者建立良好的协作关系是心理评估顺利进行的前提条件。如果评估者缺乏沟通能力，就可能在评估中遗漏重要信息，影响心理评估的结果。由于在心理评估过程中评估者承担着主导作用，因此良好人际关系的建立主要与评估者的人际沟通能力和技巧有关。良好的沟通能力与个体的人格有一定关系，但更重要的是评估者对待被评估者的态度以及沟通技巧的训练和实际经验的积累。评估者面对被评估者的基本态度应当是平等、尊重、诚恳、热情的，要站在被评估者的角度去体会、理解和分享被评估者的情感体验，使被评估者感到被理解和接纳。被评估者感到安全、舒适时才会敞开心扉，畅所欲言。评估者的态度其实也是一种人际沟通技巧。此外，评估者还可以学习各种言语和非言语的沟通技巧，以便有效进行沟通。例如，耐心倾听被评估者的述说、给予适当的言语反馈、应用开放式问题引导被评估者陈述或通过面部表情或肢体语言表达对被评估者的关注、鼓励、接纳、肯定等。评估者应在日常生活中自觉锻炼自己的人际沟通能力以便更好地完成心理评估任务。

三、心理评估的程序及方法

(一)基本程序

心理评估的目的不同，其一般程序也有所区别，但都是根据评估的目的收集资料、对资料和信息进行加工处理，最后作出判断的过程。以临床心理评估为例，它与医学诊断的过程十分相似，包括以下方面。

(1)确定评估目的。如为鉴定被评估者的智力、人格特征或是作出有无心理障碍的判定等。

(2)详细了解被评估者的当前心理问题，包括问题的起因和发展、可能的影响因素、被评估者早年的生活经历、家庭背景以及当前的适应、人际关系等。在这一过程中，主要应用心理评估的调查法、观察法和会谈法。

(3)对一些特殊问题、重点问题进行深入了解和评估。除进一步应用上述方法外，还主要借助于心理测验法。

(4)将前面所收集资料进行分析、处理。要写出评估报告、结论并对当事人及有关人员进行解释，以确定下一步问题处理的目标。

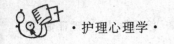

（二）常用方法

1. 调查法

调查法是通过晤谈、访问、座谈或问卷等方式获得资料，并加以分析研究，了解被评估者心理特征的一种研究方法。调查法包括现状调查和历史调查两个方面。现状调查主要围绕与当前问题有关的内容进行。历史调查主要包括档案、文献资料和向了解被评估者过去的人调查等。调查对象包括被评估者本人及其周围的知情人（如同学、老师、亲友、兄弟姐妹等）。调查方式除一般询问外，还可采用调查表或问卷的形式进行。调查法的优点是可以结合纵向与横向两个方面的内容，广泛而全面，实施方便，基本不受时间和空间的制约，可在短时间内获得大量的资料。不足之处是调查常常是间接性的评估，材料的真实性容易受被调查者主观因素的影响，可能导致调查结果不真实。

2. 观察法

观察法是按照研究目的对被评估者的外部行为表现进行有计划、有系统的观察，对所观察的事实加以记录和客观的解释，从中发现心理现象产生和发展规律的方法。如通过观察学生在课堂上的表现就可以了解学生注意的稳定性和情绪状态等。观察法可分为自然观察法与控制观察法两种形式。前者是指在自然情境中（如家庭、学校、幼儿园或工作环境），被评估者的行为不受观察者干扰，按照其本来方式和目标进行所得到的观察。后者是指在经过预先设置的情境中所进行的观察。观察法的优点是材料比较真实和客观，在被评估者未察觉的情况下进行评估，不易受外界干扰，这对儿童的心理评估以及对一些精神障碍者的评估，观察法显得尤为重要。不足之处是观察法得到的只是外显行为，对于内隐的认知、态度、情感等过程难以了解。并且外显行为可能是多因素作用的结果，经常带有偶然性，所以观察结果不易重复。此外，观察结果的有效性还取决于观察者的洞察能力、分析综合能力等。

3. 会谈法

会谈法也称"交谈法"或"晤谈法"。其基本形式是一种面对面的语言交流，也是心理评估中最常用的一种基本方法。会谈的形式包括自由式会谈和结构式会谈两种。自由式会谈是开放式的，气氛比较轻松，没有固定的程序和问题，被评估者较少受到约束，可以自由地表现自己。评估者可以根据评估目的和实际情况灵活提问，且容易获得较真实的资料。自由式会谈不足之处是花费时间较长，有时容易偏离主题，得到的资料不易整理分析。结构式会谈是根据特定目的预先设定好一定的结构和程序进行谈话。谈话内容有所限定，效率较高。评估者可以根据统一的方法处理被评估者的问题，资料便于统计分析。但是在结构式会谈中需要完全按照事先确定的程序进行交谈，缺乏灵活性，会谈气氛比较死板，容易形成简单问答的局面，收集资料有局限性。

会谈是一种互动的过程，在会谈中评估者起着主导和决定的作用。因此，评估者掌握和正确使用会谈技术是十分重要的。会谈技术包括言语沟通和非言语沟通（如表情、姿态等）两个方面。在言语沟通中包含了听与说。听有时比说更重要，耐心地倾听被评估者的表述，抓住问题的每一细节，综合性的分析和判断能力是对评估者的基本要求。在非言语沟通中，可以通过微笑、点头、注视、身体前倾等表情和姿势表达对被评估者的接受、肯定、关注、鼓励等,促进被评估者的合作,启发和引导被评估者将问题引向深入。

4.作品分析法

所谓"作品"是指被评估者所写的日记、书信,画的图画,制作的工艺品等,也包括生活和劳动过程中所做的事和生产的其他物品。这些作品反映了被评估者的心理特征、心理发展水平、行为模式及当时的心理状态等方面的内容。通过分析这些作品可以有效地评估其心理水平和状态,对被评估者的心理进行有效的评估。

5.心理测验法

在心理评估中,心理测验占有十分重要的地位。我们了解一个人的方式有很多,如交谈、观察等,但是这些都无法取代心理测验的作用。因为测验可以对心理现象的某些特定方面进行系统评定,如个体的智力、态度、性格、情绪等,并且测验一般采用标准化、数量化的原则,所得到的结果可以参照常模进行比较,避免了一些主观因素的影响。心理测验的应用范围很广,种类也十分繁多。在医学领域内所涉及的心理测验内容主要包括器质性疾病和机能性疾病的诊断及与心理学有关的各方面问题,如智力、人格、特殊能力、症状评定等。目前人们对心理测验的应用与解释尚有许多分歧意见,对此我们应辩证地认识,不可滥用和夸大测验的作用,而应在一定范围内结合其他资料正确发挥测验适当而有效的作用。

第二节 心理测验

一、心理测验的原理

我们去医院看病,常要对一些生理指标(如血压、血细胞数、尿蛋白含量等)进行测量,以判定是否健康。人的心理现象也可以通过测量来鉴别是否健康。所谓心理测量,就是依据心理学的原则和技术,用数量化手段对心理现象或行为加以确定和测定。心理测验是一种心理测量的工具。但人们往往将这两个概念混用,这并不影响对测验实质的理解。为了使测量结果便于比较和数量化分析,心理测验主要采用量表的形式进行。量表是由一些经过精心选择的、一般能较正确而可靠地反映人的某些心理特点的问题或操作任务所组成的。测验时让受试对测量内容作出回答或反应,然后根据一定标准计算得分,从而得出结论。

二、心理测验的分类

根据不同的划分标准,可以把心理测验分成不同种类。这里介绍根据心理测验功能、测量方法、测验材料的性质和测验组织方式进行的分类。

(一)根据测验功能分类

1.智力测验

智力测验主要为了测量个体的智力水平。临床上智力测验主要应用于儿童智力发育水平的鉴定以及作为脑器质性损害及退行性病变的参考指标,此外也作为特殊教

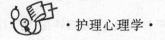

育或职业选择时的咨询参考。常用的工具有比奈-西蒙智力量表、韦克斯勒成人和儿童智力量表等。

2. 人格测验

人格测验常用的量表有:明尼苏达多相人格调查表(MMPI)、洛夏墨迹测验、艾森克人格问卷(EPQ)、卡特尔16项人格测验(16PF)等。这些测验目前在临床上多用于某些心理障碍病人的诊断和病情预后的参考,也有用于科研和心理咨询对人格的评价等。

3. 特殊能力测验

这类测验偏重测量个人的特殊潜在能力,如音乐、绘画、机械、记忆以及写作等特殊能力的测验,多为升学、职业指导以及一些特殊工种人员的筛选所用,这类测验在临床上应用得较少。

4. 神经心理测验

神经心理测验是在现代心理测验的基础上发展起来的。它用于评估人的脑功能特征,包括感觉、知觉、记忆、语言、情感等,既可用于正常人的评估,也可用于脑损伤病人的评估。在临床诊断、治疗康复、疗效评估及能力鉴定方面有广泛用途。临床上较常用的神经心理测验有两类:一类是成套测验;另一类是单项测验。成套神经心理测验由多个分测验组成,以 HR 神经心理学成套测验为代表。单项神经心理测验可以重点测量某项心理功能,用于测查病人有无神经学问题,并可初步判断病人的心理问题是器质性的还是功能性的。

（二）根据测验方法分类

1. 问卷测验

问卷测验多采用结构式问题的方式,让受试以"是"或"否"或在有限的几种选择上作出回答。这种方法的结果评分容易,易于统一处理。一些人格测验如 MMPI、EPQ 等多采用问卷的形式。

2. 操作测验

操作测验形式是非文字的,让受试进行实际操作。多用于测量感知觉和运动等操作能力。对于婴幼儿和受文化教育因素限制的受试,心理测验主要采用这种形式。

3. 投射测验

投射测验材料无严谨的结构,如一些意义不明的图像、一片模糊的墨迹或一句不完整的句子。要求被评估者根据自己的理解和感受随意作出回答,借以诱导出内在的经验、情绪或内心冲突。投射法多用于测量人格,如洛夏墨迹测验、主题统觉测验等,也用于异常思维的发现,如自由联想测验、填词测验等。

（三）根据测验材料性质分类

1. 文字测验

文字测验所用的是文字材料,它以言语来提出刺激,受试用言语作出反应。此类测验实施方便,团体测验多采用此种方式编制,还有一些有肢体残疾而无言语困难的病人只能进行文字测验。其缺点是容易受受试文化程度的影响,因而对不同教育背景下的人使用时,其有效性可能会不同。

2. 非文字测验

非文字测验由非文字材料组成,如图片、工具、模型等。要求受试进行操作。优点是不受语言文化影响,但比较费时,不宜团体施测。

(四)根据测验的组织方式分类

1. 个别测验

个别测验指每次测验过程中是以一对一的形式来进行的,即一次测试一个受试。这是临床上最常用的心理测验形式,如韦克斯勒智力量表。其优点在于主试对受试的言语、情绪状态等可以进行仔细的观察,并且有充分的机会与受试合作,所以其结果正确可靠。缺点是比较费时,不能在短时间内收集到大量的资料。

2. 团体测验

团体测验指每个主试同时对较多的受试实施测验。心理测验史上有名的陆军甲种和乙种测验、教育上的成就测验都是团体测验。这类测验的优点在于节省时间,主试不必接受严格的专业训练即可担任。其缺点为主试对受试的行为不能做切实的控制,所得结果不及个别测验正确可靠。

团体测验材料也可以用于个别施测,如 MMPI、EPQ、16PF 等。但个别测验材料不能以团体方式进行,除非将实施方法和材料加以改变,使之适合团体测验。

知识链接

影响测验准确性的因素

影响测验准确性的因素有以下方面。

(1)施测条件。

(2)主试,如主试的动机、人格、期望、态度等。

(3)受试,如应试动机、练习效应、测验焦虑、反应定势等。

三、应用原则

尽管心理测验有其他方法不可替代的优越性,但这些优越之处能否得到充分发挥,还依赖于测验的使用者是否可以正确使用。因此,对于心理测验的使用要有严格的控制。为了确保心理测验结果的可靠,在进行心理测验时必须遵循以下原则。

(一)标准化原则

因为心理测验是一种数量化手段,因此,必须把标准化原则贯彻始终。标准化原则是指测验的编制、实施、记分和测验分数解释具有一致性。标准化也是提高测验信度与效度的有效保证。因为心理测验的信度考虑的是无关因素对心理测验结果的影响,测验的标准化可以最大程度地减少这种影响。心理测验的效度是受信度制约的。测验的标准化对保证信度和效度有重要意义。

标准化就要求使用者在应用心理测验的过程中要做到以下几点。

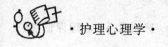

1. 标准化工具

标准化工具即选择公认的标准化心理测验,这样才能保证测验具有较高的信度与效度。

2. 标准化指导语

指导语也是测验情境之一,不同的指导语会直接影响受试回答问题的态度和方式。因此,在标准化的心理测验中要使用统一的指导语。对受试的指导语应当简洁、清晰,礼貌地告诉受试如何对测验题目作出反应。有时指导语要求主试进行适当的演示,并观察受试的反应。

3. 标准化施测方法

要严格根据测验指导手册规定实施测验。这包括标准时限和固定的测验顺序。某些心理测验是不限时的,例如人格测验,但智力测验、特殊能力测验等对测验的时间多有明确要求。有多个分测验的测验,对测验顺序往往有固定的要求。使用时要严格遵守,不可随意更换测验的顺序。

4. 固定施测条件

标准心理测验的指导手册中,对测验环境都有严格要求,应用心理测验时必须完全遵守手册中的要求。如果测验中出现任何意外的影响因素,主试都应当详细记录,在解释测验结果时也必须考虑这些意外因素的影响。

5. 标准记分方法

记分时,要完全按照测验使用手册的要求和标准答案,有时可以使用机器记分以减少主观因素的影响。

6. 代表性常模

常模是解释测验分数的标准。常模是否可靠决定了是否可以从测验中得到正确的结论。

（二）保密原则

这也是心理测验的一条道德标准。保密涉及两个方面:一是测验工具的保密,二是测验结果的保密。关于测验的内容、答案及记分方法只有做此项工作的有关人员才能掌握,决不允许随意扩散,更不允许在出版物上公开发表,否则心理测验就失去了应有的效果,当然也就没有使用价值了。为保证测验结果的真实性,主试必须对测验内容严格保密。保密原则的另一个方面是对受试测验结果的保护,这涉及个人的隐私权。有关工作人员应尊重受试的利益,以免对受试产生不良影响。

（三）客观性原则

心理测验的结果只是测出来的东西,所以对结果作出评价时要遵循客观性原则。换言之就是"实事求是",对结果的解释要符合受试的实际情况。任何测验都不可能准确无误地测量出个体的真实面貌,测量结果和真实情况之间总会存在一定的误差。心理测验结果反映的是受试在测验的特定环境下此次操作的情况,并不一定是受试在日常生活中的典型行为。人们在自然环境中的行为特征可能与测验中的表现不完全相同。许多因素都可能影响受试对测验的反应。因此,尽管测验结果有一定的预测性,然而不能依据一次测验结果来下定论。还需要收集受试的一般背景资料、既往史和目前的症状与表现,参考受试的生活经历、家庭、社会环境等因素,必要时借助于开放的访谈技术对受试的心理特征进行评估,与测验结果相互印证,以作出准确、全面的判断。如两个智力测验的结果智商一样,一个受试是山区农民,结合他所受教育程度和社会生活条件,可考虑他的智力基本上是正常的;而另一个是某大学教授,测量时严格按标准化原则进行,结合其他表现则考虑到该人的大脑有退行性改变的可能。

此外,还要注意,不要以一两次心理测验的结果来下定论。尤其是对于年龄小的儿童作出智力发育障碍的诊断,更要注意这一点。总之,在下结论时不要草率从事,评价应结合受试的生活经历、家庭、社会环境以及通过会谈、观察获得的其他资料全面考虑。

知识链接

人类测量实验室

英国生物学家高尔顿是第一个直接推动心理测量运动的学者。他深受进化论的影响,认为人的能力是可以遗传的。

其为了调查和研究,高尔顿于1884年在伦敦的国际博览会上建立了人类测量实验室,测量身高、体重、视听觉的敏锐度、肌肉力量和反应时等感觉、运动能力。博览会后,该实验室迁移他处,持续了6年,积攒了测量的近万人的材料,为对人的个体差异研究积累了大量资料。在高尔顿的实验室中,他还发明了许多测量仪器,有些至今仍然使用。高尔顿的另外一个非常重要的贡献是发展了分析个体差异材料的统计方法,使一些没有受过数学训练的人也能将测验结果数量化。后来他的学生进一步发展了这项工作。

四、标准化心理测验的基本要素

(一)取样

心理测验是衡量某一心理品质的标尺,这个标尺产生于样本。人们的心理活动千差万别,所以取样时,必须照顾取样的代表性。根据样本结果来使测验标准化,这个样本便是测验的标准化样本。在选择测验时,除了了解所取样本的代表性外,还要注意这一样本与受试的情况是否相应。一般来说,要考虑样本的年龄范围、性别、地区、民族、教育程度、职业等基本特征。如果是临床量表,还应有疾病诊断、病程及治疗等背景。受试的情况在这些方面与样本相应,所测结果与样本才有可比性。在实际工作中,不是所有时候都有一个很适合的工具供使用,不得已时也会使用不太相应的量表。这时,在解释中须加以说明,并持谨慎态度,否则容易产生错误。

(二)常模

常模是一种可供比较的普通形式。通常有如下几种。

1. 均数

均数是常模的一种普通形式。某一受试所测成绩(粗分,或称原始分)与标准化样

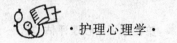

本的平均数相比较,确定其成绩的高低。

2. 标准分

均数所说明的问题还是有限的,只看均数,不注意分布情况,所得受试的信息非常有限。如用标准分作常模,便可提供更多的信息。标准分能说明受试的测验成绩在标准化样本的成绩分布图上居何位置。标准分(Z)=受试成绩(X)与样本均数(x)之差$(X-x)$除以样本成绩标准差(SD)。简化成 $Z=(X-x)/\text{SD}$。这样一来,不仅说明受试的成绩与样本比较在其上或其下,而且还说明相差几个标准差。

许多量表采用这种常模或由此衍化出来的常模。例如:在韦氏量表中,离差智商$=100+15(X-x)/\text{SD}$便是这一种。离差智商与标准分常模的不同之处在于:一是标准分均数为 0,而离差智商均数为 100,即 $Z=X$ 在标准分时为 0,在离差智商时为 100;二是标准分的 SD 值随样本而定,而离差智商中,令标准差为 15。

3. T分

T分常模是标准分衍化出来的另一种常用常模,MMPI便采用此种常模。它与离差智商的不同之处在于,所设的均数值及标准差不同。T分计算的公式为:

$$\text{T分}=50+10(X-x)/\text{SD}$$

4. 由标准分衍化而来的其他形式的常模

标准 20 和标准 10 即是属于这一类,都是改变均数及标准差值而得。其计算公式如下:

$$\text{标准}20=10+3(X-x)/\text{SD}$$
$$\text{标准}10=5+1.5(X-x)/\text{SD}$$

在韦氏量表中,有粗分、量表分以及离差智商诸量数。其中量表分的计算方法即属此处的标准 20 计算法。

5. 百分位

百分位是另一类常用常模,比标准分应用得早,且更通用。它的优点是不需要统计学的要领便可理解。习惯上将成绩差的排列在下,好的在上,计算出样本分数的各百分位范围,将受试的成绩与常模相比较。如相当百分位 50(P50),说明此受试的成绩相当标准化样本的第 50 位,即样本中有 50%的人数,其成绩在此受试之下(其中最好的至多和他一样),另外 50%人数的成绩比他的好。如在百分位 25(P25),说明样本中 25%人数的成绩在此受试之下(或至多和他一样),另有 75%人数的成绩比他的好,以此类推。

6. 划界分

划界分是在筛选测验中常用的常模。如教育上用 100 分制时,以 60 分为及格分,此即划界分。而入学考试时的划界分因考生成绩和录取人数而异。在临床神经心理测验中,将正常人与脑病病人的测验成绩比较,设立划界分,用这个分数划分有无脑损害。如果某测验对检查某种脑损害很敏感,就说明设立的划界分很有效。病人被划入假阴性的人数就很少甚至没有,正常人被划为假阳性的也很少或没有。如果不敏感,则假阳性或假阴性的机会均会增加。

7. 比率(或商数)

这一类常模也较常用。例如,在离差智商计算方法之前,便使用比率智商。其计

算方法 $IQ=MA/CA\times100$，是将 MA（智力年龄）与 CA（实际年龄）相等的设作 100，以使 IQ 成整数。

以上是通用常模形式，此外还有各种性质的常模。如年龄常模（按年龄分组建立的）、性别、区域和各种疾病诊断的常模。从可比性看，常模越特异越有效；从适应性讲，则以通用常模使用方便。例如，以智力测验为例，全国常模运用的范围广，而区域常模应用的地区则有限，但后者比前者更精确，有的常模虽系区域性，但因该区域有代表性，也可用于相似地区。

（三）信度

心理测验的信度是指同一受试在不同时间用同一测验（或用另一套相等的测验）重复测验，所得结果的一致性程度。信度用系数来表示。一般说，系数越大，说明一致性高，测得的分数可靠；反之则相反。信度的高低与测验性质有关。通常，能力测验的信度（要求 0.80 以上）高，人格测验的信度（要求 0.70 以上）低。凡标准化的测验手册，都需要说明本测验用各种方法所测得的信度。测验信度通常有如下方法。

（1）重测信度。同一组受试在两次不同时间做同一套测验所得结果的相关性检验。

（2）正副本相关。有的测验同时编制了平行的正副本，将同一组受试的两套测验结果进行相关性检验。

（3）分半信度。将一套测验的各项目（要求按难度为序）按奇、偶数号分成两半，对所测结果进行相关性检验。

其他尚有因素信度、测量标准误等，此处从略。

（四）效度

所谓效度即有效性，指此测验是否测查到所要测查的内容，测查到何种程度等。如一个智力测验，若测验结果所表明的确实是受试的智力，而且量准了智力水平，那么这一智力测验的效度好，反之则不好。效度检查，也同信度检查一样，有多种方法，并有各种名称，如内容效度、预测效度、因素效度、内部效度等。美国心理协会在《心理测验和诊断技术介绍》（简称《APA》（1954））及《教育和心理测验的标准与手册》（1966）中将它们分为三类，即校标效度、内容效度和结构效度三类，以后广泛沿用。

（1）校标效度。校标效度即将测验结果与某一标准行为进行相关检查。如智力测验与学习成绩，诊断测验与临床诊断进行相关检查等均属之。

（2）内容效度。内容效度指测验反映所测量内容的程度。如算术成就测验应反映受试运算能力的程度。测验与之相关的标准，是老师的评定，日常生活或工作中所表现的能力等。

（3）结构效度。结构效度反映编制此测验所依据理论的程度。如编制一个智力测验，必定依据有关智力的理论。该测验所反映此智力的程度，可用结构效度来检验。

（五）方法的标准化

施测方法、记分方法、标准结果的换算法等都要按一定的规定进行，方符合标准测验的条件。

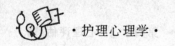

第三节 常用的心理测验

一、智力测验

（一）智力的概念和智力单位

"智力"一词虽然应用广泛，但因不同的心理学家对智力的认识有很大出入，到目前尚无一个公认的标准定义，所以智力测验的编制在结构方面也不相同。目前许多人认为智力是一种潜在的、非单一的能力，它是一种知觉、分析和理解信息的复杂的混合体。智力与人的先天遗传因素有关，它在发展过程中可由于环境和学习的影响而促进和延缓，它也与人的生长、发育以及成熟、衰老等生理状况关系密切。

智力单位是在智力测验中衡量智力高低的尺度。目前常用的有三种表示法，而最常用的是智商（IQ）表示法，智商有两种。

一种是年龄智商也称比率智商，年龄智商最早是在 1916 年由美国斯坦福大学的推孟教授提出来的，在比奈-西蒙量表中用得较多。比率智商的公式是 $IQ=MA/CA \times 100$，MA 为智力年龄，CA 为实际年龄。如某儿童智力测验的智力年龄为 10，而他的实际年龄为 8，那么他的 IQ 为 125。年龄智商是以一个人的年龄为参照尺度对智力进行的衡量。但是由于人的智力在成年时不会随着生理年龄而持续增长，因此，年龄智商的应用受到一定限制。

另一种是离差智商。目前各种智力测验多用离差智商来衡量智力。当个体的智力随年龄不断增长时，在同年龄组中他的智力水平是相对不变的。因此个体的智力可以不断增长，但他的离差智商却保持相对稳定。离差智商表示的是一个人在他的同龄人中的相对位置，通过计算受试偏离平均值多少个标准差来衡量，在韦克斯勒所编制的智力测验中首先使用。离差智商的公式是 $IQ=100+15(X-M)/S$，X 为某人测得的原始分数，M 为某人所在年龄组的平均分数，S 为该年龄组分数的标准差。还有一种智力单位表示法叫百分位法，它是以一个人的智力水平在团体中的位次（百分位）来表示，如一个人的成绩百分位为 50，说明他的智力水平中等，比他好的和差的人各占 50％。此外，也有用等级来对智力进行划分的。虽然粗糙些，但也简便实用。

（二）常用智力测验

1. 韦氏智力量表

韦氏智力量表包括成人（16 岁以上）、学龄儿童（6～16 岁）和学龄前期儿童（4～6岁）3 个年龄版本。最早是韦克斯勒于 1939 年编制的，以后逐步发展成为韦氏成人智力量表（WAIS）、韦氏儿童智力量表（WISC）和韦氏学前儿童智力量表（WPPSI）。韦氏智力量表采用离差智商的计算方法，是目前世界上应用最广泛的智力测验量表。我国学者龚耀先、林传鼎、张厚粲等先后对上述三个量表进行了修订。下面对中国修订的韦氏儿童智力量表（WISC-R）做简单介绍。

我国修订的韦氏儿童智力量表包括 12 个分测验，分为文字和非文字两部分。文字部分称为言语分量表，非文字部分称为操作分量表。每个分量表又含 5～6 个分测验,每个分测验集中测量一种智力能力,题目均按由易到难排列。言语分量表包括常识、领悟、算术、相似性、词汇和数字广度等一些测验,这些方面构成一个人的言语能力,根据测验结果可以得出言语智商。操作分量表包括数字符号、图画填充、积木图、图片排列、图形拼凑等分测验,通过测验结果可以得出操作智商,而两个分量表合并还可以得出总智商。除言语测验中的数字广度测验和操作测验中的迷津测验外,其他10个测验是受试非做不可的,数字广度测验和迷津测验可作为补充测验或替换测验。现将每个分测验简单介绍如下。

(1)言语测验。

① 常识测验。要求受试回答一些知识性问题,主要测验受试对日常事物的认识能力等。常识的丰富与否,可以反映受试智力的高低。

② 相似性测验。测验受试抽象概括能力,包括 17 组配成对的名词,要求受试说出两样东西间的相似性。主要测量逻辑思维能力、抽象思维能力、分析能力和概括能力等。

③ 算术测验。共 18 个测验题,测验受试心算推理能力、计算和解决问题的能力以及思想集中的能力。算术测验在智力测验中常被广泛应用,因为它和各量表的总分数均有很高的相关,对预测一个人未来的心智能力有很高的价值。

④ 词汇测验。共有 32 个词,要求受试对听到或看到的词的一般意义加以解释。主要测量词汇知识,与抽象概括能力有关,是测量一般智力因素的最佳测验。

⑤ 领悟测验。共有 17 道题,测验受试对实际知识的理解及判断能力。要求受试解释为什么某种活动是合乎需要的,在某种情景下更好的活动方式是什么等。

⑥ 数字广度测验。测验受试的注意力和短时记忆能力。要求受试顺背和倒背数字,均以成功背出的最高位数记分数,如成功背出 7 位数,便记 7 分。

(2)操作测验。

① 图画填充测验。测验受试的视觉记忆和视觉空间理解能力,共有 26 张未完成的图片,每张图片上所画的东西均缺一个重要部位,要求受试找出缺失的是什么。

② 图片排列测验。测验受试对故事情节的理解能力,共有 12 套图片,以打乱顺序的一套图片呈现给受试,要求他排列出该套图片的正确顺序,使该套图片可以讲述一个完整的故事。该测验可以测量一个人不用语言文字而能表达和评价整个情景的能力。

③ 积木图测验。测验受试对视觉-空间的分析和综合能力。将 9 块积木交给儿童,让其按主试交给的样子摆出来,共有难度渐增的 11 个样式。

④ 图形拼凑测验。测验受试处理局部和整体关系的能力。它是由不同复杂程度和难度的 4 个实物图片的碎块组成。按顺序将 4 个物件图片碎块呈现给受试,要求其组装成完整的实物图片。在临床上,主试可看出受试的知觉类型和他对尝试错误方法依赖的程度,以及对错误反应的应付方式。

⑤ 数字符号测验。要求受试根据所提供的数字符号关系在数字下面填写相应的符号。主要测验受试的注意力、简单感觉运动的持久力、建立新联系的能力和速度等。

⑥ 迷津测验。共有 9 个由简单到复杂的迷津,要儿童用铅笔正确找出出口。该测验的目的是在新的情景下测量儿童计划的能力以及一个人的谨慎和机智。

WISC-R 不仅能测量出受试的总体智力,而且能测量出其言语智商和操作智商,

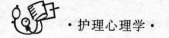

因而可以对儿童智力的不同侧面进行诊断。

2. 比奈智力量表

比奈智力量表是世界上第一个智力量表,自 1905 年发表以来,经过了多次修订,其中最著名的修订版是美国斯坦福大学推孟教授修订的斯坦福-比奈量表。我国陆志韦、吴天敏等人曾多次修订该量表,现在常用的是吴天敏教授主持修订于 1981 年发表的版本。

中国比奈智力量表适用于 2~18 岁的城市少年儿童,最佳适用年龄是 6~14 岁。在记分方面,放弃了比奈智力量表常用的比率智商,改用离差智商,平均值为 100,标准差为 16。中国比奈智力量表注重对一般能力的测查,内容包括语义解释、理解、计算、推理、比较、记忆以及空间知觉等方面的能力,共 51 题,每个年龄段 3 题,题目按从易到难排列。按照正确通过的题目数记分,根据受试的生理年龄,可以从附表中查出相应的智商值。

3. 瑞文标准推理测验(RSPM)

智力测验从方式上分类,有文字测验、非文字测验及混合测验 3 类。韦氏测验和比-西测验都属于混合测验,而瑞文标准推理测验则是纯粹的非文字智力测验。瑞文标准推理测验是英国人瑞文在 1938 年设计的一个智力量表。该测验方法使用方便,较少受受试特殊文化背景的影响。其整个测验由 60 张图案组成,由易到难分成 A、B、C、D、E 5 组,每组都有一定的主题,既可用于个别测验,也可用于团体测验。瑞文标准推理测验适用的年龄范围十分广泛,6 岁以上的任何年龄的受试都能使用它。

知识链接

美国心理学家卡特尔

心理测验史上的另外一位重要代表人物是美国心理学家卡特尔。卡特尔是冯特的学生,和高尔顿交往密切,对个体差异的研究有浓厚的兴趣。他在莱比锡大学获得博士学位的论文便是关于反应时的个体差异的。自德国返美之后,卡特尔一直积极从事心理实验室的建立和心理测验运动的传播。1890 年,卡特尔发表了《心理测验与测量》一文,首次使用了"心理测验"的概念。卡特尔将实验心理学与心理测量结合了起来,认为"心理学若不立足于实验和测量上,决不能够有自然科学的准确性"。

二、人格测验

不同学派关于人格结构的分类各有不同,并根据本学派的理论而采用不同的方法评估人格。人格测验的形式比较复杂,但大体上可以分为客观性测验和投射性测验两种。所谓客观性测验,是根据受试自己的报告作出的评定。通常采用调查表或问卷的形式进行。人格问卷通常列举一系列的问题,这些题目一般是根据某种人格理论编制,每个问题陈述一种个性、思想、情感和行为,请受试根据自己的情况作出有选择性的回答。常用的客观性测验有明尼苏达多相人格调查表、艾森克人格问卷和卡特尔

16 项人格因素问卷等。投射测验也是人格测量中的一种常用方法,它的理论假设与精神分析理论有关。常用的投射性测验有洛夏墨迹测验和主题统觉测验等。

人格测验在心理学和医学中应用广泛,对于临床诊断、心理咨询以及人员的选拔和职业咨询具有重要的意义。

(一)艾森克人格测验

1. 艾森克人格问卷

艾森克人格问卷是由英国心理学家艾森克根据其人格三个维度的理论编制而成,目前在国际上应用十分广泛。我国有成人(适用于 16 岁以上)和青少年(适用于 7～15 岁)两种形式的修订本。艾森克人格问卷中包含的三个人格维度分别为:内外倾(E)、精神质(P)和神经质(N),分别用 E、P、N 三个分量表测量,这三个基本因素构成了人格的三个维度,个体在这三个维度上的不同表现程度,构成了各自不同的人格特征。第四个分量表为效度量表(L),测量说谎或掩饰,但也代表一种人格特征,反映受试的朴实、遵从社会习俗及道德规范等特征。内外倾和情绪稳定性维度是正态分布,而精神质维度得分为极端偏态分布,绝大多数人处于稳定的一端。国外艾森克人格问卷儿童版本为 97 项,成人版本为 101 项测查项目。而我国龚耀先修订的成人和儿童版本均为 88 项测查项目,陈仲庚修订本成人有 85 项测查项目。

2. 各个分量表的意义

(1)内外倾(E)。高分表示人格外倾,可能喜好交际,渴望刺激和冒险,易冲动;低分表示人格内倾,可能喜好安静、内省,除了亲密好友外,对一般人冷淡,不喜欢刺激,喜欢有秩序的生活。

(2)神经质(N)。神经质又称情绪性,反映的是正常行为。高分可能情绪不稳定,易焦虑、担忧,常常闷闷不乐,忧心忡忡,有强烈的情绪反应,甚至出现不够理智的行为;低分则情绪稳定,情绪反应缓慢而轻微,容易恢复平静,性情温和,善于自我控制,不易焦虑。

(3)精神质(P)。精神质并非指精神病,它在所有人身上都存在,只是程度不同而已。高分可能表现为孤独,不关心他人,难以适应外部环境,不近人情,感觉迟钝,与他人关系不佳,喜欢寻衅闹事。

(4)效度量表(L)。效度量表具有测查朴实、遵从社会习俗及道德规范等特征。效度量表分高表明受试表现掩饰、隐瞒特点。该测查举例:"你曾拿过别人的东西(哪怕一针一线)吗?"

3. 填表说明

EPQ 问卷前印有答卷指导语。受试按照每个项目的陈述,根据自己的实际情况答"是"或"否",在答卷纸上选择。收卷后算出 4 个量表的原始分数,再对照常模,将原始分数换算成以 50 为平均数,10 为标准差的标准 T 分数,制成剖析图,就可以对受试的人格进行分析了。

EPQ 为自陈量表,实施方便,有时也可用作团体测验,是我国临床应用广泛的人格测验表之一。

(二)投射测验

投射测验与精神分析的理论有关。该理论认为一个人对一事物的感知、联想或反应有时是由潜意识或内心深处的矛盾冲突所决定的。投射测验是采用含糊、模棱两可的无结构刺激材料,让受试根据自己的认知和体验来解释、说明和联想,以诱导出受试的经验,使他的人格特点能"投射"到这些测验材料上,使主试得以了解受试的人格特征和心理冲突,从而将其心理活动从内心深处暴露或投射出来的一种测验。这类测验的共同特点是:测验材料无结构;测验方法是间接的,受试不知测验目的;回答自由;可以按多个变量对回答进行解释。投射测验一般只有简短的指示语,在这种情况下,受试对材料的知觉和解释就反映了他的思维特点、内在需要、焦虑冲突等人格特征。刺激材料越不具有结构,受试的反应越能代表其人格的真正面貌。投射测验有多种形式,现在最常用的是洛夏墨迹测验和主题统觉测验。但是投射测验记分困难,刺激材料的非结构性,导致难以找到客观标准的记分方法,缺乏方便有效的信度和效度标准。

1. 洛夏墨迹测验

洛夏墨迹测验技术为最流行的投射技术。这一技术是由瑞士精神病医师海曼·洛夏创造的。其最早的描述见于 1921 年。目的是为了临床诊断,对精神分裂症与其他精神病作出鉴别,也用于研究感知觉和想象能力。1940 年以后,洛夏墨迹测验才被作为人格测验在临床上得到广泛应用。

洛夏墨迹测验共有 10 张墨迹图,其中 5 张(第 1、4、5、6、7 张)为黑白的,3 张(第 8、9、10 张)为彩色的,另两张(第 2、3 张)除黑色外,还加有鲜明的红色。洛夏墨迹测验的施测分两个阶段进行,首先是自由联想阶段,主试按顺序出示每一张图片,同时问受试"这像什么?""这使你想到什么?"让受试按照自己所想象的内容做自由描述,记下受试的反应时间和说的每一句话。然后是询问阶段,询问受试其答案是根据墨迹的哪一部分反应的,以及引起反应的因素有哪些? 最后进行结果分析和评分。洛夏测验记分系统较复杂,需根据反应部位、反应决定因子和反应内容三个方面进行记分。美国人 Exner J 于 1974 年建立了洛夏墨迹测验结果综合分析系统,目前常用于正常人格和病理人格的理论及临床研究。

虽然洛夏墨迹测验结果主要反映了个人人格特征,但也可得出对临床诊断和治疗有意义的精神病理指标,主要有抑郁指数、精神分裂症指数、自杀指数、应付缺陷指数及强迫方式指数等。这些病理指数都是经验性的,但在临床上很有用。洛夏墨迹测验在临床上是一个很有价值的测验,但其记分和解释方法复杂,经验性成分多。主试需要经长期训练和具备丰富的经验,具备广泛的人格理论,心理、病理的知识和经验才能逐渐正确掌握。

2. 主题统觉测验

主题统觉测验(thematic apperception test,TAT)是与洛夏墨迹测验齐名的一种测验工具,但与墨迹技术相比提供了更结构化的刺激,并要求更复杂和经过意义组织的言语反应。主题统觉测验最先由哈佛心理诊所的墨里及其同事于 1935 年研究出来的,它不仅在临床实践和研究中被广泛应用,还用来作为开发很多其他心理测量工具的模型。主题统觉测验所运用的投射原理,是受试面对图画情境编造故事时,虽然会受当时知觉的影响,可是其想象的故事内容往往包括其所压抑的潜意识材料。因此,编造故事时常常不知不觉地将其内心的冲突、需要、动机、情绪等人格特征穿插在故事之中。因此在解释测验结果时,必须特别注意受试编选故事的主题,找出故事中的主角或英雄人物,墨里认为这就是受试的化身。继而再分析这些人物的需要以及受试所受到的压力。

主题统觉测验由 30 张黑白图片组成。根据受试的年龄、性别采用其中 20 张进行测试。要求受试根据图片讲故事,每个故事约 15 分钟。主题统觉测验对于了解受试与其父母的关系及障碍尤为有用。记分时要同时考虑故事的内容(情节、心理背景等)和形式(如长度、种类等)。主题统觉测验适用于各种年龄和不同种族人群,但为了更好地研究不同的对象,主题统觉测验还产生了多种变式,如儿童统觉测验、黑人统觉测验等。

第四节 临床评定量表

一、概述

关于"评定量表"概念的界定,目前尚无统一认识。它是心理评估的常用方法,应用范围已经从心理学扩展到精神病学乃至临床医学和社会学等领域。一般认为评定量表并不是严格意义的心理测验。目前在医学以及社会科学界所广泛采用的一些量表,也具有心理测验数量化、标准化这样一些基本特征。虽然在基本理论背景、难易程度等方面有些不同,但两者在形式上常常混淆。尽管从概念上难以界定,但我们从特点的分析上还是可以找到评定量表与严格意义上的心理测验的一些不同之处。首先,评定量表多是以实用为目的,理论背景不一定严格,多是在一些问卷的基础上进行结构化、数量化而发展起来。由于评定量表强调实用性,另一个突出特点就是简便易操作,如对病人的检查常用作筛查工具(而不作诊断用),评价也多采用原始分直接评定。此外,评定量表也不像心理测验那样控制严格,有些可公开发表,许多评定量表非专业工作者稍加训练就可掌握。具有上述特征的评定量表既有他评的,也有用作自评的。这里主要介绍适应行为量表和精神症状评定量表。

根据评定者的性质,评定量表可分为两种形式:自评量表和他评量表。自评量表是由被评者自己按照量表内容,根据自己的感受、想法和经验等作出回答。他评量表是由医生、护理工作者、教师或家长等根据对被评者的观察结果进行评定。评定量表具有数量化、客观、可比较和简便易用等特点。

常用的评定量表有上百种之多。在选择评定量表时,首先要根据研究目的选择信度、效度都比较高的量表。此外每种评定量表都有一定的针对对象,选择时要注意病种、年龄等条件。症状量表多为评定检查当时或过去一周或两周的情况,评定者应当明确所用量表的评定范围以免造成误差。

二、常用的自评量表

症状评定量表中应用最广泛的是症状自评量表。自评量表可以用于精神科和心理卫生机构对来访者进行初步的筛查,并为进一步的检查、诊断和治疗提供方向性的线索。自评量表也可以用做病人症状严重程度的评定手段。在综合性医院中,可以用来了解躯体疾病病人的心理状况,在精神卫生普查中可用于调查和研究工作。症状自

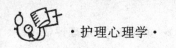

评量表主要用于成年人神经症、适应障碍和轻症精神障碍的病人,对于缺乏自制力的重症精神障碍病人不适用。临床常用的症状自评量表有 SCL-90、SDS、SAS 等。

(一)90 项症状自评量表(SCL-90)

90 项症状自评量表因包含 90 个项目而得名,在国外应用甚广。1975 年,由 L. R. Derogatis 编制而成,20 世纪 80 年代引入我国。该量表包含较广泛的精神症状学内容,涉及感觉、情绪、思维、意识、行为、生活习惯、人际关系及饮食睡眠等多个方面。它能较准确地评估病人的自觉症状,较准确地反映病人的病情及其严重程度,所以,可以广泛应用于精神科和心理咨询门诊,作为评估来访者心理问题的一种重要手段。也可以应用于综合性医院,以了解躯体疾病病人的精神症状。

SCL-90 共有 90 个项目,每个项目均采取 5 级评分制。①无:自觉没有该项症状。②轻度:自觉有该项症状,但无实际影响或影响轻微。③中度:自觉有该项症状,有一定影响。④相当重:自觉经常有该项症状,有相当程度的影响。⑤严重:自觉该症状的频率和强度都十分严重,影响严重。

SCL-90 包括 9 个因子,分别为躯体化、强迫症状、人际关系敏感、抑郁、焦虑、敌对、恐怖、偏执和精神病性。此外,有 7 个项目不能归入以上因子,一般将它们归入因子 10"附加项"中。

(1)躯体化。12 项,主要反映主观的身体不舒适感,包括心血管、消化、呼吸系统的主诉不适,以及头痛、背痛、肌肉酸痛等其他躯体症状。

(2)强迫症状。10 项,主要反映那些明知没有必要,但又无法摆脱的无意义的思想、冲动、行为等表现,还有一些比较一般的认知障碍的行为表现等。

(3)人际关系敏感。9 项,主要反映个人的不自在感和自卑感,尤其在与他人相处时更为突出。

(4)抑郁。13 项,主要反映与临床上抑郁症状群相联系的广泛的概念。忧郁苦闷的情感和心境是代表性症状,对生活的兴趣减退、缺乏动力、丧失活力也是其特征。还反映失望、悲观以及与抑郁相联系的认知和躯体方面的感受,包括有关死亡的思想和自杀的观念。

(5)焦虑。10 项,主要反映在临床上明显与焦虑症状相联系的症状和体验,一般指烦躁、坐立不安、神经过敏、紧张以及由此产生的躯体症状(如震颤)等。

(6)敌对。6 项,主要从思想、感情和行为三个方面反映敌对的表现,包括厌烦摔物、争论以及不可抑制的冲动暴发等各方面。

(7)恐怖。7 项,主要反映传统的恐怖状态或广场恐惧症,恐怖的对象包括出门旅游、空旷场地、人群,或公共场合和交通工具,还反映社交恐怖。

(8)偏执。6 项,主要是围绕偏执性思维的基本特征而制定的,包括投射性思维、敌对、猜疑、关系妄想、妄想、被动体验和夸大等精神症状。

(9)精神病性。10 项,主要反映幻听、思维播散、被控制感等精神分裂症症状。

(10)附加项。6 项,主要反映睡眠和饮食情况。

SCL-90 有多个统计指标,最常用的是总分和因子分。总分是 90 个单项分相加之和,能够反映病情的严重程度,它的变化可以反映病情的演变。因子分可以反映症状群的特点,并反映靶症状群的治疗效果。根据总分、阳性项目数、因子分等评分结果情况,可判定受试是否有阳性症状、心理障碍或是否需进一步检查。因子分越高,反映受试症状越多,障碍越明显。

（二）抑郁自评量表（SDS）

抑郁自评量表是美国 Zung 于 1965 年编制而成的。量表操作方便、易于掌握,能有效地反映有无抑郁症状及其严重程度和治疗中的变化,特别适用于综合性医院以发现抑郁症的病人,也可用于流行病学调查。

抑郁自评量表共有 20 个项目,反映抑郁状态的 4 种特异性症状:精神性-情感症状、躯体性障碍、精神运动性障碍、抑郁的心理障碍。每个项目后有 1～4 四级评分选择:①很少有该项症状;②有时有该项症状;③大部分时间有该项症状;④绝大部分时间有该项症状。评定时间为最近一周内,由受试按照量表说明进行自我评定,依次回答每个题目。

自评结束后将所有项目得分相加,即得到总分。抑郁自评量表主要统计指标是总分。20 个项目的分数相加即得到原始粗分,以原始粗分乘以 1.25,取整数部分即得到标准总分。记分时要注意量表中的反向评分题目。中国常模总粗分分界值为 41 分,标准分分界值为 53 分。即总分超过 41 分可考虑筛查阳性,即可能存在抑郁倾向,需要进一步检查。抑郁严重指数＝总分/80,指数越高,抑郁程度越高。

（三）焦虑自评量表（SAS）

焦虑自评量表是美国 Zung 于 1971 年编制而成的。量表从构造的形式到具体评定方法都与抑郁自评量表相同。焦虑自评量表用于有无焦虑症状及其严重程度的评定,能准确反映有焦虑倾向的精神病人的主观感受,适用于有焦虑症状倾向的成年人,已经作为心理咨询门诊了解来访者焦虑症状的常用自评工具,也适用于流行病学调查。

焦虑自评量表由 20 个陈述句或相应的问题条目组成。每个问题条目均按 1～4 四个等级评分:①很少有该项症状;②有时有该项症状;③大部分时间有该项症状;④绝大部分时间有该项症状。评定时间为最近一周内。

焦虑自评量表的主要统计指标也是总分。总粗分的分界值为 40 分,标准分为 50 分。即总分超过 40 分可考虑筛查阳性,即可能存在焦虑倾向,需要进一步检查。总之,SAS 是评价焦虑相当简便的临床工具。国外研究认为 SAS 能较准确地反映有焦虑倾向的心理障碍病人的主观感受,但是 SAS 无法鉴别神经衰弱、抑郁症、焦虑症的严重性和特殊性,必须同时运用其他自评量表进行鉴别。

（四）A 型行为类型问卷

1. 简介

A 型行为类型（type A behavior pattern scale,TABP）是美国著名心脏病专家弗里德曼和罗森曼于 20 世纪 50 年代首次提出的概念。他们发现许多冠心病人都表现出共同而典型的行为特点,如雄心勃勃、争强好胜、醉心于工作,但缺乏耐心,容易产生敌意情绪,常有时间匆忙感和时间紧迫感等;他们把这类人的行为表现特点称为 A 型行为类型,而相对地缺乏这类特点的行为表现称为 B 型行为。A 型行为类型被认为

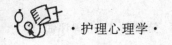

是一种冠心病的易患行为模式。调查研究表明:冠心病病人中,有较多的人是属于 A 型行为类型,而且 A 型行为类型的冠心病病人复发率高,预后较差。

20 世纪 50 年代末,弗里德曼和罗森曼开发了第一个 TABP 的测查工具,称为结构式会谈(structured interview,SI)。在 60 年代后期,美国医学心理学家詹金斯编制了一个 TABP 自陈量表,称为詹金斯活动性量表(Jenkins aetirity servey,JAS),该量表得到了广泛的应用。此外,还有弗雷明翰 A 型量表(Framinghan type A scale,FTAS)和德克萨斯 A-B 型行为测验(Texas A-B index,TAI)等。

中国版的 A 型行为类型问卷(TABP)是于 1983 年在张伯源教授主持下,成立了全国性的"A 型行为类型与冠心病研究协作组",在全国范围内试用测试,经过了三次修订,在研究和参考了美国的有关 A 型行为测查量表的内容并结合中国人自身的特点共同研究编制而成。从 1985 年开始在全国范围内广泛使用。

2. 结果评定

整个问卷包含 60 个题目,分成 3 个部分,即 TH、CH、L。

(1) TH。共有 25 个项目,表示时间匆忙感(time hurry)、时间紧迫感(time urgency)和做事忙节奏快(do something rapidly)等特点。

(2) CH。共有 25 个项目,表示竞争性(competitive),缺乏耐性(impatience)和敌意情绪(hostility)等特征。

(3) L。共有 10 个项目,作为测谎题,用以考查受试回答问题是否诚实、认真。

3. 应用评价

中国版的 A 型行为类型问卷(TABP)于 1983 年编出来以后,通过协作组即在全国范围内试用测试,经过了三次修订,于 1985 年开始在全国范围内广泛使用。

4. 人格特点

(1) A 型人格特点。争强好胜,追求成就,总想超过别人;做事匆忙,性急,行动较快,常有时间紧迫感;容易紧张,爱生气,常有敌意情绪倾向。

(2) B 型人格特点。不爱竞争,一般不紧张,很少有时间紧迫感,对人随和,很少生气,喜欢生活得自在舒服。

(五)生活事件量表

生活事件对心身健康的影响日益受到人们的重视,许多研究报告了生活事件与某些疾病的发生、发展或转归的相关关系。

1. 目的

生活事件量表(life event scale,LES)的使用目的是对精神刺激进行定性和定量。

2. 作用

(1) 甄别高危人群,预防精神障碍和心身疾病,对 LES 分值较高者加强预防工作。

(2) 指导正常人了解自己的精神负荷,维护心身健康,提高生活质量。

(3) 用于指导心理治疗、危机干预,使心理治疗和医疗干预更具针对性。

(4) 用于神经症、心身疾病、各种躯体疾病及重性精神疾病的病因学研究,可确定心理因素在这些疾病发生、发展和转归中的作用分量。

3. 适用范围

LES 适用于 16 岁以上的正常人、神经症、心身疾病、各种躯体疾病病人以及自知力恢复的重性精神病病人。

4. 使用方法和计算方法

LES 是自评量表,含有 48 条我国较常见的生活事件,包括三个方面的问题。一是家庭生活方面(有 28 条),二是工作学习方面(有 13 条),三是社交及其他方面(7 条),另设有 2 条空白项目,供填写当事者已经经历而表中并未列出的某些事件。填写者须仔细阅读和领会指导语,然后逐条——过目。根据调查者的要求,将某一时间范围内(通常为一年内)的事件记录下来。有的事件虽然发生在该时间范围之前,如果影响深远并延续至今,可作为长期性事件记录。对于表上已列出但并未经历的事件应一一注明"未经历",不留空白,以防遗漏。然后,由填写者根据自身的实际感受而不是按常理或伦理道德观念去判断那些经历过的事件对本人来说是好事或是坏事?影响程度如何?影响持续的时间有多久?一过性的事件如流产、失窃要记录发生次数,长期性事件如住房拥挤、夫妻分居等不到半年记为 1 次,超过半年记为 2 次。影响程度分为 5 级,从毫无影响到影响极重分别记 0、1、2、3、4 分。影响持续时间分三月内、半年内、一年内、一年以上共 4 个等级,分别记 1、2、3、4 分。

生活事件刺激量的计算方法:

(1)某事件刺激量=该事件影响程度分×该事件持续时间分×该事件发生次数。

(2)正性事件刺激量=全部好事刺激量之和。

(3)负性事件刺激量=全部坏事刺激量之和。

(4)生活事件总刺激量=正性事件刺激量+负性事件刺激量。

另外,还可以根据研究需要,按家庭问题、工作学习问题和社交问题进行分类统计。

5. 结果解释

LES 总分越高反映个体承受的精神压力越大。95%的正常人一年内的 LES 总分不超过 20 分,99%的人不超过 32 分。负性事件的分值越高对心身健康的影响越大;正性事件分值的意义尚待进一步研究。

(六)护士用住院病人观察量表

1. 目的及作用

护士用住院病人观察量表(nurses' observation scale for inpatient evaluation, NOSIE)由临床护理工作者依据对住院病人病情纵向观察,对病人的行为障碍、病情的演变及治疗效果进行客观评定,为临床治疗、护理及精神药理学研究提供科学依据。此量表由 Honigteld G 等,于 1965 年编制,为 80 项版本,广泛应用的为 30 项版本,简称为 NOSIE-30。

2. 注意事项

由经过量表评定训练的护理工作者任评定员,最好是病人所在病室的护理工作者,根据对病人的连续观察进行评定。量表作者原先规定评定的时间范围为以往 3 天,但可以根据研究和临床的需要自行规定。原先还规定需有 2 名评定员独立评分,这也可以根据实际的需要和可能灵活掌握。

3. 结果评定

评定内容共30项。NOSIE中，每项为一描述性短语，如肮脏，对周围环境有兴趣，自觉抑郁沮丧等。本量表为频度量表，按照具体现象或症状的出现频度，分0～4分5级进行评分。0分为无,1分为有时是或有时有,2分为较常发生,3分为经常发生,4分为几乎总是如此。

4. 结果分析

结果分析包括因子分、总积极因素分、总消极因素分和总分。本系统采用的分析方法,是根据量表作者1975年对2415名精神分裂症住院病人的NOSIE评定因子分析结果,并稍加修正。

5. 应用评价

本量表适用于住院的成年精神病病人,特别是慢性精神病病人,包括老年期的痴呆病人,它是护理工作者用精神科量表中最普遍的一种。

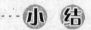

小 结

本章重点对心理评估的概念、心理评估者应具备的条件、心理评估的程序及方法进行了阐述;同时对心理测验的概念、心理测验的分类、心理测验的应用原则及标准化心理测验的基本特征进行了论述;要求读者了解常用的心理测验方法,包括智力测验、人格测验,并能对常用的临床评定量表进行分析及结果判断,使之掌握正确的心理评估技术。

能力检测

一、单项选择题

1. 艾森克人格问卷（EPQ）编制的理论是根据人格的（　　）。

A. 特质理论　　　　　　B. 三维理论　　　　　　C. 神经学理论

D. 精神学理论　　　　　E. 性格理论

2. L. R. Derogatis 编制 90 项症状自评量表的时间是（　　）。

A. 1965 年　　　　　　B. 1970 年　　　　　　C. 1975 年

D. 1980 年　　　　　　E. 1985 年

3. 心理测验中信度的表示方法是（　　）。

A. 参数　　　B. 系数　　　C. 效度　　　D. 校标　　　E. 结构

4. LES 总分越高反映个体承受的精神压力（　　）。

A. 越大　　　B. 越小　　　C. 正常　　　D. 一般　　　E. 无意义

二、名词解释

1. 心理评估　2. 心理测验

三、填空题

1. 临床心理学的两个基本任务是＿＿＿＿和＿＿＿＿。

2. 心理评估的使用者必须具备一定的_____，达到一定的_____。对心理评估者的要求包括_____和_____两个基本方面。

3. 量表是由一些经过精心选择的、一般能较正确而可靠地反映人的某些_____或_____所组成。

4. 因为心理测验是一种数量化手段，因此必须把_____贯彻于始终。

5. 会谈法的基本形式是一种_____交流，也是心理评估中_____的一种基本方法。

四、简答题

1. 心理评估的基本程序及常用方法有哪些？

2. 常用的人格测验是什么？

3. 常用的临床评定量表有哪些？

（孙立波）

第五章　心理咨询与心理治疗

 学习目标 ......

掌握：心理咨询的基本技术。
熟悉：心理咨询与心理治疗的概念、形式、对象、原则等。
了解：心理治疗的常用方法。

在日常生活中，我们经常会遇到以下的状况。两个朋友在一起聊天，其中一个说："我觉得我做什么事都做不好，任何一个人都比我强，有时候连我自己都很讨厌自己，我不知道这是怎么了？"另一个说："你不是过得挺好的吗？"这不得不引起我们的思考，其实这就是大家还不太愿意提及的心理问题，由此产生了一个新的专业、职业即心理咨询。

第一节　心理咨询

一、心理咨询概述

（一）心理咨询的概念

"心理咨询"，英文表述为 counseling，心理咨询有近百年的历史。但多年以来，给咨询下一个明确的定义，始终是一件困难的事情，因为没有哪一种已知定义取得了行业内的公认，也没有哪一种定义能简洁、明了地反映咨询工作的丰富内涵。

"咨询"一词的基本含义为商讨、协商，征求意见的磋商行为，即有"通过商谈求得问题解决"的含义。心理咨询指专业人员在建立良好咨访关系基础上，运用心理学的理论和技术，通过和来访者（咨询对象）交谈、讨论、启发和教育等方式，从心理方面帮助来访者解决各种心理问题，使其更好地适应当前变化、发展着的环境，维护心理健康的过程。

通过心理咨询，帮助来访者自己解决其心理上的困惑，摆脱烦恼，改善人际关系，树立自信，提高其应对和适应的能力，促进身心健康。心理咨询的根本目标是帮助来访者成长，咨询员不参与决策和解决具体问题，而是充分发挥来访者自身的潜力，在咨询员的帮助和支持下自己解决自己的问题。

（二）心理咨询的意义

随着人们生活水平的提高，正式或非正式的心理咨询将成为人们生活的一部分，那么心理咨询在社会发展的过程中起到了什么作用呢？从宏观方面来讲，它可以维护家庭稳定，促进社会和谐，从微观方面来看，主要有下面五个方面。

1. 促使来访者的行为变化

来访者通常会出现各种各样的行为问题，在心理咨询过程中，咨询员将帮助来访者了解其适应不良与异常行为或疾病产生的原因，与来访者共同确定其适应不良与异常行为或疾病的主要症状表现，咨询员可以采用专门的心理治疗技术进行指导性治疗，达到改变来访者不良行为的目的。

2. 提高来访者的问题处理能力

咨询的目的必须基于来访者的需要，咨询有两个基本目标：一是提高来访者处理问题和发展机会的能力，二是帮助来访者学会更有效地处理其生活中的问题。

3. 提高决策水平

心理咨询的一个根本目的是协助来访者作出适合自己的决定。然而，来访者往往由于认知偏差或强烈的内心冲突而无法作出决定，因此，可通过心理咨询来纠正来访者的认知偏差、减轻来访者的内心冲突，从而提高其决策水平。

4. 改善人际关系

一个有效的咨询员本身应该具有健全的心理特征、富有同情心、善于倾听，除此以外还应具备良好的助人技巧。尽管咨询员并非完美的人，但他能给来访者提供一种安全的、健康的、带有帮助性质的关系。咨询所提供的这种新型人际关系对来访者可产生榜样作用，对来访者的日常人际交往产生潜移默化的影响，从而改善来访者的人际关系。

5. 发展来访者潜能

（1）全面认识自我。心理咨询的一个重要方面是协助来访者全面认识自我并评价自我，从而能够更好地适应社会生活。在来访者能够较为全面地认识自我后，他也就认识了自己的需要、价值观、态度、动机、优点和缺点，可以合理安排自己的生活，使自己能够尽快获得心理上的成长并增进个人幸福感。

（2）加强自我内省。心理咨询不仅能让来访者全面地认识自我，也能促使来访者加强自我内省，找出真实的自我或解除对真实自我的困惑，使其对自己的理解得以提高或深入。这种认识促使来访者更有自知之明，表现在逐渐深入理解自己的情感、社会环境及有关观念的联系，而不是习惯于从同样的角度或在同一水平重复思考。

（三）心理咨询的范围和形式

1. 心理咨询的范围

心理咨询的范围非常广泛，主要概括为发展心理咨询、社会心理咨询、临床心理咨询、其他心理咨询。

（1）发展心理咨询。发展心理咨询主要针对比较健康的人群，立足于挖掘心理潜力，提升心理能力，促进自我认识、自我接纳、自我发展和潜能发挥，提高生活、学习和工作的效率与质量，实现自主、开放、快乐、有弹性和有力量的幸福人生。如优生与优育、青春期心理咨询、青年心理咨询、中年心理咨询、老年心理咨询等。

（2）社会心理咨询。社会心理咨询主要针对人们在社会生活中经常遇到的有关问题进行咨询。如人际交往心理咨询、婚恋心理咨询、家庭心理咨询、求学心理咨询、职场心理咨询、不良行为方式的心理咨询、性心理咨询、司法犯罪心理咨询等。

（3）临床心理咨询。精神轻度失调及精神疾病的早期和康复期的心理咨询。神经症、心身疾病、人格障碍的心理咨询、慢性病心理咨询、伤残心理咨询、性障碍心理咨询等。

（4）其他类。如管理心理咨询、商业心理咨询等。

2. 心理咨询的形式

常见的心理咨询的形式主要有下列几种。

（1）门诊心理咨询。门诊心理咨询是来访者来到指定的地点寻求帮助，是心理咨询中最常见、最主要，也是最有效的形式。门诊心理咨询的好处在于针对性强，心理咨询员能对来访者的具体问题提供有针对性的服务；了解信息全面，心理咨询员不仅可以听到来访者叙述的内容，还可以观察其表情动作、情绪反应等，从而作出准确的判断；亲切自如、保密性好。目前在国内，一些精神病院、综合医院、大专院校、科研机构和社区都设立了心理咨询室，咨询员由心理学家、医生、社会工作者独立或联合组成。

（2）电话心理咨询。电话心理咨询是心理咨询员通过电话给来访者提供劝慰、帮助的一种较方便、迅速的咨询形式。尤其是对于处在危急状态（如自杀）或不愿暴露自己的来访者，电话咨询是一种较好的形式。现在，我国许多城市也开设了电话心理咨询，服务范围不仅涉及心理危机干预，更扩展到为心理困扰者排忧解难。电话咨询也有不利之处，由于通话时间有限，通过电话传递的信息也有限，因此要求咨询员反应敏捷，能给对方以信任感，能控制局面；否则，咨询很难有实效。

（3）互联网心理咨询。互联网咨询是随着网络技术的发展而逐渐开展起来的网络化心理咨询。对于那些由于个人躯体条件、地域环境的限制不能直接而方便地寻求心理咨询，以及由于个人生活风格或生活习惯，不愿意面对心理咨询员的人来说，互联网心理咨询显示出其独特的优势。通过互联网，实现"与心理咨询员的第一次接触"，体现"安坐家中，看心理咨询员"的方便途径，同时，可以凭借行之有效的软件程序，进行心理问题的评估与测量；还可以方便地将咨询过程全程记录，便于反复思考和温习，以及进行案例讨论。但是，网络心理咨询也有其不足，例如双方真实身份不易识别以及咨询员如何弥补不在现场所造成的影响作用的不足，如何避免因信息交流不充分而引起的误会、投射作用等问题，这些都需要进一步研究和思考。

（4）书信心理咨询。书信心理咨询是通过书信的形式进行的一种心理咨询。适用路途遥远的来访者或不愿当面向心理咨询员诉说自己问题的人。这种方法的优点是不受距离的限制，使权威的心理咨询机构为更广泛的人群服务。缺点是获得的信息有限，常常不能给来访者提供有针对性的帮助，故在有必要时可以预约进行现场心理咨询。

（5）专题心理咨询。针对公众关心的心理问题，通过报纸、杂志、广播、电视、板报等媒介对公众进行专题心理咨询指导或答疑。严格地讲，这是一种科普宣传，所以针对性不强，无法解决个别的、特殊的心理问题。其最大的优点是量大面广，有利于普及心理卫生知识，起到一定的宣传教育的作用。

（6）现场心理咨询。到某一心理问题较多或较集中的单位、事发地点进行现场心理指导,或对突发事件的当事人进行心理干预,常可收到较好的效果。

（四）心理咨询的对象

心理咨询最一般、最主要的对象,是健康人群,或者是存在心理问题的亚健康人群,而不是病态人群,病态人群是精神科医生的工作对象。心理咨询员有时会跟精神科医生配合,进行心理治疗。

健康人群会面对许多家庭、择业、子女教育、人际关系、学习、恋爱、性心理、自我发展、压力应对等问题,他们会期待作出理想的选择,顺利地度过人生的各个阶段,求得内心平衡,以及自身能力的最大限度发挥和寻求良好的生活质量。

心理咨询员可以从心理学角度,提供中肯的发展咨询,给出相应的帮助。如果来访者感到上述问题影响到生活和工作,产生的心理冲突难于自行排解,就会出现心理问题。心理咨询员可以通过系统的分析和疏导,缓解来访者的情绪困扰和内心冲突。

心理咨询的对象最好具备以下几个方面的条件。

（1）具有一定的智力基础。这样来访者才能叙述清楚自己的问题,能够理解咨询员的意思。

（2）内容合适。有些来访者的心理问题适合心理咨询,有些需要药物治疗。

（3）人格基本健全。如果来访者存在严重的人格障碍,心理咨询就不能起到应有的效果。

（4）有主动求助的动机。动机是否合理、有无咨询的动机直接影响心理咨询的效果。如果缺乏自我改变的动机,而是希望别人改变,或者求助动机超过心理咨询的范围,均不适合进行心理咨询。

（5）有交流能力,自愿寻求帮助。来访者必须具备一定的交流能力,能理解咨询员的意思,此外,必须是来访者愿寻求帮助,并相信心理咨询能给他提供帮助。

知识链接

心理咨询研究对象的"灰色区域"

人的精神正常与否并无明确的界限,具体地说,如果将人的精神正常比作白色,精神不正常比作黑色,那么白色与黑色之间存在着一个巨大的缓冲区域,即灰色区域。灰色区域又可进一步划分为浅灰色区域与深灰色区域两个区域。浅灰色区域的人只有心理冲突而无人格异常,突出表现为失恋、家庭不和、学习困难、工作不顺心、人际关系不和睦等各种矛盾带来的心理不平衡和精神压抑;深灰色区域的人则有种种异常的人格和神经症,如强迫症、恐惧症、癔症等。人生是一个连续变化的过程,从个体来说,一个人的心理健康与否并非恒定不变。从群体来说,人类的心理健康不是黑白分明,而是两极小,中间大。

浅灰色区域的人应进行心理咨询,全面、深刻地认识影响正常生活的内外矛盾,并积极地适应和解决,最终缓解由此产生的心理冲突与压抑,获得内心的和谐,增强自信心和自主能力,积极地适应生活,完善自己的人格。深灰色区域的人,应进行心理治疗。

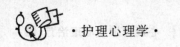

因此,人们不要忽视了灰色区域的存在,应对心理问题做及时的矫正。

(五)心理咨询的基本原则

在心理咨询过程中,能否遵循心理咨询的基本原则,关系到心理咨询工作能否顺利开展,也决定心理咨询工作的成败和效果。心理咨询的基本原则可以概括为以下几个方面。

1. 保密的原则

保密的原则,可以理解为心理咨询中最为重要的原则,它既是咨访双方确立相互信任的咨询关系的前提,也是咨询活动顺利开展的基础。这一原则要求,在没有得到对方同意的时候,不得将咨询内容、信息泄漏给任何人或机关。若在公开案例研究或发表有关文章必须使用特定来访者的有关个人资料时,一定要充分保护来访者的利益和隐私,并使其不致被他人对号入座。但是,保密原则也并不是绝对的,有时需要咨询员有准确的判断能力。一般来说,有两种情况需要突破保密原则,一是来访者可能会对自身造成直接的严重伤害时,二是来访者可能会对他人或社会造成直接的严重伤害时。例如,有一位有明显自杀意图的来访者,咨询员了解到这一情况后,在必要时应有冲破保密约定的勇气,与值得信赖的或有关人士商量,避免自杀行为的实现。也就是说,与保密原则相比,来访者的生命安全应该而且必须首先予以考虑,此所谓"人命关天"的道理。

2. 助人自助原则

首先,在咨询员的耐心启发下,来访者学会敞开心扉,宣泄内心郁积的负性事件和消极情绪,达到"通则不痛"的辅导效果。其次,经过咨询员的巧妙引导,来访者学会看清问题的症结所在,不再被表面现象所迷惑。再次,得到咨询员参考性的建议,来访者学会找到走出困境的方法和走向成熟的路径。

3. 积极心态培养原则

咨询员的主要目的是帮助来访者分析问题的所在,培养来访者积极的心态,树立自信心,让来访者自己找出解决问题的方法。此原则要求咨询员对来访者的自我反省与转变的努力予以及时的肯定与支持。因为经验表明,人的思想和行为的变化会由于外界的支持而加快速度。

4. 时间限定的原则

咨询时间一般规定为每次50分钟左右(初次受理时,咨询时间可以适当延长),原则上不能随意延长咨询时间或间隔。为什么必须在时间上予以限制呢?首先,由于事先对咨询时间予以限定,可以让来访者有一定的安定感,使来访者能够充分珍惜并有效利用这段时间。其次,一般情况下,咨询次数为一周一次或两次比较普遍,这样可以使来访者在间隔期间充分回味咨询时的体验,并将其作为自身走向适应的成长刺激剂。再次,可以促使来访者进行现实原则的学习。要让来访者知道,咨询员也有自己的生活,除自己以外,还有其他人要找咨询员咨询,自己不是想怎样就能怎样的,人活着并不是也不能仅为自己。这样的一些体验学习,就促使来访者从咨询中的快乐原则转移到现实原则而得以成长。第四,促使来访者产生分离的体验。人生是一个分离的连续过程,与母胎的分离、与乳奶的分离、与家庭的分离、与孩子的分离、与配偶的分离、与工作的分离等,这一系列的分离都是痛苦和伤感的,但从某种意义上讲,分离也含有成长的意思。因此,限定时间,让来访者重复这些分离所带来的伤感和复杂体验,可以促进其健康成长。

但是,咨询时间的限定也不是绝对的。根据来访者的病理状态、心理发展程度和年龄特点,可以缩短时间和间隔,增加咨询次数。例如,与分裂症来访者的咨询时间定为50分钟可能就太长,以每次二三十分钟,一周两三次比较合适。电话咨询原则上以30分钟为限,如遇紧急情况可超过30分钟。

5. "来者不拒,去者不追"原则

原则上讲,到心理咨询室求询的来访者必须出于完全自愿,这是确立咨访关系的先决条件。迫于父母的催促或代替他人前来咨询的来访者也大有人在。咨询员不能排斥这种迫于别人督促或代替他人前来的来访者。原则上,心理咨询是与当事人进行谈话,才能帮助解决其存在的心理问题。但是,我们仍然不能拒绝代替"主角"前来咨询的来访者,不过要让代替者清楚,当问题的实质无法解决而又期望问题解决的时候,则需要"主角"出台。

在心理咨询过程中,无论是在咨访关系确立的时候,还是咨询过程之中,以及咨访关系的打破、中止或结束,都不应该存在任何意义上的强制。"来者不拒,去者不追",是心理咨询工作中所应遵循的原则。

6. 感情限定原则

咨访关系的确立和咨询工作的顺利开展的关键是咨询员和来访者心理的沟通和接近。但这也是有限度的。来自来访者的劝诱和要求,即便是好意的,在终止咨询之前也是应该予以拒绝。个人间接触过密的话,不仅容易使来访者过于了解咨询员内心世界和私生活,阻碍来访者的自我表现,也容易使咨询员该说的不能说,从而失去客观公正地判断事物的能力。因此,心理咨询的场面设定时,原则上禁止与来访者有除咨询室之外的任何接触和交往,也不能将自己的情绪带进咨询过程,不对来访者在感情上产生爱憎和依恋,更不能在咨询过程中寻求个人私欲的满足和实现。

7. 重大决定延期的原则

心理咨询期间,由于来访者情绪过于不稳和动摇,原则上应规劝其不要轻易作出诸如离婚、调换工作等重大决定。在咨询结束后,来访者在情绪得以安定、心情得以整理之后做出的决定,往往不容易后悔或反悔,就此应在咨询开始时予以告知。

8. 伦理原则

心理咨询活动的开展必须以一定的伦理规范为约束力,这是心理咨询所必须坚持的重要原则。心理咨询的伦理规范,主要表现为对从事心理咨询工作的咨询员、团体的伦理要求。

二、心理咨询的程序与技术

心理问题极为复杂,因此,一般来说,来访者需要接受一定时长的系统的心理咨询、心理辅导与心理训练,才能不只是解决了心理问题,并能相当程度上触动心灵深处,引起一些深度心理成分的改变(如性格、对待自己和他人的态度等),从而在投入人

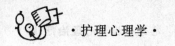

际关系方面,表现出更多的主动性,也更能体会到成就感和幸福感。因此,心理咨询有其特定程序和专业的技术。

(一)心理咨询的程序

心理咨询这种特殊的人际关系——心理咨询员与来访者的互动,应该遵循以下程序,才能达到预期的效果。

1. 建立良好的咨访关系

咨访关系是贯穿心理咨询始终的重要内容。良好的咨访关系不仅能提供给当事人一种安全感、温暖感,同时也能促进来访者对咨询员的信任,减少其防御心理,使其认真地自我探索,进而提高自尊心和自信心。因此,良好的咨访关系是心理咨询顺利进行的重要保证。

2. 探索问题

一旦良好的咨访关系建立,就可以开始进入到问题的探讨。例如探讨来访者对人、事、物的期待、期望,或是探索一个问题的发生、发展过程及其根源。"同理心"仍是此阶段的重要方法及技术,帮助来访者看到自己行为的盲点、矛盾点或理清一堆纠缠不清的事件,或是隐藏在内心深处的压抑及痛苦。在进行问题探讨时,越具体越好。因为,人多半有未意识到的逃避责任的倾向,用具体的方法来使来访者踏踏实实地"看到"问题的所在,是很重要的。另外澄清也是主要的技术之一,人与人之间有许多的问题是不沟通或不良的交流而造成的,所以澄清也能有助于问题透明化。在探讨过程中,要来访者讲"事实"而非观念或感受。例如,"我真的很不喜欢行政工作",以便问题具体化。

3. 评估与诊断

来访者带着自己的问题而来,咨询员在初步了解的基础上,要弄明白来访者表现出来的问题的性质、严重性、可能的原因等。咨询员必须认真地倾听来访者的叙述,并通过观察、提问,根据需要借助相关的心理测验,来进行评估。当咨询员感到基本能够把握来访者总体的状况后,将给出一个基本的结论,同时,给出进一步咨询和辅导的建议,提醒来访者如果有兴趣,将按照程序往下进行。无论来访者是否继续接受咨询与辅导,咨询员将在每一次会面时,给出一些阶段性的建议,因为,结论往往不可能是最终的和一次性的,所以随着咨询与辅导的深入,咨询员经常会对最初的结论进行一定的修改。

4. 商定系统咨询与辅导的方案

如果来访者愿意接受系统的咨询与辅导,双方应专门约定时间,商定咨询与辅导的具体实施方案。方案应包括接受何种形式的咨询与辅导、达到的目标、延续的时间和频率、双方应遵守的协议、特殊情况的处理及心理咨询具体时间、地点的安排等。

5. 正规与系统的咨询、辅导或训练

有了上面两步,心理咨询服务就按照评估与方案的约定,开始了正规与系统的咨询过程。这个过程对于咨询员与来访者来说,都是一个严肃、认真、艰苦,甚至是痛苦的过程。从咨询员来说,他要全部感情投入,去探寻来访者的心理奥秘,从一大堆问题当中理出头绪,找出症结所在,在充分评估了风险和可能的结果之后,谨慎地表达意见和提出建议。他必须有相当的耐心,引导和陪伴来访者一点一点进步和改变。这个过程更是对来访者的考验,他在最初接受咨询与帮助时,一般不会意识到过程的艰辛,但他必须面对自己的弱点,承诺并试着改变自己;不能再诿过于人,要自己承担起该承担的责任……当然,这个过程,也是"痛并快乐着"的。伴随着来访者的改变,其也会更加积极,愉悦感增加,并发现自己的力量强大了,与人的关系和谐了,前面的路不再狭窄,一条大道引导其走向更光明的未来。

6. 咨询结束

当咨询的目标达到以后,阶段性的咨询就可以结束了。来访者通过接受一段时间的系统咨询与辅导,当初严重影响生活和工作的症状基本消除,通过与咨询员的交流,对自我有了深刻的理解,学会了一些处理情绪和与人交往的方法,并且将其运用到实践中确实收到了不错的效果。随着来访者自信心的增强,心理也更具灵活性,在今后的生活中,一定还会碰到各种困难和问题,但来访者不再害怕,不再感到无能为力,会选择一种合适的方式去应对。当然,咨询结束时,咨询员会承诺,来访者需要时,其可以随时提供帮助。

(二)心理咨询的流程

为了更好地开展、做好心理咨询工作,也让更广泛的群体了解心理咨询,现将心理咨询的一般流程介绍如下。

1. 选择咨询员

为了使心理咨询的效果更加明显,强化自己想要寻求咨询员帮助的强烈愿望,也让自己的付出有所收获,来访者要通过各种渠道精心挑选咨询员。

2. 预约咨询

一般的学校和医院的心理咨询是需要预约的。因为心理咨询一般是一次50分钟左右,需要不受干扰,咨询员和来访者均须留出特定的时间,做些心理准备。此外,双方也可以通过这个机会彼此了解,建立联系。

3. 想想你咨询的时候要说什么

心理咨询是帮助来访者解决问题,主动权在来访者。若觉得一切都拜托咨询员,这种态度会对心理咨询的效果产生消极的影响。从心理学的角度来讲,一个人对一件事的卷入越多,其重视程度、信任程度就越高。

4. 接受心理咨询

心理咨询室就像一个真空实验室,暂时脱离真实社会。来访者有权利说其想说的任何内容,包括对咨询员的印象、评价、感受等。如果要使心理咨询达到预期的效果,就需要来访者详细、真实地说出相关的情况,咨询员与来访者一起探讨、分析,最后达成一定共识,由来访者自身决定采取实际行动解决所存在的问题。

5. 按时间结束及续约

一次心理咨询的时间为50分钟左右,这是行规,目的是保证咨询效果。如需要继续接受咨询的来访者须在每次面谈结束后,预约下次的时间;预计长期接受咨询的来访者可与咨询员协商咨询次数。

6. 完成和咨询员商定的家庭作业

心理咨询的家庭作业是心理咨询能否起到预期效果的关键,来访者必须用足够的决心、勇气和坚强的意志力去完成。

7. 转介

第一次面谈咨询是咨询员与来访者双方相互选择的过程,若其中一方觉得彼此不太契合,咨询员应考虑将来访者转介给其他咨询员。

(三)心理咨询的技术

1. 建立良好咨访关系的技术

在建立良好咨访关系的过程中,咨询员的态度和技术起着主导作用。罗杰斯认为,建立良好咨访关系的基本条件是咨询员对来访者的尊重和真诚、感同身受的态度。在此基础上提出应遵循"十字方针"为尊重、温暖(热情)、真诚、同感、关注(无条件积极关注)。此外,具体化、即时化和对质等技术也是影响咨访关系的重要因素。咨询员应能自觉地、有意识地运用有关原理和技术,才能使这种关系得以顺利地建立和发展起来。

(1)尊重。尊重就是指对来访者的接纳态度。在咨询过程中,咨询员要接受对方,能接受对方不同的观点、习惯等。罗杰斯甚至认为尊重是无条件的,是整体的接纳,不但包括其长处,短处也都一起包括在内。尊重意味着完整的接纳,接纳一个人的优点和缺点,接纳其与自己不同的价值观;尊重意味着一视同仁,将来访者真切地当咨客,切忌厚此薄彼和有轻视或奉承的心理行为;尊重意味着信任对方,信任对方是尊重的心理基础之一,没有信任就谈不上尊重;尊重意味着保护隐私,其意义在于可以给来访者创造一个安全、温暖的氛围,使其最大程度地表达自己。

(2)温暖(热情)。温暖具体表现为热情、耐心、亲切、不厌其烦。温暖是咨询员真情实意的流露。尊重和温暖(热情)有时交错在一起。它们的区别在于,尊重是礼貌待人,平等交流,富有理性色彩;温暖(热情)则充满着浓厚的感情色彩。仅有尊重而没有热情,会谈有时会显得过于严肃,两者结合,才能情理交融、感人至深。

(3)真诚。真诚是指在咨询过程中,咨询员应该以"真正的我"出现,而不是让自己隐藏在专业身份的后面,扮演十全十美的咨询员角色。相反,咨询员应该是很开放、很自然、很真诚地投入咨询过程中。具体来说,真诚的表现就是咨询员开诚布公地与来访者交谈,直截了当地表达自己的想法,而不是让来访者猜测他的谈话中的真实含义,或去想象他的话里是否还提供了什么别的信息;咨询员要清楚自己的价值观和人生信念,在咨询过程中要心口一致、言行一致,咨询的取向不与自己的价值观和信念相违背;咨询员表达自我时,不要害怕暴露自己的短处,要大方自然。

(4)同感。所谓同感,是指在咨询过程中,咨询员不但要有能力正确地了解来访者的感受和那些感受的意义,同时还要将这种了解传达给来访者,从而促使来访者对自己的感受和经验有更深的自觉和认识。可见,同感包含两方面内容:一是充分理解,咨询员从来访者内心的参照体系出发,设身处地地体验来访者的内心世界;二是准确传达,以言语准确地表达咨询员对来访者内心体验的理解以及对来访者的情绪情感的认识和体验。

(5) 关注(无条件积极关注)。积极关注意味着对来访者整体性的接纳及相信、理解来访者所具备的潜能或资源。相信来访者的内心存在着巨大的潜能,并相信这种潜能是他们克服障碍和超越自我的力量;相信来访者都有改变自己的想法,对来访者的言语和行为的积极面、光明面或长处予以选择性的关注,使来访者树立信心,拥有正向价值观。但积极关注不能无中生有,否则就变成了一种无价值的安慰和哄骗,是咨询员无能的表现。

2. 倾听技术

倾听是指咨询员通过自己的语言和非语言行为向来访者传达一个信息:"我正在很有兴趣地听着你的叙述,我表示理解和接纳。"倾听包括咨询员通过身体传达的专注,以及心理的专注,是一个积极参与的过程,适用于整个咨询过程,不管在哪种情况下。

(1) 咨询员身体的倾听(非语言行为)。这是指咨询员的全身姿势,传达出他对来访者的关切,愿意聆听与陪伴。Egen(1994)提出了下列五要素(简称 SOLER)。①面对来访者(squarely),并非正面对正面,"面向"一词也可以做象征性理解,关键是咨询员要将身体朝向来访者,能够告诉来访者,你正与他同在,是一种表达投入的姿态。②开放的身体姿势(open)。这是一种显示接纳来访者的态度。③身体稍向前倾(lean)。我们经常可以看到两个进行亲密交谈的人上身自然地向对方倾斜。这是一种体现关切的交流手段,表达了咨询者正全身心地投入到来访者所关心的问题上来的心理。④保持良好的目光接触(eye)。眼睛是心灵的窗户,可传达对来访者的关切、支持与重视。⑤身体姿势放松自然(relax)。放松意味着表情大方、泰然自若,不仅可使咨询者更加自然,更有信心,也有助于来访者保持轻松心情。

(2) 咨询员心理的倾听。专注、准确的倾听要求咨询员大部分时间不作声,利用各种感觉途径去获得来访者的整个信息。第一,倾听并非仅仅是用耳朵听,更重要的是要用头脑、用眼睛、用心灵去"听"。用耳朵去听来访者说话及其语调;用头脑去领会话语中潜在的信息;用眼睛去注意来访者的手势、身体姿势等行为表现;用心灵去设身处地地感受。第二,倾听不仅在于听,还要有参与,有适当的反应。反应既可以是言语性的,也可以是非言语性的。第三,倾听更重要的是要理解来访者所传达的内容和情感,不排斥、不歧视,把自己放在来访者的位置上来思考,鼓励其宣泄情绪,帮助其厘清自己的想法。

3. 询问技术

询问一般有两种形式:封闭式和开放式。

(1) 封闭式询问。封闭式询问通常使用"是不是"、"对不对"、"要不要"、"有没有"等词,而回答通常是"是"、"否"式的简单答案。其主要用来收集资料并加以条理化;澄清事实;获取重点;缩小讨论范围,控制谈话方向;当叙述偏离正题时,用来校正谈话方向或终止其叙述。封闭式提问不宜过多使用,它易使来访者陷入被动回答之中,压抑来访者自我表达的积极性,产生压抑感和被审问感;使咨询者想当然地猜测来访者的心理问题或产生问题的原因,从而导致来访者不信任甚至反感咨询者;针对对自己问题把握不准的来访者,封闭性询问会产生较多暗示,从而产生误导作用。

（2）开放式询问。开放式询问通常使用"什么"、"如何"、"为什么"、"能不能"、"愿不愿意"等词来发问，让来访者就有关问题、思想、情感给予详细说明。它没有固定的答案，容许来访者自由地发表意见，从而引出更多的信息。询问与导向不同用词将导致不同的询问结果，有七个"W"之说。"what"发生了什么事，要了解事情发生的细节；"when"什么时候发生的，过去还是现在；"who"他是谁；"where"在哪里发生的；"why"为什么会发生，表层原因是什么，深层原因又是什么；"which"与哪些人或事有关；"how"事情是如何演变的。开放式询问主要是用来了解详情，帮助来访者宣泄情感，表达咨询员对来访者的态度，引导谈话的方向或选择谈话内容。

4. 反应技术

反应技术，有时也称为反映技术。它包括内容反应和情感反应。

（1）内容反应。内容反应又称为释义或说明，咨询员把来访者的主要言语、思想，加以综合整理后，再反馈给来访者，使来访者有机会再次剖析自己的困扰，组合那些零散的事件和关系，深化谈话的内容。例如，来访者："我和女朋友已经相爱半年了，可我父母不赞同，反对我大学期间谈恋爱。我很苦恼，不知怎么办才好？"内容反应："你认为你和女朋友彼此相爱，可父母认为大学期间谈恋爱不好，反对你们，是这样吗？"内容反应的主要作用是：第一，让来访者有机会回顾自己的叙述；第二，可以对来访者的叙述进行归类、整理，找出重要内容；第三，咨询员可以了解自己的理解是否准确；第四，传达一种信息，我在认真地倾听你的叙述，并了解你的意思；第五，把话题引向重要的方向。

（2）情感反应。情感反应是指咨询员把来访者语言与非语言行为中包含的情感整理后，反应给来访者。例如，来访者："我和女朋友已经相爱半年了，情投意合。可我父母不赞同，反对我大学期间谈恋爱。我很苦恼，不知怎么办好？"情感反应："你父母不同意你大学期间谈恋爱，你很痛苦，也很茫然，是这样吗？"如果包含了一种以上的情感，咨询员应把不同的情感反映出来。比如，上例中咨询员对来访者说："你刚才的言行似乎表明，一方面你对相识不久的女孩有好感，另一方面，似乎还有些不满，是这样的吗？"情感反应的主要作用是：第一，协助来访者觉察、接纳自己的感觉；第二，促使来访者重新拥有自己的感觉；第三，使咨询员进一步正确地了解来访者，或使来访者更了解自己；第四，有助于建立良好的咨询关系。

5. 重复技术

重复技术也称为复述技术或鼓励技术，即通过直接重复来访者的某些话，来强化来访者叙述的内容并鼓励其进一步讲下去。例如，来访者："我和女朋友已经相爱半年了，可我父母不赞同，反对我大学期间谈恋爱。我很苦恼，睡眠也不好，不知怎么好？"咨询员可做不同选择，如"你们相爱半年了？"或"你父母不同意你们恋爱？"或"你父母不赞同你大学里谈恋爱？"或"你很苦恼？"重复来访者不同的内容，可以引导来访者朝不同的方向做深入阐述。一般情况是，来访者长篇大论叙述的最后一个主题，往往是最重要的，因此可以选择它为重复的内容。上述各种询问中，选择"你不知怎么办才好？"作为重复是比较合适的。其主要作用是：进一步了解来访者，来访者进一步了解自己；会谈沿着重复方向继续做深入阐述；咨询员选择来访者叙述的不同主题来予以关注，促使来访者做进一步展开说明。

6. 解释技术

解释是指当咨询员掌握来访者的基本情况后,运用有关理论对来访者的思想、情感和行为的原因、过程、实质等作出系统、科学的说明。通过解释以加深来访者对自身的行为、思想和情感的了解,使其领悟,从而提高认识,促进变化。解释内容包括:是否有心理问题及其性质;问题的主要原因,演变过程;咨询的过程、方法和效果等。

7. 具体化技术

具体化是指将抽象的、模棱两可的表述通过具体的问题加以澄清。有的来访者叙述思想、情感、事件时常模糊不清,充满矛盾、不合理,使问题变得复杂,这也是困扰来访者的重要因素之一。咨询员协助来访者清楚、准确地表述其真正意图、观点,所体验到的情感以及所经历的事件。具体化主要应用于下面几种情况。第一,将模糊问题具体化。来访者经常会用含糊的语言表达其心理问题。如"我烦死了",咨询员设法将模糊的情绪、思想清晰化。第二,将过分概括化的问题具体化,即将以偏概全的思维进行具体的澄清。将个别事件上升为一般结论,将对某一事件的看法发展成对某人的看法,把过去扩大到现在和未来。如"他们都不喜欢我"。第三,将概念不清的问题具体化。有些来访者没有真正了解某些"疾病",乱给自己贴标签。

8. 面质技术

面质,又称质疑、对立(性)、对质、对峙、对抗、正视现实等,是指咨询员指出来访者身上存在的矛盾。来访者常见的矛盾有:言行不一致;理想与现实不一致,如"你说你应该是个受人欢迎、尊重的人,可实际上别人常常疏离你,甚至歧视你";前后言语不一致;咨访意见不一致,咨询员对来访者的评价与来访者的自我评价不一样,如"你说自己丑,可我觉得你是漂亮的"。使用面质能促进来访者对自己的感受、信念、行为及处境深入了解;能激励来访者放下防卫心理、掩饰心理来面对自己和现实,并由此产生富有建设性的活动;能促进来访者实现言行统一,理想自我与现实自我达成一致;能使来访者明了被自己掩盖的能力、优势,即自己的资源,并善加利用;能给来访者树立学习、模仿面质的榜样,以便将来有能力去对他人或者自己做面质。

9. 即时化

许多来访者可能花很长时间去描述他们过去的经历,以及将来可能出现的情况的设想。即时化就是要帮助来访者注意"此时此地"的情况,从而协助当事人明确自己现在的需要和感受。

10. 自我暴露技术

自我暴露是指把自己个人的有关信息讲出来使别人知道。咨询员的自我暴露有助于双方的沟通,增加来访者对咨询员的信任感,从而使来访者暴露更多的信息。咨询员的自我暴露一般有两种形式:一种是向来访者表明自己在面谈时对来访者言行问题的体验,另一种是告诉来访者自己过去的一些有关情绪体验及经历和经验。运用自我暴露时应注意:①必须确定暴露的内容对来访者有所帮助;②次数不宜过多,涉及程度要适度。自我暴露不是目的,而是一种促进来访者自我探索、自我认识、自我改善的手段。

11. 沉默技术

沉默可以是尊重与接纳的表示,也可以是自我反省的需要。沉默一般具有两个功能:一是暗示功能,一个是同感的功能。前者通常表现为对来访者的讲话及其停顿不做言语回应,以暗示对方继续讲话;后者则通常在来访者讲述精神创伤事件或做深入的自我剖析时,以沉默来确保其自我宣泄与反省的时间与空间,并表现咨询员对来访者此时此刻心情的由衷理解。在运用沉默时,咨询员通常需要用身体语言给予反应,如点头、注视表情变化及诸如"嗯"、"噢"等语气助词来表示对来访者内心体验的同感,有必要时也可以通过递纸巾、轻轻拍打、抚摩或者拥抱同性来访者来表示对他的关切、善解人意,而不合时宜的沉默可令人感到冷漠无情。

12. 角色扮演技术

心理咨询过程中,咨询员为了协助来访者觉察与宣泄情绪,体验相关人物的感觉与想法,学习新行为与预演,而由来访者扮演相关人物,进入他们的经验之中的技术即角色扮演技术。它不是一项独立的技术,而是把多种技术运用于角色扮演过程中。具体步骤有:第一,咨询员在来访者描述问题时,找出可以使用角色扮演的情境;第二,确定情境后,请来访者重演事件经过,并且扮演不同角色;第三,来访者进入每个角色的内心世界后,咨询员协助来访者体验该角色的感觉、想法与行为。如果来访者无法进入某一个角色时,咨询员应先处理阻碍来访者的障碍,再扮演该角色。其功能是:第一,协助来访者觉察、宣泄情绪;第二,修正来访者对他人的了解;第三,协助来访者对自己的行为、感觉与想法有新的认识;第四,协助来访者学习与预演新的行为模式。

13. 总结技术

总结就是把来访者所讲的事实、信息、情感和行为等,经过咨询员的分析综合后以概括的形式表达出来。总结是每次面谈必用的技术之一,在面谈中只要判断出对来访者所说的有关内容已基本掌握,而且有必要做总结就可以用,或者在一次面谈即将结束时也可以用。

三、心理咨询的注意事项

随着社会的进步和发展,人们对心理咨询的需求越来越大,心理咨询也得到了迅速的发展,但并非任何与心理有关的问题都可以通过心理咨询来解决,心理咨询的效果是肯定的,在心理咨询时应该注意下面有关问题,否则将直接影响心理咨询行业的发展。

(1)对咨询员来讲,除了具备应有的专业知识、技能和基本的操作等条件外,应遵守心理咨询的职业道德,同时应对自身有自知之明,要清楚自己的长处与不足,任何一位有丰富经验的咨询员,都不可能解决来访者的所有问题,面对来访者的求助内容,如是自己不熟悉的或没多大把握的,应谦虚、坦诚地告之来访者,并将其介绍给在这方面有经验的咨询员。

(2)一般情况下,咨询员不给自己的亲戚、同事、好友等做咨询,因为咨询员与这些来访者不能建立咨访关系,并且会影响咨询效果。

(3)来访者应符合咨询对象的条件。有些来访者有器质性疾病的可疑,有些来访者存在明显的幻觉、妄想和严重的认知、行为障碍,而咨询员又不熟悉这些专科,应建议其到相关的专科检查,配合心理治疗或药物治疗。

(4)用药问题。心理咨询尤其是医学心理咨询,重点是处理心理问题或心理障碍,强调心理治疗,但并不排斥药物治疗,当来访者存在明显的焦虑、抑郁等症状时,在心理治疗的同时,应用适量的抗焦虑、抗抑郁药,有利于治疗的顺利进行,也能取得更好的效果。

（5）心理咨询涉及的技术、态度和观念,是咨询员人格与技术的结合,在借鉴西方咨询理论和方法时,应充分地考虑中国文化背景的特点以及中国人的思维模式、心理习惯和思想基础,每一种方法的具体使用,都必须结合具体的人和事,灵活地使用,若僵化地采纳反而会弄巧成拙,这就是技术性、艺术性和灵活性的统一,理论和方法使用还须结合咨询员和来访者的特点。

（6）在心理咨询过程中,咨询员对来访者应该表现为:纯自然的、纯客观的;始终立足于给人以光明、希望和力量;针对来访者的实际问题,客观地分析其不足;促进来访者的自我发现和潜能开发。

第二节 心理治疗

一、心理治疗概述

（一）心理治疗的概念

"心理治疗"对应的英文单词为 psychotherapy,有时被称为 therapy（治疗）。心理治疗与心理咨询一样,没有明确、公认的定义。

《美国精神病学词汇表》将心理治疗定义为:在这一过程中,一个人希望消除症状,或解决生活中出现的问题,或因寻求个人发展而进入一种含蓄的或明确的契约关系,以一种规定的方式与心理治疗家相互作用。

一种极有影响的观点是沃尔培格于 1967 年对"心理治疗"下的定义:心理治疗是针对情绪问题的一种治疗方法,由一位经过专门训练的人员以慎重细致的态度与来访者建立起一种业务性的联系,用以消除、矫正或缓和现有的症状,调解异常行为方式,促进积极的人格成长和发展。

北京大学陈仲庚教授认为,心理治疗是治疗者与来访者之间的一种合作努力的行为,是一种伙伴关系;治疗是关于人格和行为的改变过程。

从上述的几种定义中,我们不难发现,这些定义或多或少都涉及了下述几个方面,即治疗是一个过程,是治疗者与来访者的关系,治疗者运用有关的心理治疗理论对来访者进行帮助,以消除或缓解来访者存在的问题或心理障碍,促进人格的健康发展。

在综合考察了上述几种观点的基础上,总结心理治疗定义如下:心理治疗是在良好的治疗关系基础上,由经过专业训练的治疗者运用心理治疗的有关理论和技术,对来访者进行帮助的过程,以消除或缓解来访者的问题或障碍,促进其人格向健康、协调的方向发展。

在心理治疗的定义中,我们看到良好的治疗关系又一次被强调,这是所有改变的前提条件。治疗者运用心理治疗的有关理论和技术对来访者进行帮助这一特点,在心理治疗过程中比之在咨询过程中更为突出。而理论与技术的应用及良好的治疗关系在治疗

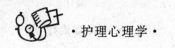
者与来访者之间产生的交互作用,其目的均为使来访者产生某种改变,如情绪的、行为的或认知的改变,消除或缓解其问题和障碍,使其人格能向着较为积极的方向发展。这不是轻而易举的任务,来访者改变的发生,需要治疗者及来访者双方艰苦的努力。因为改变必须假以时日,所以说,治疗是一个过程,不是一蹴而就的,也就不难理解了。

(二)心理治疗的对象

心理治疗,顾名思义就是对心理困难与心理障碍的心理不良症状进行治疗。也就是说,心理困难与心理障碍是心理治疗的对象。那么,什么是心理困难与心理障碍呢?

1. 精神问题

从精神不佳到精神崩溃,均为心理治疗的对象。有精神疾患的人,其人格和精神失去了统一协调的效能,与外界现实不能正常接触,产生幻觉、妄想等症状,并且其思考、情感、行为亦有明显障碍,无法正确地面对日常生活。一个人有严重的精神疾患时,其主要治疗方法乃在于使用药物治疗,但对其安慰、支持、限制等心理辅导治疗也是必不可少的。

2. 神经症

这种情况的来访者并没有精神崩溃的现象,自己与外界现实环境的接触状态尚好,只是在心理上或情绪上有所困扰与不适,觉得需要进行心理治疗来解除自己的痛苦。心理上有无法言表的症结引起烦恼、忧郁、害怕或者有不易解决和处理的内心问题,或总面对不良的人际关系等,均属此类。这一类情绪不适或心理困扰,药物治疗虽然有时能有所帮助,但心理治疗要有效得多。

3. "纯粹"心理问题

这可能与躯体的某些病变有关。在现实生活中,有些人往往具有复杂的内心矛盾,生活工作中常面对自己不易处理的问题。例如,有的男子对自己没有信心,上夜班时,心里总担心在家的妻子会作出什么不规矩的事来,以致整个心身都不舒服,常常"无病呻吟",意欲天天守在家里陪着妻子。这种情况,并不是安慰或劝说就可以改善的,而是需要仔细剖析心理的症结,研究潜意识的动机,只有得出了真实的结论才能彻底医治。这类心理症结也是心理治疗的适合对象。

4. 性格缺陷

有些来访者虽有某种心理问题,但并没有觉得有明显的不适,而其在行为或性格上却存在一定的缺陷,影响了自己去适应一般的生活,如有的儿童一不高兴就想逃学。另外,也有人有明显的性格上的缺陷,时时事事总是按部就班,如不按照自己定的死板规律与程序吃饭、睡觉、娱乐就无法生活;相反,有的人事事都缺乏信心,事情还没动手做就已开始担心会失败,以致最后什么都不敢做,什么也做不成。这些行为和心理上的缺陷虽非朝夕之功就能改变,但依靠心理治疗,却是可以得到慢慢矫正、治疗的。

(三)心理治疗的原则

1. 接受性原则

接受性原则即对所有求治的心理"来访者",不论心理疾患的轻重、年龄的大小、地位的高低、初诊、再诊都一视同仁,诚心接待,耐心倾听,热心疏导,全心诊治。在完成来访者的病史收集、必要的体格检查和心理测定,并明确论断后即可对其进行心理治疗。治疗者应持理解、关心态度,认真听取来访者的叙述,以了解其发展经过,听取意见、想法和自我心理感受。

2. 支持性原则

支持性原则即在充分了解来访者心理疾患的来龙去脉和对其心理病因进行科学分析之后,治疗者通过言语与非言语的信息交流,予以来访者精神上的支持和鼓励,使其建立起治愈的信心。对来访者所患的心理疾病或心理障碍,从医学科学的角度给予解释,说明和指出正确的解决方式,在心理上给来访者鼓励和支持。要反复强调来访者所患疾病的可逆性(功能性质)和可治性(一定会治愈)。反复地支持和鼓励,可防止来访者发生消极言行,大大调动来访者的心理防卫机能和主观能动性,对强烈焦虑不安者,可使其情绪变得平稳安定,以加速病患的康复。在使用支持疗法时应注意:支持必须有科学依据,不能信口开河,支持时的语调要坚持慎重、亲切可信、充满信心,充分发挥语言的情感交流和情绪感染作用,使来访者感受到一种强大的心理支持力。

3. 保证性原则

保证性原则即通过有的放矢、对症下"药"、精心医治,以解释来访者的心理症结及痛苦,促进其人格健康发展、日臻成熟。在心理治疗的全过程中,应逐步对来访者的心身症状、不良心理、社会因素和性格等心理缺陷的病理机制加以说明、解释和保证,同时,辅以药物等其他心身综合防治措施,促使疾病向良性转化。在实施保证性原则的过程中,仍应经常听取来访者的意见、感受和治疗后的反应,充分运用心理治疗的人际沟通和心理相容原理,在心理上予以保证,逐步解决来访者的具体心理问题,正确引导和处理心理矛盾,以进一步提高治疗效果。

上述三个原则是一个相互联系、相互影响的有机整体,但接受性原则必须放在首位。治疗过程中心理气氛要融洽,务必让来访者把话讲清,一次不行,可进行多次,应要求来访者高度合作,并注意保密原则,尊重来访者的人格,取得来访者的高度信任,因为信任是心理治疗得以成功的基础。同时,还应注意心理治疗的主观能动性原则。因为仅仅有治疗者的保证,而不注意引导来访者对自己的疾病进行正确认知、充分调动自我调治的主观能动性,是不可能取得良好的心理治疗效果的。

(四)心理治疗的目标

1. 解除来访者的症状

精神与身体不适或心理问题都会妨碍来访者对社会的适应,并因此而造成心理上的痛苦,所以心理治疗的主要目的是解除来访者在心理或精神上的痛苦,或帮助解决其无法自己解决的心理冲突。例如,用心理治疗方法(系统脱敏疗法、满灌疗法、厌恶疗法等)矫正来访者的恐惧、焦虑心理等。

2. 提供心理支持

在急慢性应激状态下,来访者因应付不了或忍受不了危机的环境,从而产生心理疾患或障碍。心理治疗可以帮助他们增加对环境的耐受性,降低易感性,提高心理承受力,增加应付环境和适应环境的能力,使之能自如地顺应和适应社会。这方面的心

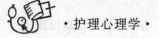

理治疗技术有危机干预、应激应付、应激免疫训练等。

3. 重塑人格系统

这一点尤其被认知治疗、精神分析等所强调,它认为人类的心理疾患和心理障碍是其人格不成熟所致。所以,只有重塑人格系统,才能从根本上改变来访者的病态心理和不良行为方式。治疗的内容包括:帮助来访者理解自己、分析自己的情绪冲突的原因,获得内省能力,以了解意识和潜意识的内容。其治疗方法可分为两大类:一类为指导性的,一类为表达性的。前者是针对来访者存在的心理问题,由治疗者进行劝告、建议、指导、解释。后者又称非指导性的,在心理治疗过程中,来访者处于主导和中心地位,治疗者以倾听为主,居被动地位,但仍应努力营造良好的气氛,使来访者在讲述自己的心理问题的过程中完成自我理解,达到自己解决自己问题的目的。总之,无论采取哪种方法,治疗者期望达到的仍是重塑来访者成熟的人格。

知识链接

西格蒙德·弗洛伊德

主要著作有:

《梦的解析》(1900);

《性学三论》(1905);

《精神分析运动史》(1906);

《列奥纳多·达·芬奇和他对童年时代的一次回忆》(1910);

《图腾与禁忌》(1913);

《论无意识》(1915);

《超越唯乐原则》(1920);

《自我与本我》(1923)。

西格蒙德·弗洛伊德(1856—1839),奥地利医生兼心理学家、哲学家、精神分析学的创始人。其女儿安娜·弗洛伊德后来也成为著名的心理学家。

弗洛伊德于 1856 年 5 月 6 日出生于摩拉维亚,4 岁时举家迁居维也纳,父亲雅各布是一位心地善良、助人为乐,但资本微薄的犹太商人,他虽然经商,但为人诚实、单纯。所有的这些性格,对弗洛伊德有很大的影响。母亲是父亲的第三个妻子,当时才 21 岁,他是同母所生 8 个兄弟姐妹中之长兄,而他还有两个异母的哥哥。

1900 年《梦的解析》一书出版,该书现在被许多人推崇为弗洛伊德最伟大的著作。然而,这本书也遭到大量批评,出版后的 8 间只售出 600 册。弗洛伊德也只从中获得相当于 209 美元的稿费。

二、常用的心理治疗方法

心理治疗的方法有很多种,但大体可以归纳为以下三大理论领域:精神动力论、人性论、行为主义。

（一）精神分析疗法

精神分析疗法又叫心理分析疗法、分析性心理治疗，是心理治疗中最主要的一种治疗方法。它是奥地利精神科医师弗洛伊德在 19 世纪末创立的。精神分析疗法实施精神分析的技术，主要由自由联想、解释、释梦和移情四部分组成，在治疗过程中会遇到阻抗。这一疗法的适应症是心因性神经症。

精神分析一般通过以下三种途径显示其效果。①精神宣泄。来访者能自由表达被压抑的情绪，或对早年经验的再体验。如果让来访者重新在心理上体验过去的挫折，并把潜意识压抑的感情宣泄出来，来访者就有了认识它、克服它的可能性。②自省。通过分析，让来访者了解自己内心冲突、焦虑的根源，于是就有了自省的可能性。经过自省，把症状的无意识隐意和动机揭露出来，使来访者意识到症状的真正隐意从而领悟，并要求从理智上、感情上都能接受。③反复剖析。由于来访者的症状已成为其心理活动的组成部分。因此，即使来访者领悟病症的隐意，但在行为中仍会出现反复。心理治疗是个漫长的过程，要求治疗者和来访者都必须要有耐心，不断分析、理解、更正、体验，才能逐步从根上改变来访者的思维逻辑方式。

1. 自由联想

弗洛伊德认为，浮现在脑海中的任何东西都不是无缘无故的，都是具有一定因果关系的，借此可挖掘出潜意识中的症结。自由联想就是让来访者自由诉说心中想到的任何东西，鼓励来访者尽量回忆童年时期所遭受的精神创伤。精神分析学说认为，通过自由联想，来访者潜意识的大门不知不觉地打开了，潜意识的心理冲突可以被带入到意识领域，心理治疗者从中找出来访者潜意识之中的矛盾冲突，并通过分析促进来访者领悟心理障碍的"症结"，从而达到治疗的目的。自由联想是精神分析的基本手段。

2. 梦的分析

弗洛伊德在他的著作《梦的解析》中，认为"梦乃是做梦者潜意识冲突欲望的象征，做梦的人为了避免被人家察觉，所以用象征性的方式以避免焦虑的产生"，"分析者对梦的内容加以分析，以期发现这些象征的真谛"。所以发掘潜意识中心理资料的另一技术就是要求来访者在会谈中也谈谈他做的梦，并把梦中不同内容自由地加以联想，以便治疗者能理解梦的外显内容（又称显梦，即梦的表面故事）和潜在内容（又称隐梦，即故事的象征意义）。

3. 阻抗

阻抗是自由联想过程中来访者在谈到某些关键问题时所表现出来的自由联想困难。其表现多种多样，如正在叙述过程中突然沉默或转移话题等。阻抗的表现是意识的，但根源却是潜意识中本能地阻止被压抑的心理冲突重新进入意识的倾向。当自由联想接近这种潜意识的心理症结时，潜意识的阻抗就自然发生作用，阻止其被真实地表述出来。精神分析理论认为，当来访者出现阻抗时，往往正是来访者心理症结所在。因此，心理治疗者的任务就是不断辨认并帮助来访者克服各种形式的阻抗，将压抑在潜意识的情感发泄出来。

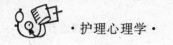

4. 移情

移情是来访者在沉入对往事的回忆中,将童年期对他人的情感转移到治疗者身上。移情有正移情和负移情,正移情是来访者将积极的情感转移到治疗者身上,负移情是来访者将消极的情感转移到治疗者身上。借助移情,把来访者早年形成的病理情结加以重现,重新"经历"往日的情感,进而帮助他解决这些心理冲突。

5. 解释

在治疗过程中,治疗者的中心工作就是向来访者解释他所说的话中潜意识含义,帮助来访者克服抗拒,而使被压抑的心理资料得以源源不断地通过自由联想和梦的分析暴露出来。解释是逐步深入的,根据每次会谈的内容,用来访者所说过的话做依据,用来访者能理解的语言告诉他其心理症结的所在。解释的程度随着长期的会谈和对来访者心理的全面了解而逐步加深和完善,而来访者也通过长期的会谈在意识中逐渐培养起一个对人对事成熟的心理反应和处理态度。

(二) 行为疗法

行为疗法又名行为矫正疗法,是在行为主义心理学理论基础上,发展起来的一个心理治疗派别。行为疗法一般有四大基本步骤:行为观测、行为分析、行为治疗和疗效评估。

1. 行为观测(准备阶段)

在行为治疗中,一个基础的内容就是要对目标行为进行观测,包括观察、测量、记录等。行为观测贯穿于行为治疗的整个过程,存在两个方面的作用:一方面,通过观测获得的信息,为了解和把握目标行为提供客观、真实的全貌,是进行行为分析和评价的重要依据;另一方面,有助于治疗方法的选择、治疗方案的制订以及治疗效果的了解。

2. 行为分析(诊断阶段)

在这一阶段,治疗者一般要做的工作有:确定问题行为是否适合行为治疗;对问题行为进行具体分析,具体包括对问题行为的初步分析;对问题行为前提和后果的分析;对来访者动机和预期的分析。

3. 行为治疗(实施阶段)

在这一阶段,治疗者要做的工作有:与来访者共同制订治疗计划,选择合适的治疗技术与方法,实施治疗计划。

4. 疗效评估(结束阶段)

评估方案的设计有下列三种:A-B 设计(又称前-后设计):A 表示治疗前的观察记录,B 表示治疗后的行为记录;A-B-A-B 设计(又称反向设计);多种基础设计。

行为治疗的具体方法主要有以下几种。

(1)系统脱敏法。沃乐普曾这样描述这种方法:脱敏方法就是将引发焦虑的刺激序列中最弱的一项以想象的方式呈示给深度放松的来访者,多次反复,直到不再引发焦虑为止。然后,呈示序列中的第二个项目。如此下去,直到最后即使最强的引发焦虑的刺激也不能够引发来访者丝毫的焦虑。

系统脱敏法包括三个步骤:学会放松,建立焦虑事件层级,实施脱敏。在实施脱敏过程中,每次脱敏的时间不能过长,一般为 30 分钟左右。每次脱敏的事件也不能过多,最多不超过 4 个。治疗中,不能操之过急,一定要确认一个事件已经不再产生紧张才能进行下一事件的脱敏。同时,为巩固疗效,还需来访者做一些家庭作业。

放松训练即让来访者将身体上的肌肉按照固定的顺序、先紧张后放松的过程进行训练。通常从头部开始,逐步放松。治疗者可应用催眠让来访者放松,也可用录音让来访者自己练习放松。

建立焦虑事件层级要设计出一个科学、合理的焦虑事件层级表,治疗者必须全面采集来访者的病史资料。焦虑程度为零的事件称作控制事件,通常以"在林中漫步"、"听轻音乐"等作为控制事件,常在来访者出现紧张或不适时引用,以帮助放松。

实施脱敏系统脱敏可分为两种:一个想象系统脱敏,二是现实系统脱敏。想象系统脱敏法是治疗者向来访者口头描述其焦虑层级的某一事件,让来访者进入想象中的情境并体验焦虑。同时配合全身放松,逐级抑制由弱到强的不同层级的焦虑,直到最后完全消除焦虑。现实系统脱敏法是让来访者直接接触或进入导致焦虑的现实刺激或情境,体验焦虑,反复多次以后,来访者逐渐适应该情境,不再害怕,然后再将来访者引入下一焦虑层级的现实情境。如此逐级反复进行,直到每一层级的焦虑被消除为止。

(2)厌恶疗法。厌恶疗法是从经典条件反射原理发展出来的一种治疗方法。其做法是在来访者出现问题行为时,施加某种厌恶性的或惩罚性的刺激,使来访者产生一种厌恶的生理或心理反应,如疼痛、恶心、呕吐等。如此反复实施,就可使问题行为与厌恶反应建立起条件反射。当来访者试图进行这种问题行为时,厌恶体验即可产生。为避免厌恶体验,来访者不得不终止或放弃问题行为。使用厌恶疗法需要注意的事项有:靶症状必须单一、具体,厌恶刺激物的选择必须合适,厌恶刺激的实施必须适时。

(3)满灌疗法。满灌疗法也称暴露疗法,它与系统脱敏疗法正好相反。满灌疗法不需要进行任何放松训练,而一下子呈现最强烈的恐怖、焦虑刺激(冲击)或一下子呈现大量的恐怖、焦虑刺激(满灌、泛滥),以迅速校正病人对恐怖、焦虑刺激的错误认识,并消除由这种刺激引发的习惯性恐怖、焦虑反应。故也称为冲击疗法或泛滥疗法。运用此疗法时应充分考虑来访者的身体承受能力,以防意外。

(4)自信训练法。自信训练法主要用于改善人们在社交方面所存在的一些不适行为以及相伴随的焦虑反应。自信训练的目的是使来访者在社交场合中,能够充分自信地表达自我并感受到满足,以取代先前那种面对他人所表现出的无能的、充满恐惧的反应。自信训练由角色扮演、模仿、强化与指导四个要素组成。一般包括以下三个步骤:第一,找出来访者在哪些情境下,对表现自信行为是困难的;第二,通过角色扮演、模仿和有指导的训练,使来访者在模拟的情境中表现出自信行为;第三,与来访者一起讨论,在实际生活中表现自信行为将会遇到什么问题,并提出解决的方法。

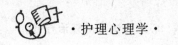

（三）人本主义疗法

人本主义心理疗法也称询者中心疗法,由美国心理学家罗杰斯于 20 世纪 40 年代创立。询者中心疗法指以平等伙伴的身份去理解来访者的问题与情绪,为其提供一种无所顾忌地自由表达和宣泄的机会,并帮助其体验自我价值,实现人格成长。罗杰斯说:"个人中心疗法学派主要是一种存在观点,寻找适当的态度和行为的表达,而这些态度和行为乃是能够创造出促成成长的气氛。它是一种重要的生活哲学,而不是一种简单的技术或方法。"

治疗者应具备三种态度:真诚一致,即治疗者所表达的内容与他自己内在的体验是一致的,不说言不由衷的话,不摆专家的架子和说教者的姿态,而是坦诚交流。无条件的积极关注,即积极的非批判性的接纳态度,但不可与赞赏混淆。同理心,即能够准确地感受到当事人所体验的情感和个人意义。

人本主义心理疗法的技术要点有以下几方面。第一,促进当事人发生变化的方向从缺乏信任、封闭和畏惧人际关系,转变为对别人更具开放性和愿意探索改变的可能性。第二,完全投入与互动。治疗者如何评价或诊断当事人并不重要,当事人如何评价自己才是最重要的。促使当事人完全地投入治疗历程才是最重要的治疗过程,就是治疗者与当事人共同参与的探险是双方显露人性,一起追求成长经验的过程。第三,兼容的实务方法。本疗法不排斥任何其他治疗学派,心理治疗者可以综合运用多种不同的方法来进行实务工作,而只要你始终遵守治疗的核心条件即可。

人本主义疗法一般要经历七个阶段或过程。第一阶段:来访者对个人的经验持僵化、刻板和疏远的态度。第二阶段:可以畅谈自我以外的话题。第三阶段:流畅地表达客观的自我。第四阶段:自由地表达个人过去的情感。第五阶段:自由地表达当时自己的感受,但有所迟疑。第六阶段:完全接受过去那些被阻碍和否认的情感。第七阶段:不需要心理治疗师的帮助可自由表达自己。

（四）理性情绪心理疗法

理性情绪心理疗法(rational-emotive psychotherapy,简称 RET)又称为认知疗法,是指帮助来访者以理性思维代替非理性思维,以减少或消除后者给情绪、行为带来的不良影响的一种心理治疗方法。由美国临床心理学家 A.艾利斯于 20 世纪 50 年代创立。

该理论认为,环境中的各种刺激事件是否引起人的情绪和行为后果,关键取决于个体对这些刺激事件的认知评价和信念系统,即构成一个 A—B—C 的反应链,其中 B 这个主体因素才是如何反应和怎样反应的真正原因,故该理论亦被称为 ABC 理论。从 ABC 理论来看,有神经症和行为障碍的人并不是比其他人经受了更特别的刺激或有更特别的经历,而是他(她)们常用一些与现实不协调的非理性的认识和信念来分析和看待事物,从而陷于"自我"的情绪障碍中。

非理性认知和信念的特征:要求的绝对化,即要求事物和行为十全十美。以偏概全,做错一件事就以为自己一事无成,别人一件事没做好,就认为他一无是处、糟透了。总认为某事件的发生会导致糟透了的结果,并对此无能为力,从而陷入焦虑或抑郁、悲观、绝望的痛苦情绪体验之中。

常见的不合理信念有：一个人应该要获得周围所有人的赞许；一个人的价值取决于其所取得的成就；坏人应该受到严厉的谴责和惩罚；如果事情的发展非己所愿，那将是可怕的事情；不愉快的事情总是由外在环境因素所致，也是无法控制和改变的；人生中每个问题都应有唯一正确的答案；人应该非常警惕危机事件的发生。

RET 的治疗目标是：接受不确定性，学习变通性，正视现实，学会合理思维，学会宽容，敢于尝试。

RET 治疗技术要点和步骤如下。第一，诊断分析阶段。找出情绪与行为不适的具体表现（C），找出相对应的诱发事件（A），找出连接 A 与 C 之间的不合理信念（B）。第二，领悟阶段。通过个别晤谈或集体辅导班，帮助当事人领悟到自己的情绪和行为障碍的根本原因并不在环境，而是在于自己的认识和信念与众不同（或与现实不协调），并找出这些非理性的信念。如，思维与情绪的关系。第一种思维：他不正眼瞧我，因为他瞧不起我。情绪表现：愤怒、敌意、悲哀。第二种思维：他不正眼瞧我，因为我让别人讨厌。情绪表现：自卑、焦虑、紧张。第三种思维：他不正眼瞧我，因为他害怕我。情绪表现：自豪、自信、与我无关。第三，信念改造阶段（修通）。治疗者主要采用解释和辩论的方法来动摇和改变来访者非理性的信念。使来访者理屈词穷，不能为自己的非理性信念自圆其说，认识到其非理性信念是不合逻辑的以及与现实是不协调的，并建立新的信念。第四，情绪转变与行为训练。主张兼收并蓄各种心理治疗手段，可用正确反应示范、系统脱敏、自信心训练、放松训练，帮助来访者改变原先适应不良的焦虑、抑郁、恐怖等消极情绪带来的行为障碍。让当事人体验到自己掌握命运的能力，增强自信心。举例：思维与行为的关系。第一种思维：如果我先与他打招呼，他会认为我在讨好他。行为：故意显得清高，无所谓。第二种思维：如果我先与他打招呼，他会认为我怕他。行为：故意显得趾高气扬，不可欺负。第三种思维：如果我先与他打招呼，他会认为我是一个宽宏大量的人。行为：感觉很好，心宽自信。第五，理性再教育阶段。进一步帮助来访者分清什么是理性的信念，什么是非理性的信念，并用理性的信念取代非理性的信念。要使来访者学会理性的思维方式，学会与环境相适应的情绪和行为反应模式，从根本上清除病因。

（五）生物反馈疗法

生物反馈疗法是借助现代电子仪器（如皮肤电反馈仪、皮肤温度反馈仪、肌电图反馈仪等装置）将人体内脏的生理功能状态（如心率、血压、肌电、脑电、胃肠蠕动等）予以描记，并转换为数据、图像或声、光等信号予以反馈，让来访者据此有意识地进行反复训练和学习，以调节和控制内脏功能及其他身体功能，从而达到治病目的。

目前，临床治疗中常用的生物反馈疗法有：①肌电生物反馈，主要用于治疗焦虑症、恐惧症、神经衰弱、偏头痛、紧张性头痛、失眠症等；②脑电生物反馈，常用于治疗失眠症，亦用于训练癫痫来访者；③脉搏血压反馈，主要用于治疗高血压、心动过速或过缓以及心律不齐；④皮肤电反馈，多用于治疗高血压、恐惧症、焦虑症及与精神紧张相关的一些心身疾病；⑤皮肤温度反馈，多用于治疗偏头痛、雷诺氏病或伴有手足发凉的血管性障碍等。

生物反馈疗法的具体步骤如下：第一步，向来访者说明生物反馈疗法的原理，使来访者明白通过生物反馈疗法训练可以调节自己的生理变化;第二步,安装电极、打开仪器、测量来访者的基本数据;第三步,训练来访者收缩和放松肌肉,让他体会寻找相应的感觉,并注意这些感觉与反馈仪上指标变化的微妙关系;第四步,进行全身放松训练。

(六)认知行为疗法

认知行为疗法在采取行为治疗技术的同时,突出了人的思维、想象、自我言语等认知因素在不良行为中的决定作用。在治疗中,只要治疗者帮助来访者排除、纠正了这些非理性的信念、思维就能够达到改变外部行为的目的。

行为技能训练通常由以下四步构成:第一,由治疗者给来访者示范如何完成某一行为,一边做一边大声对自己讲话(认知示范);第二,来访者按照治疗者的示范,也一边做一边大声地指导自己(外显的自我引导);第三,来访者在完成某一行为的过程中,小声地自己指导自己(降低的、外显的自我引导);第四,来访者在完成这一行为时能够用内部的自我言语进行指导(内隐的自我指导)。认知行为疗法的具体方法有以下几方面。

1. 行为塑造法

行为塑造法是通过连续不断地逐一强化更为接近目标行为的行为(又称趋近行为),而同时消退先前行为来形成某种新行为的一种行为矫正方法。它适用面非常广,可用于下列问题的矫治:恐惧症及其他神经症、厌食症、贪食症、自闭症、某些性机能障碍以及精神分裂症的康复等。

行为塑造法的一般步骤:第一,界定目标行为;第二,确定初始行为;第三,设定塑造序列;第四,选定强化刺激物;第五,实施辨别强化。

2. 代币奖励法

代币奖励法是用对来访者感兴趣或有价值的代币来强化来访者的适应性行为,而使不良行为逐渐消退的一种行为矫正方法。用做奖励的代币指的是可以在某一范围内兑换物品、服务或权利的票证、筹码、记分卡和粘贴纸等。来访者只要表现出预期的良好行为,就可按规定得到相应的代币。持有代币的来访者可在规定的时间和地点按特定的兑换规则,去换取某种物品、活动或优惠待遇。

施行代币奖励法,一般做法如下:第一,确定目标行为;第二,选定所使用的代币;第三,确定支持代币的强化物;第四,制定行为评分标准和等级;第五,建立代币兑换规则、时间及地点。

3. 行为消退法

行为消退法就是通过停止对某种行为的强化从而使该行为逐渐消失的一种行为矫正方法。实施行为消退法的具体步骤是:第一,收集相关资料,识别不良行为的特定强化物;第二,实施消退,并增加良好的替代行为;第三,促进替代行为的泛化和维持。

(七)森田疗法

森田疗法是诸多心理治疗技术中唯一由东方人创立的疗法。这种疗法对于强迫症状、社交恐怖、疑病症、神经过敏等都有不错的效果。他的原则是对于症状要"顺其自然",对于人生要"为所当为"。坚持实行这些要诀,人就能使自己的注意力离开自我的中心,投入有意义的生活和工作中,摆脱症状的纠缠。

小 结

本章的主要内容有心理咨询概述、心理咨询的程序与技术、心理咨询的注意事项;心理治疗概述、常用的心理治疗方法。重点是心理咨询的概念、对象、原则及心理咨询的技术,难点是心理治疗的方法。心理咨询的技术主要有:建立良好咨访关系的技术、倾听技术、询问技术、反应技术、重复技术、解释技术、面质技术、具体化技术、即时化技术、自我暴露技术、沉默技术、角色扮演技术、总结技术。希望同学们能在实践中灵活运用。心理治疗的方法有:精神分析疗法、行为疗法、人本主义疗法、理性情绪疗法、认知行为疗法等,希望同学们能在实践中认真钻研。

能力检测

一、单选题

1. 以下( )类型来访者不适合接受心理咨询。
A. 焦虑者　　　　　　B. 遭受心理挫折的人　　C. 行为适应不良
D. 偏执性人格素质　　E. 抑郁者

2. 弗洛伊德主要采用( )来治疗心理障碍。
A. 催眠　　　　　　　B. 自由联想　　　　　　C. 导泻
D. 催吐　　　　　　　E. 药物

3. 认知治疗的一般步骤分为( )步。
A. 1　　　　B. 2　　　　C. 3　　　　D. 4　　　　E. 5

4. 主张"对于症状要'顺其自然',对于人生要'为所当为'"是( )疗法。
A. 精神分析　　　　　B. 森田　　　　　　　　C. 行为
D. 认知　　　　　　　E. 催眠

5. 在心理咨询过程中,想了解来访者更多的信息,应采用( )技术。
A. 询问　　B. 反应　　C. 重复　　D. 面质　　E. 心理评估

二、填空题

1. 心理咨询的范围有_____、_____、_____和_____。
2. 心理咨询的形式有_____、_____、_____、_____、_____和_____。
3. 心理咨询的原则有_____、_____、_____、_____、_____、_____和_____。
4. 心理治疗的主要原则有_____、_____和_____。

三、简答题

1. 简述心理咨询的对象。
2. 简述心理咨询的程序。

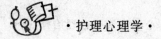

3. 简述建立良好咨访关系的技术。

4. 简述倾听的技术。

5. 简述询问的技术。

6. 简述理性情绪疗法的理论观点。

7. 简述系统脱敏疗法的操作步骤。

（邓香兰）

第六章 病人心理

 学习目标

> 掌握:病人的心理需要、病人常见的心理变化和心理问题。
> 了解:病人的权利与义务及角色适应。

古希腊名医希波克拉底曾说过:"了解什么样的人得了病,比了解一个人得了什么病更加重要。"护理工作的对象是人,不仅是有躯体、器官、组织病变的生物人,而且是有丰富内心世界和复杂心理行为的社会人。现代社会的疾病与病人的心理有着密切的关系,病人的心理状态受疾病的影响,反过来又影响疾病的进程转归和预后。因此,护理工作者必须了解病人的心理变化、心理需要,进一步研究病人的心理和行为,这对于提高护理质量将有十分重要的意义。

第一节 病人与病人角色概述

一、病人与病人角色的概念

疾病是指机体在一定条件下由病因与机体相互作用而产生的损伤与抗损伤过程,具有相应的功能、代谢和形态的改变,以症状和体征表现出来。病感,也称病痛,是个体感到有病的主观体验,可由躯体疾病引起,也可由心理社会因素引起,并由此而产生求医行为。由于疾病或病痛而寻求帮助的人称病人,包括那些在医院经过医生检查诊断为某种疾病的人,以及那些没有检查出疾病却有病感的人。人患病以后就进入病人角色,又称病人身份,是医疗过程中的一种社会角色,病人角色的获得和公认,主要是医生依据有关医学标准确认其疾病状态。一旦"病人"身份确立,病人角色相应的权利和义务就从常态的社会人群中分离出来。尽管人的职业地位、信仰、生活习惯、文化程度各异,所患疾病也不尽相同,但病人角色相同,人们期待有与病人角色相应的行为规范。

美国社会学家帕森斯于1951年在《社会制度》一书中提到病人角色具有一定的权利和义务,主要表现为:①病人可以从常态的社会角色中解脱出来,免除其原有的社会责任和义务;②病人对其陷入疾病状态是没有责任的,疾病是超出个体自控能力的一种状态,也不符合病人的意愿,病人本身就是疾病的受害者,他无须对此负责;③病人应该努力使自己痊愈,有接受治疗、努力康复的义务;④病人应求得有效的帮助并在治疗中积极配合,主要是寻求医生的诊治并与医生合作。帕森斯的理论强调了病人有从正常社会角色中解脱出来的权利,且无须为疾病承担责任,同时又有积极求医,早日康复的义务,这是符合病人角色特点的。但这一理论也存在一定不足,如慢性病人并不完全免除正常的社会责任和义务,而部分性病、艾滋病和成瘾物质依赖等疾病的病人则需要承担道德甚至法律责任,并且不是每个人患病后都积极地寻求医疗,还存在有病不治的情况。

二、病人的权利和义务

(一)病人的权利

1. 享受医疗服务的权利

病人有得到医护人员为其诊断、治疗和护理的权利。在诊治过程中,病人有权向医护人员了解自身病情、治疗措施、疗程和预后等情况。对于不尊重病人权利和不负责的医疗行为、护理行为,病人有权批评和拒绝。

2. 被尊重的权利

病人由于疾病,不得不求助和依赖医护人员,但病人是有尊严的"人",需要得到医护人员的尊重和理解,而不是被当成一个"床号"或"病例"。

3. 免除或部分免除社会责任的权利

享有此种权利,学生可以请假、休学,工人可以免去上班或变换工种,教师可以免去讲课,直至住院治疗。

4. 保守个人秘密的权利

一个人患病后,为了更好地治愈疾病,愿意把自己的病症、内心活动感受,甚至对于父母、妻子(丈夫)都隐瞒的个人隐私,告诉医护人员。病人在袒露这些秘密的同时,还要求医护人员尊重他们的人格,理解其要求保密的心情,并为他们保守秘密。

(二)病人的义务

病人除了享有一定的权利外,同时,社会也要求他们承担一定的义务。病人应尽的义务通常是:尽可能及时就医,执行医嘱,遵守医院的各项规章制度和规定;在治疗过程中与医务人员全面合作,放弃原有的妨害治疗和护理效果的生活习惯;病愈后即使出院,也要协助医院的随访工作等。这也是社会对病人角色的期望。

三、病人角色的适应与偏差

病人角色具有社会特殊性,可能给病人本人及他人带来影响。在一定的社会文化背景中,并不是每个人都能成为角色扮演者,有的病人在从一般角色进入病人角色,或从病人角色返回到一般社会角色的过程中,存在角色适应和角色偏差。分析和认识这种现象,有利于护理工作者认识病人的心理。病人角色偏差可概括为以下几种形式。

(一)角色行为强化

角色行为强化是指病人患病后出现心理反应过度的角色行为表现。突出特点是保持病人的现状,与疾病转归或痊愈过程不相符。表现为病人的依赖性增强,对自己的能力表示怀疑,过度要求别人照顾,或感觉病情严重程度超过实际情况,"安于"病人角色的现状。由于患病而"因祸得福",期望继续享有病人角色所获得的利益,则小病大养。还有些病人因家庭不和、人际关系不良等社会因素,不愿摆脱病人角色重返社会常态角色。

(二)角色行为缺如

角色行为缺如是指本人意识不到疾病的程度,或有意否定其严重性,未能进入角色。特点是对疾病持否认态度,拒绝就医,常勉强承担正常的社会角色,使劳动、生活及学习效率降低,导致贻误治疗,病情加重甚至出现危险。

(三)角色行为消退

角色行为消退是指已经进入病人角色的病人,由于某些环境、家庭、工作以及社会角色、责任、义务等因素而走出病人角色,过早地转入社会常态角色,去承担其他角色的责任和义务的行为表现。多发生在疾病的中期,这对疾病的治疗和康复不利。

(四)角色行为冲突

病人在角色转换中,不愿或不能放弃原有的角色行为,与病人角色行为相互冲突。多因工作繁忙不能安心治疗,或不能放弃家庭责任而影响治疗等。另外,还因长期担当某种社会角色形成行为习惯,干扰病人进入病人角色。病人行为角色冲突多见于承担较多社会和家庭责任,而且责任心和事业心较强的人。

第二节 病人的心理需要

病人进入病人角色后,要系统接受医护人员的诊治和护理,同时在社会角色转换中,既具有正常人的一般需要,又产生了与疾病有关的各种心理需要,需要的层次也会随疾病的变化有所升降,因此,护理工作者只有了解和满足病人的需要,才能真正做好心理护理。

一、被尊重的需要

病人患病后,自我评价往往较低,但却对别人如何看待自己极为敏感,自尊心格外容易受伤害。病人渴望得到他人和护理工作者及社会的理解和尊重,特别希望重视自己,从而获得较好的诊治及护理。不同社会角色的病人常有意或无意地透露和显示自己的身份,以示自己的重要性,希望护理工作者对他们特殊照顾。地位一般而又不善交际的人,则希望得到一视同仁的关照。尊重的需要若不能得到满足,会使人产生自卑感、无助感,甚至变为不满和愤怒。因此护理工作者必须以主动热情的态度关心和尊重病人,避免出现伤害病人自尊心的事情,如呼唤病人以床号代替姓名,在公开场合议论病人的隐私,无视病人的存在,等等。只有满足病人被尊重的需要,才有利于病人身体的康复。

二、被接纳的需要

病人入院后,改变了原来的生活规律和习惯,进入到一个陌生的环境,病人感到孤独、无依靠,归属感更为强烈,因此病人需要尽快地熟悉新环境,被新的群体所接纳。

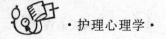

护理工作者应注意协调病友之间的人际沟通,如耐心地给病人介绍病室的环境、作息制度等,使病人尽快融入团结、互助的群体之中,有利于病人处于积极的心理状态,从而安心养病,接受治疗。

三、提供信息的需要

病人入院后在适应新的环境时需要大量的信息。首先,需要了解住院的生活制度、诊疗程序,疾病的进展、预后、医药费开支以及如何配合治疗等。其次,需要及时得到家人的生活工作方面的信息。同时,还需要得到单位领导和同事的工作及事业等方面的信息。总之,病人需要得到来自医院、社会及家庭的信息刺激和情感支持。所以,护理工作者应传递恰当的必要信息,为病人顺利治疗打下基础。

四、安全的需要

安全感和早日康复是每个病人求医的最终目的。病人希望生命不再受到威胁,希望得到可靠、确切、安全的治疗而又减少痛苦。因此,护理工作者对病人进行任何重要的、新的诊疗措施,都应事先进行耐心细致的解释说明,以增强病人的安全感。同时,在诊治和护理过程中要认真负责,熟练操作,杜绝差错事故的发生,使病人积极主动配合治疗,促进其早日康复。

第三节 病人常见的心理变化和心理问题

一、常见的心理变化

(一)认知功能的变化

准确感知、记忆和思维的前提是心理平衡,由疾病所引起的心理与生理应激反应会破坏心理的平衡,直接或间接损害病人的认知功能,甚至会造成认知功能障碍,主要表现在以下方面。

1. 主观感觉异常

患病之前,病人集中精力忙工作和学习,其心理活动指向外界客观事物,对自己的躯体状况不太留意,而一旦患病,就会把注意力转向自身感受,甚至对自己的呼吸、心跳、胃肠蠕动的声音都异常地敏感。住院致使病人躯体活动减少,加上住院环境安静,使病人感受性提高,不仅对声、光、温度等外界刺激敏感,就连自己的体位、姿势觉察得更加清楚,有时病人还会出现时间知觉异常,感觉时间过得慢。久病卧床的病人,有时会出现空间知觉的异常,感觉到房间或床铺在摇晃或转动等异常感觉。

2. 对客观事物敏感

病人进入病人角色以后,对某些客观事物异常敏感,如对各种检查敏感,以为自己患有特殊疾病;对治疗敏感,怀疑出现药物副作用;对医务人员的举止言行敏感;甚至对过去不曾关心的事情开始关心起来,对一些小事也斤斤计较,甚至发脾气。

3. 认知评价主观片面

病人对疾病格外关注，由于医学知识有限，对疾病进行主观认知和评估时，可能会出现对治疗不满意的现象。

（二）情绪活动的变化

在各种心理变化中，情绪变化是最常见、最重要的心理变化。人在患病时容易心境不佳，情绪不稳，出现焦虑、激怒或消沉情绪。病人的这种情绪反应，男性可表现出因一点小事吵吵嚷嚷，女性则表现为抑郁哭泣。尤其当病情发生变化、需要特殊检查或准备手术时，情绪更易激惹，以致焦虑、恐惧，睡不好觉，吃不下饭，有些病人还可表现出把内心烦躁转化为外部行为，如突然梳洗打扮，理发刮脸，挥笔写信，狼吞虎咽地吃东西，长时间向窗外眺望，蒙头大睡等行为表现。由于患病自我价值感受到挫伤，自尊心不同程度地受到伤害，听到医护人员直呼其名、直呼床号，或不注意保护病人隐私部位而粗鲁地诊疗操作，以及被医务人员拒绝等都会加剧病人自尊心受挫，自我价值感丧失，而变得心情沮丧。

（三）人格变化和意志行为变化

一般认为人格是稳定的，不过稳定也是相对的，在某些条件下一个人的人格也可以发生变化。如有些人患病后变得独立性减弱、过分依赖或感情用事、易激惹；有些病人患病后意志减弱，抵御不了那些与自己的治疗目标相违背的愿望、动机与行为，有些病人以自我为中心，常常提出过分要求或要求过多，明知无用也要求医护人员或家属去做。

知识链接 ----------------------------------

对待疾病的积极态度会减轻病痛

人本主义心理学家提出：因患病而悲观者，应转变观念。得病确实是一种不幸的事情，但并不意味着必定与死亡相联系，也不一定会把我们从有价值的社会生活中排除出去。由于身体得病，以往所熟悉的世界就变成了病态的世界，这种情况才是不幸的。如果我们坚持抗争，情况就会完全改变，就能在疾病中看到崭新的未来。人本主义心理学认为，疾病可以使我们陷入悲观和孤独的深渊，也可以帮我们打开通向健康和幸福的大门。梅宜由于肺结核而住院的时候心情非常悲观，但他后来重新认识了疾病，并完成了《存在心理学》的写作。麦恩通过他病危的生活体验，看清了自己在生与死斗争中的状态，写出了《魔鬼之山》一书。宗教学家岸本因为得了癌症而孤独面对死亡的时候，更深地了解了自己的宗教观。这些事例的发生都绝非出于偶然，一个人如果能够由弱变强战胜困难，那么他就表现出了人生的充实和幸福。

佛教认为生病时有三个境界。第一境界者认为，人生是无常的，朝如青丝暮如雪。生病也是我们预料不到的。第二境界的人认为，生老病死本是自然法则，但如能不生病，就能多做点事了。纵使生病，身虽苦，心却不苦，生病是因缘果报，早来早消吧！第三境界者认为，我们的身体是地、水、风、火组

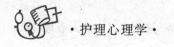

成,所以我们能感到痛苦。这段话是说对疾病的态度越积极、豁达,病痛的折磨就越小。

二、常见的心理问题

(一) 焦虑心理

病人的焦虑既可能是对患病本身的不安,也可能是疾病的临床表现。据研究,病人产生焦虑的原因主要有下述几方面:①认为自己的疾病严重;②担心医生的诊断与治疗方案不明确,护理的措施不当;③因医院环境陌生,生活习惯不适应等带来的人际关系紧张;④因住院增加家庭经济负担;⑤对亲人、对工作的牵挂;⑥焦虑作为疾病的一个症状存在,如更年期综合征、甲状腺功能亢进症(甲亢)、原发性高血压等。

(二) 恐惧心理

恐惧是人类和动物共有的原始情绪。患病是病人面临并企图摆脱的危险情境,对此病人感到无能为力,有些病人会有退缩、逃避等心理。恐惧的刺激因素主要有:①人们熟悉的环境发生了意想不到的变化,如医院抢救病人的紧张气氛;②特殊的临床诊治手段;③害怕手术;④患有预后不良或危及生命的疾病;⑤消极的暗示,如患同类疾病病人预后不良的信息等会给病人带来恐惧感。对恐惧的心理护理关键在于消除或减弱使病人感到恐惧的情境。

(三) 抑郁心理

抑郁是一种消极的情绪反应,常与病人的可能丧失和实际丧失有关联。常见的原因有:①病人不了解疾病的性质,对出现的各种症状没有心理准备;②对治疗丧失信心;⑧长期患慢性疾病,给工作、生活带来许多的痛苦和不便,给家庭经济带来危机等。

(四) 孤独感

孤独感,又称社会的隔离,可伴有不安全感。表现为不愿与人接触,不主动与医护人员说话,也不随便与病友交谈,只是盼望亲友早来探视,病未痊愈就想回家等。产生的原因有:①担心患病后受冷落,怕别人鄙视;②住院后远离亲人,和医护人员、周围的病友陌生;③病房生活单调乏味,病房内病种复杂与千变万化加重了病人的不安全感和孤独感。

(五) 依赖心理

患病后由于角色地位的转换,即使原来在家或单位地位不高的人,也会突然被各方人士关心与照顾,这使病人的被关爱感和所属感增加,产生依赖心理。病人有意无意地变得颓废起来,表现为没有主见,生活自信心不足,自己能做的事也想得到他人的帮助,变得百依百顺。姑息迁就病人的依赖心理,难以调动病人在疾病康复过程中的主观能动作用。

(六) 退化心理或称退化状态

病人患病后出现行为退化、表现幼稚,与年龄和社会身份不相符,主要特征有以下方面。①高度的自我中心,如饮食口味要适合他的要求,进食首先要照顾他,要求别人陪伴他并替他料理一切生活琐事,与自我中心平行的是情绪易激惹,反复无常,要求增多;②兴趣狭窄,病人对周围环境的变化缺乏热情,只对与他自己有关的事情感兴趣;③依赖别人;④对自己的身体关注过多,即便轻微变化也非常敏感。

（七）猜疑与怀疑

疑心是一种消极的自我暗示,这种缺乏根据的猜测,将影响一个人对客观事物的正确判断。病人会对别人的表情及周围环境敏感多疑,尤其是久治不愈、诊断不清的病人尤为突出。如听到别人低声言语,就以为是在议论自己的病情;当医护人员的诊断与其"自我诊断"发生矛盾时,即怀疑临床诊断的正确性,进而对医护人员的诊疗处置产生抵抗心理。

（八）愤怒

如果一个人认为面临的障碍不合理或是人为的,就会产生愤怒,甚至愤恨和敌意。在求医过程中可能使病人受挫的障碍有:①自然环境方面,如路程、交通与就医环境等;②社会与家庭方面,如家庭关系、经济状态、社会认识等;③疾病本身影响;④医患关系不和谐等。病人认为自己得病是不公平的、倒霉的,加上疾病的折磨,常常感到愤怒。他可能向周围的人甚至医护人员以不同的方式发泄这种愤怒。尽管愤怒反应可以缓解病人内心的紧张与痛苦,但愤怒不能消除障碍,有时还会造成医患关系的紧张局面,显然对病人不利。

（九）否认心理

否认与固执常同时发生。表现为坚信自己的主观感觉,否认医务人员的诊断,甚至于否认自己患病的事实、否认疾病的严重性而拒绝治疗。因此,不遵医嘱行为时常发生。

（十）自我概念变化与紊乱

自我概念对个人的心理与行为起着重要的调控作用,它包括自我认识(自我评价)、自我体验(自信与自尊感)和自我监控。患病尤其是首次患病自我概念常会发生变化,主要原因有:①疾病所造成的应激反应会损害病人的自主感和自负感,使病人对自己控制生命的能力缺乏信心,从而产生无助感和依赖感;②疾病使病人丧失了包括健康在内的许多东西,病人感到忧郁、悲哀,导致自我价值感或自尊心降低;③疾病的应激往往会使病人担心自己不能应对外界的挑战,使自信心下降。

自我概念紊乱则是指对本人认识的消极改变,包括体像、自尊和角色或个人身份的消极改变。体像是指个人对自己身体各方面的看法的总和,包括外表、感觉反馈及内在的感觉等多项因素,也就是整体的生理形象。任何身体功能或形态改变,都会影响个人的自我概念。如截肢病人对自己的身体形象要重新认识,对别人的反应要重新评价,病人必须适应并接受符合其体像的这些改变,重新适应新的自我概念。若不能适应,就会引起对自己的消极认识。

（十一）过高的期待

饱受疾病折磨的病人一来到医院便就将一切希望都寄托在医务人员身上。希望他们认真负责地诊治,也希望受到尊重,从医务人员的言谈举止中得到关心与爱护。一旦病人的期待落空便会产生挫折感,甚至怀疑诊治措施,采取消极措施。这是医疗纠纷的常见原因。

（十二）遵医行为问题

病人对医嘱内容不能很好地理解或记忆,将给治疗带来困难,甚至产生不良后果。尤其是在多种药物并服时,容易发生用药剂量、方法、时间等方面的错误。

小　结

研究病人心理问题在临床工作中有着重要的意义。病人是护理工作的对象,是疾病现象的主体。病人心理受疾病本身的影响,反过来又对疾病的发生发展产生重要影响。为使病人能够顺利地适应病人角色,促进健康的恢复,护理工作者必须了解病人与病人角色的概念并知道在角色适应过程中可能出现的问题,了解病人享有的权利与应尽的义务。病人有哪些心理方面的需要,以及病人常见的心理变化和心理问题。

能力检测

一、单项选择题

1. 病人的权利不包括（　　）。

A. 享受足够的医疗与护理　　　　B. 享受保守个人秘密

C. 知道处方上的内容　　　　　　D. 协助医院随访工作

E. 免除或部分免除社会责任的权利

2. 关于病人角色的叙述,以下（　　）是错误的。

A. 一旦患了某种疾病,就进入了病人角色

B. 病人角色受社会文化背景的影响

C. 进入病人角色后,原有的社会义务会发生改变

D. 进入病人角色的过程越短,越有利于治疗

E. 角色行为强化是指病人患病后出现心理反应过度的角色行为表现。

3. 以下（　　）属于病人的角色行为强化。

A. 否认患病的行为　　　　　　　B. 轻视病情的行为

C. 继发性获益的行为　　　　　　D. 攻击性的行为

E. 敌对性的行为

4. 病人意识不到自己疾病的严重性,从事超出其身体承受的活动,应属于（　　）角色问题。

A. 病人角色强化　　　　B. 病人角色消退　　　　C. 病人角色缺如

D. 病人角色认同差异　　E. 病人角色嫉妒

二、填空题

1. 病人的一般心理反应是_____、_____、_____和_____。

2. 病人的心理需要包括_____、_____、_____和_____。

三、简答题

1. 病人有哪些权利与义务？
2. 病人患病后，常见的角色变化有哪些？
3. 病人常见的心理变化包括哪些方面？
4. 病人可能出现的心理问题有哪些？

（谷芳秋）

第七章　心理护理

学习目标

掌握：心理护理的程序和方法，能将心理护理运用于临床实践中。不同年龄阶段、癌症、手术、重症监护病人的心理护理。

熟悉：影响疼痛的心理社会因素。

了解：药物治疗病人的心理特点及心理护理。

第一节　心理护理概述

一、心理护理的概念

心理护理指在护理活动过程中，护理工作者运用心理学的理论和技能，通过各种技巧和途径，积极影响和改变病人的心理状态和行为，促进其疾病的康复或向健康发展的一种护理方法。

每个人不仅有生理活动，还有情感、意识等心理活动，诸多因素相互影响和相互依赖。在躯体疾病过程中，不可避免会出现情绪反应，而情绪的变化又由于个体对事物的认知不同而表现不同。护理工作者的责任是帮助千差万别的病人达到治疗和健康所需要的最佳的身心状态。心理护理作为一种独特的护理方法，主要特点如下。

（1）主要关注病人的心理问题。重视病人生理和心理相互转化的因果关系。

（2）主要通过激发个体的内在潜力、充分调动其主观能动性，以心理支持与干预等方式帮助病人实现健康目标。

（3）强调社会环境与个体健康的相互作用，鼓励社会交往和构建和谐的家庭关系。

（4）用准确的心理评估、规范化的操作模式和优化护理工作者素质等措施来提高病人的健康素质。

（5）要求护理工作者既具备相应的护理专业基础知识和较丰富的实践经验，还需要对心理学理论和技术有较系统、较深入的掌握。

二、心理护理的意义

近些年，基于生物-心理-社会医学模式的深入人心、各种科学的理论和学说的发展,护理的理论和方法得到不断的发展。现阶段,护理工作以"人的健康为中心"为指导思想,护理的对象从有躯体疾病的人,已扩展为所有人、生命周期的所有阶段;护理的工作场所也不仅仅局限于医院,护理工作要求护理工作者应用科学的护理工作方法——护理程序,对护理对象实施身心的整体护理。心理护理是系统化整体护理的一个重要组成部分,在临床护理工作中具有非常重要的意义,主要表现在以下方面。

（1）有助于调整病人的生理、心理处于最佳状态,消除不良的心理刺激,防止心身疾病的发生。

（2）有助于协调各种人际关系,使病人适应医院环境,增加对医护人员的信任。

（3）有助于调动病人的主观能动性,使其积极主动地做好"自我护理",以利于病体康复和心理健康状态的保持。

（4）有助于护理工作者不断进行自我认识和自我调节,培养自己稳定的心理素质,以良好的心态来完成护理工作。

（5）有助于整体护理的进一步开展。

三、心理护理的原则和目标

（一）心理护理的原则

心理护理是对心身病症病人疾病过程中的心理反应,采取相应的保护措施,它能充分调动病人的能动性,具有重要的医疗预防价值。心身医学实践过程中,心理护理的配合应该贯彻始终。通过发挥心理护理的积极作用,可以大大缩短疗程。因此,在心理护理中必须掌握以下原则。

1. 交往原则

心理护理是在医患之间的人际交往过程中进行的。医患中的人际交往过程包括:医生与病人、护理工作者与病人、病人与病人、护理工作者与病人家属等的人际交往。护理工作者在交往中是中心人物,应该起到桥梁作用,活跃和协调各种人际间的交往。护患交往在某种程度上是为了交流情感、协调关系、满足病人心理需要,以消除病人孤独、寂寞之感受。良好的护患关系是心理护理成功的基础。

2. 服务原则

心理护理是通过在人道主义道德原则的指导下全心全意为病人健康服务而实现的。随着医学模式的转变和护理学的发展,护理范畴以医院为中心而兼顾社会、家庭、社区,对病人提供全面综合性服务。

3. 启迪性原则

心理护理过程中,护理工作者必须对病人身心康复给予启迪,诱导病人进行自我护理,同时给病人一些积极的暗示。启迪的范围包括:恢复健康的希望、心理冲突的解决、情绪的宣泄、正确对待生理残缺等。开发病人的主观能动性是疾病康复的关键。

4. 应变原则

在心理护理过程中,护理工作者必须有灵活的应变能力。观察病情缜密、严谨认真,特别是要多角度分析心理反应。处理方法多样,因人而异,因地制宜。语言要有艺术性、灵活性,因人而异。

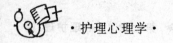

（二）心理护理的目标

心理护理目标是护理工作者在整个护理过程中通过自己积极的语言、态度、表情、动作、行为等影响病人，促使病人的不良适应得到改善。其最终目标是促进病人的发展，包括自我接受、自我尊重、自我完善、自我实现，具体目标如下。

1. 满足病人的合理需求

全面评估和争取分析病人的不同需求是心理护理应达到的首要目标。人类有生理的、安全的、心理的、社会的、精神的五个方面的需求。这些需求是相互联系的。从某种角度来看，康复的过程就是有关需求得到满足的过程。如果病人的需要得不到满足，就会有行为异常的表现，如焦虑、疼痛、感觉剥夺、应激、无能为力、丧失、绝望、敌意、愤怒、孤独、躯体形象改变以及对环境适应不良等。因此，护理工作应尽量满足病人的合理需求。

2. 创造良好的护理环境

创造一个有利于病人康复的心理与物质环境是做好心理护理的前提。护理环境，一般是指一切可能影响病人心理的外在条件，通常包括物理环境与社会环境。护理工作者在创造良好的环境中起着重要的作用，如护理工作者对物理因素的有效控制，对各种人际关系的有效协调等。

3. 调整病人的社会角色

发病初期，促使病人适应病人角色：一向健康的人，他们对自己居然也成为病人，感到突然，从心理上很难接受这一严酷的事实，甚至采取否认的态度，针对此情况护理工作者做心理护理的重点是给病人更多的心理支持，帮助他们认清自己有病这个事实，并端正对待疾病的态度。在疾病的发展过程中，有的病人病情不见好转，有的病情恶化，更严重的是病人得知身患绝症后会产生恐惧、焦虑和绝望心理，甚至产生轻生念头，一旦发现，应该通过心理护理加以干预。一旦病人适应了病人的角色，并且逐渐强化，就会妨碍病人心理上的康复。这时即使病人无任何体征，各项客观检查指标均在正常范围内，病人仍然自觉有许多症状，总觉得自己是病人，小心翼翼，不敢活动。这时护理工作者应明确告知病人其已康复，鼓励其恢复日常活动。有的病人角色行为缺如或减退，病情稍好转，即过早活动，致使病情加重，此时护理工作者应向病人耐心解释过早活动的危害性，以预防疾病复发，争取早日康复。

4. 提高病人的应对能力

充分调动病人的主观能动性，促进病人自我发展是心理护理的最终目标。"应对"一词是用来说明人类对环境改变的行为。应对行为分两类：一是增加对机体危害的行为，心理护理应对这些有害健康的适应、应对机制进行心理干预；二是降低对机体危害的行为和采取自我保存的行为来对付困境。如预先了解了所要发生的问题的性质而主动地寻求帮助等。心理护理要帮助病人合理地使用其适应、应对行为，使之有利于向机体康复的方向转化，比如可以采用心理暗示和与病人交谈、欣赏音乐、看电视等转移注意力的方法，扩大病人与客观世界的接触，协助病人接受身体的改变，鼓励病人参与治疗，学会自己照顾自己，争取社会支持和亲属的配合，可以最大限度地减少病人负性情绪的发生概率，帮助病人建立完善的应对机制。

第二节 心理护理的基本程序

任何护理活动都包含有心理护理的内容,许多情况下,心理护理和躯体护理是无法截然分开的。心理护理是以护理程序为框架展开与进行的,因此,心理护理的基本程序包括五个步骤,即心理护理评估、确立心理护理诊断、制订心理护理计划、实施心理护理计划、评价心理护理效果。(见图 7-1)

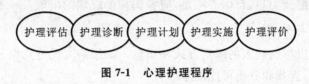

图 7-1 心理护理程序

一、心理护理评估

心理护理评估是通过有目的、有计划、有系统地收集病人的资料,以发现和确认其健康问题的过程,是护理程序的第一步,也是关键的一步。评估的准确与否直接影响到确定护理诊断、计划的准确性。这一环节的核心是收集资料和整理分析资料,即将病人在生理、心理、社会等方面的信息收集并有机结合起来,分析和找出病人存在的问题。例如,护理工作者可从对一位情绪抑郁病人的心理评估中了解到,其近日不思饮食并有自杀念头。掌握了这一信息后,护理工作者可及时修正心理护理诊断及护理计划,避免了医疗事故的发生。

病人的语言和行为方式是心理评估的重要线索。准确地了解病人及家属对疾病的总体反应,是制订护理计划的主要依据。对于刚刚入院的病人,初次心理护理评估范围包括以下方面。

(一)一般资料

一般资料是很基础的,这方面的信息包括病人的姓名、性别、年龄、民族、职业、文化程度、住址、婚姻、爱好等,其中,对心理护理有重要意义的有以下方面。

(1)婚姻状况。婚姻状况对心理健康起重要作用,在疾病治疗和康复中有重要的影响。

(2)职业。职业状况能提供很多线索,可以提供病人社会和智能状况的信息。

(3)文化程度。受教育水平提示智能水平和社会状况,提示病人在接受健康教育时接受信息的能力。

(二)病人对健康状况的感知

如病人或家属不能对疾病客观地认识,则这种认识往往会在他们的言行中反映出来。一般来说,发病越快,病人的心理准备时间越短;疾病越重,对病人及家庭成员的影响越大。

(三)营养代谢

食物与液体摄入方面的信息是识别焦虑和抑郁的重要信号之一。如焦虑和抑郁常伴有自主神经功能的变化,包括食欲、睡眠、性功能改变等。

(四)排泄功能

情绪失调是排便、排尿等变化的基本原因。焦虑和抑郁常伴有自主神经功能的变化。焦虑、恐惧、适应不良能引起腹泻或频繁排尿;抑郁和过度悲伤容易引起便秘。

(五)活动与锻炼

活动情况反映个体日常生活水平和家庭生活质量,如果病人近期出现持续的活动减少、沉默寡言、筋疲力尽、自信心不足,应警惕抑郁症状的出现。

(六)睡眠与休息

心理因素可以影响病人的睡眠方式和质量。如果病人说近几周入睡困难,护理工作者要耐心询问,查找和分析可能的原因。

(七)承受应激能力

了解病人日常情况下面对危机事件时,运用什么样的应对技巧。人们对应激的应对方式不容易发生明显改变,了解病人病前一年的应激水平和正常的应对能力,病人日常所习惯的应对方式也许难以奏效,需要护理工作者帮助病人寻找更有效的应对方式。

(八)价值观与信仰

病人可能来源于不同的地区、民族,具有不同的文化背景、价值观和信仰,住院后这些背景、价值观和信仰可能与医院的制度和要求不同。

(九)角色关系

可利用的社会性支持系统被认为是避免危机、减轻应激反应、提高应对能力的基本因素。包括家庭情况、沟通方式、人际关系模式等。

二、心理护理诊断

护理诊断是关于个人、家庭、社区对现在、潜在的健康问题或生命过程的反应的一种临床判断,是护理工作者为达到预期目标选择护理措施的基础。

(一)护理诊断的陈述方式

护理诊断主要有以下三种陈述方式。

(1)三部分陈述即 PSE 方式,具有 P、S、E 三个部分,多用于现存的护理诊断。

P——问题(problem),即护理诊断的名称。

S——症状和体征(symptoms and sings),也包括实验室、仪器检查结果。

E——病因(etiology),即相关因素。

例如:焦虑(P),烦躁不安、警惕(S),与担心预后不良有关(E);

恐惧(P),呼吸加快、面色苍白(S),与身体健康受到威胁有关(E)。

(2)部分陈述即 PE 公式,只有护理诊断名称和相关因素,而没有临床表现。两部分陈述多为用于潜在的护理诊断,因为危险目前尚未发生,因此没有 S,只有 P、E。

例如:焦虑(P),与身体健康受到威胁有关(E)。

（3）一部分陈述只有 P,这种陈述方式用于健康的护理诊断。

例如:潜在的精神健康增强。

（二）书写护理诊断的注意事项

（1）所有护理诊断应简明、准确、规范,用"与……有关"作为连接词,以表达人体反应与相关因素之间的关系。

（2）一项护理诊断只针对一个护理问题。避免与护理目标、措施、医疗诊断相混淆。

（3）以收集资料作为诊断依据,能指出护理方向。

（4）所列资料应是护理范围内能够予以解决或部分解决的。

（三）护理诊断内容

护理诊断由四个部分组成,即名称、定义、诊断依据和相关因素。

（1）名称。名称是对病人健康问题的概括性描述。如腹泻、胸痛、咳嗽、焦虑等。

（2）定义。定义是对护理诊断名称的一种清晰、正确的描述和解释,并与其他诊断相鉴别,例如:口腔黏膜改变的定义为口腔组织层的破坏状态。

（3）诊断依据。诊断依据是做出护理诊断的临床判断标准。是病人主诉和被检查出的阳性体征和实验室检查的阳性结果。

（4）相关因素。相关因素指影响个体健康状况,导致健康问题的直接因素、促发因素。它包括病理生理方面的因素、治疗方面的因素、情境方面的因素、年龄方面的因素。

三、心理护理计划

心理护理计划是根据信息收集与分析的结果,运用护理专业各方面知识,为使病人恢复最高水平的健康而采取护理行动的过程。心理护理计划内容及程序如下。

（一）排列心理护理诊断的顺序

许多病人常同时有几个护理诊断,护理工作者必须慎重考虑他们的先后顺序。在排序时首先应按轻、重、缓、急排序,对现存的问题优先排列,在与治疗和护理无冲突的情况下,病人主观上迫切需要解决的问题可优先排列。

（二）确定心理护理目标（预期结果）

心理护理目标的陈述方式为:主语＋谓语＋行为标准＋条件状语＋评价时间。如:病人 2 天后能与护理工作者一起找出与截肢有关的感受。

心理护理目标分为远期目标和近期目标,近期目标一般指一周内可达到的目标,如某急性阑尾炎病人手术后,心理护理近期目标是:病人 24 小时内情绪稳定,恐惧和焦虑缓解,能配合治疗。远期目标指几周或几个月达到的目标。

（三）制订心理护理措施

心理护理措施是护理工作者协助病人实现心理护理目标的具体方法与手段,规定了解决健康问题的护理活动方式和步骤。病人参与制订目标和选择具体措施是非常必要的,护理工作者应向病人提供各种有效的信息,推荐各种有效的措施。

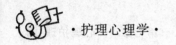

四、心理护理实施

心理护理实施是将护理计划付诸行动、实现护理目标的过程。理论上而言,实施是在计划制订之后,但在实际工作中,对许多病人,特别是抢救危急病人时,实施常先于计划之前。

（一）实施的内容

（1）将计划内的措施进行分配、实施。

（2）指导病人及家属参与护理计划的实施。

（3）及时评价计划实施的效果,观察病人的心理变化,处理突发情境。

（4）继续收集资料,及时、准确地完成护理记录,不断补充、修正心理护理计划。

（5）与其他医护人员保持良好、有效的合作。

（二）实施步骤

1. 准备

心理护理准备工作包括进一步评估病人、审阅计划,分析实施计划所需要的护理学、沟通学、心理学等知识。具体可考虑:做什么、谁去做、怎么做、何时做等。

2. 执行

在执行过程中要充分发挥病人及家属的积极性,与其他医护人员相互协调配合,密切观察执行计划后病人的反应,有无新的问题发生,及时收集资料,迅速、正确地处理新的问题。

3. 记录

实施各项护理措施后,应准确进行记录。

五、心理护理评价

心理护理评价的内容包括病人的心理状况有何变化,已经达到哪些护理目标,解决了哪些问题,对那些没有达到的目标和未解决的问题,可以将其作为新的信息反馈到新的心理护理程序之中,直至达到心理护理的目标。具体的评价步骤如下。

1. 收集资料

收集资料,列出执行措施后出现的病人反应。

2. 判断效果

将反应与原定目标进行比较。有时可以使用相应的量表评价病人。

3. 分析原因

在评价目标的基础上,对未实现的目标寻找原因。分析收集的基础材料是否准确,分析护理诊断是否正确,考虑是否要对护理问题重新排序,考虑如何实施更有效?

护理工作者要记录每次对计划的评价情况,记录应具体,反映出护理措施执行情况及病人对措施的反应。记录时护理工作者必须运用客观的、事实性的、可测量的术语。例如"病人在讨论应对问题时,目光接触少,坐立不安,对很多问题不回答","病人妻子同意今天下午 3 点钟,与护理工作者一起讨论出院问题,实际她没来";而不是用评价性语言记录"病人妻子很不合作,没有按约定时间来参加讨论病人的出院问题"。

护理工作者遇到问题,不能主观臆断地分析。

4. 修订计划

对病人目前的健康重新评估,然后作出决定。对已经实现的护理目标停止原有的护理措施,对继续存在的问题,修正不恰当的诊断、目标和措施,对新出现的问题,在再收集资料的基础上作出新的诊断,制定新的目标和措施,进行新一循环的护理活动,直到病人最终达到最佳健康状态。

第三节 不同年龄阶段病人的心理护理

一、儿童病人的心理护理

儿童病人由于年龄小,对疾病缺乏深刻认识;加之患病带来痛苦,住院治疗又离开父母,导致患儿出现一系列的心理变化。儿童所包括的年龄范围较广,在不同年龄阶段其心理发展程度不一,心理反应差异较大,因此护理工作者应针对患儿的心理特点,采取相应的心理护理措施,解决患儿心理问题,促进早日康复。

(一) 心理特点

1. 分离性焦虑

患儿住院后,离开熟悉的环境,被迫与父母分离,打破了已经建立起来的"母子联结",引起极大的情绪反应,易产生"分离性焦虑",年龄较小的患儿表现为哭闹不止、烦躁不安、发脾气、拒食、睡眠障碍,甚至拒绝治疗护理;年龄较大的患儿表现为冷漠、呆板、口吃、吮指甲、尿床等。

2. 恐惧

患儿住院后的突出心理反应是恐惧。由于陌生的环境、疾病引起的不适、苦涩的药水、注射时产生的疼痛、各种检查治疗护理带来的痛苦等,都可引起患儿的紧张和恐惧。少数年龄较大、个性早熟的患儿,会通过父母的表情来判断自己病情是否严重、是否会影响到自己的学习和生活、是否会给家庭带来困难,甚至会联想到死亡而感到恐惧。

3. 愤怒

患儿入院由于离开父母,或需求不能满足、活动受限等原因而愤怒,表现为哭闹不停,躺在地上打滚,骂人甚至打人等。

4. 抑郁自卑

因病情严重和久治不愈等原因,患儿丧失继续治疗的信心。年龄较大的患儿,由于担心疾病会影响学业、成为家庭的负担以及外貌的改变会被同学耻笑,而出现沉默寡言、孤僻、抑郁自卑、绝望,甚至自杀。

5. 行为退化

患儿患病后由于疾病带来的痛苦、父母过度的关注和过分的照顾等,都可以使患儿出现行为退化,表现为尿床、尿裤、拒食、撒娇、睡前哭闹、不肯单独玩耍、过分依赖护理工作者和父母等。

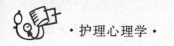

（二）心理护理

1．心理护理的原则

（1）满足患儿心理需要。护理工作者应营造整洁、舒适的住院环境，购买新颖的玩具，播放悦耳动听的音乐，准备美味可口的食物，让患儿穿着带有卡通人物的病服，尽可能满足患儿的心理需要。有条件的医院还可设立母子病室，避免产生分离性焦虑。

（2）保护患儿的自尊。对待患儿要一视同仁，尊重患儿的人格，保护患儿的自尊。护理工作者在护理操作时，如患儿出现反抗行为，不要训斥责骂、讥讽，应多鼓励和安慰。利用患儿的好奇心和善于模仿的心理，选择影视作品中表现优秀的患儿作为榜样，或在患儿中树立榜样，增强患儿战胜疾病的信心。

（3）缓解患儿的恐惧心理。护理工作者应向患儿解释患病并不是因为其做错了事，与父母分开是暂时的，他们会经常来医院看望自己的；讨论病情时避免让患儿听见，以免引起误解和恐慌；给患儿介绍病情时，可采用讲故事的形式，使患儿易于理解，避免使用引起患儿恐惧的词汇，如切除等；为患儿检查治疗前，应详细介绍检查治疗的目的、配合方法、注意事项及可能出现的不适，消除患儿的恐惧；为患儿治疗时，做到语言亲切，操作熟练、轻柔，避免恐吓、强迫患儿顺从。

（4）与患儿父母有效沟通。父母的心理状态、他们对医院和护理工作者的态度会影响患儿。在我国住院患儿中，多数是独生子女，孩子一旦患病，父母会显得格外紧张、焦虑，夸大病情，对护理工作者提出过高的要求，发泄不满情绪等。因此，护理工作者应体谅患儿父母的心情，与之有效沟通，给予宣教、指导、情感支持，帮助其正确对待患儿疾病。

2．不同年龄阶段患儿的心理护理

（1）对婴儿。婴儿对母亲的依恋，是出生后逐渐形成的。婴儿住院后，最好有母（父）亲陪伴，满足其对父母依恋的需要，消除分离性焦虑。护理工作者对年龄较小的婴儿应多交谈、经常轻拍、抚摸、搂抱，以减少皮肤饥饿感。让其多与年龄稍大的婴儿一起做游戏、讲故事，以满足心理需求，使之感到亲切，增强其信任感和安全感。

（2）对幼儿。患儿具有一定的分析及判断能力，但由于缺乏知识经验，易出现自我为中心、自制力差、固执、任性等表现。护理工作者应主动接近，做到态度和蔼，动作轻柔，举止文雅；介绍同病房的小伙伴共同玩耍，消除孤独；解释患病需住院治疗的道理，增强治疗的信心；对配合治疗的患儿给予表扬、鼓励；开展一些娱乐活动，如做游戏、讲故事、看电视，使患儿感到快乐，消除紧张不安的情绪；对行为退化的患儿要倍加关照，给予指导与帮助，不要责备和讥笑，以免引起紧张和自卑。

（3）对学龄期儿童。患儿已懂得一些道理，其理智感、荣誉感、友谊感及责任感都得到了发展，但辨别能力还不完善，随着自我意识与社会意识的迅速增强，容易出现情绪不稳定、好奇心强，针对患儿此心理特点，护理工作者应多体贴安慰，告知病情和治疗概况，鼓励患儿要坚强勇敢，生活尽量自理；开展看书、做作业、讲故事、做游戏、下棋、看电视等娱乐活动，丰富其住院生活；教育患儿要团结、互相帮助、体现爱心。

二、青年病人的心理护理

青年期的心理发展水平,处于迅速走向成熟又尚未成熟的状态,这决定了青年病人的心理活动错综复杂,变化无常,具有明显的两极性。因此,护理工作者应掌握青年病人的心理特点,进行有效的心理护理。

(一)心理特点

1. 震惊与否认

青年人正处在朝气蓬勃,富于理想和抱负,对未来充满憧憬的时期,对求学、职业、婚姻和家庭都有美好的理想,当得知自己患病,尤其是患有严重疾病时,会感到很大的"震惊",难以接受患病的事实,而采取"否认"的心理防御机制,不相信医生的诊断,否认自己患病,拒绝接受治疗。

2. 焦虑与恐惧

青年人比较关注自身健康,对身体的变化也异常敏感,患病后,由于缺乏心理准备,初尝疾病的痛苦,对疾病反应强烈,如担心疾病耽误自己的学习和工作,影响自己恋爱、婚姻、生活和前途,表现出极度的焦虑与恐惧。

3. 失望与悲观

青年人的情绪反应强烈而不稳定,有时欢快,有时忧愁。容易从一个极端走向另一个极端。他们对待疾病的态度也是这样,若病情稍有好转,可能就盲目乐观,不再认真执行治疗护理,不按时服药,导致病情反复。若病情严重、病程迁延或留下后遗症时,可能会自暴自弃、悲观失望、自卑抑郁、失去理智,甚至产生自杀念头。

4. 寂寞与孤独

青年人活泼好动,注重友谊,具有向群性,渴望自由,需要刺激与新鲜感,渴求宽阔的社会活动。病人因病住院活动受限,周围没有熟悉的同学和朋友,又不能常与家人见面,常常感到空虚、寂寞、孤独。入住隔离室或重症监护室的病人尤为严重。

(二)心理护理

1. 心理疏导与宣泄情绪

护理工作者应根据青年病人不同的个性、文化程度和经历,给予心理支持,循循善诱,耐心疏导,帮助其正确对待疾病,渡过难关,应对压力;指导病人通过谈话性宣泄、书写性宣泄、运动性宣泄和哭泣性宣泄等方式宣泄不良情绪。

2. 调动病人的主观能动性

青年人自尊心强,重视自我价值,希望得到他人的称赞和尊重。护理工作者应引导病人积极配合治疗与护理,病情允许,鼓励病人做一些力所能及的事情,如请病人一起讨论护理与康复计划的制订,帮助其他病友,参与病区的公益活动等,充分调动病人的主观能动性;对病人积极性行为应给予表扬或鼓励,提高其战胜疾病的勇气和信心。

3. 促进交流与消除孤独

青年人注重友谊,有共同的语言和爱好兴趣。护理工作者最好把青年病人安排在同一病室,让他们相互交流、相互支持,消除孤独。

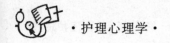

4．丰富精神生活

护理工作者应指导病人在病室开展适当的娱乐活动,如读书、学习、下棋、听音乐、看电视、玩扑克等,满足其刺激的需求,丰富其精神生活,激发其生活情趣。

三、中年病人的心理护理

中年期是人生中责任最大的阶段。中年人的社会角色比较突出,他们既是社会的中坚力量,又是家庭的支柱。当受到疾病折磨时,心理活动尤为沉重而复杂。所以,护理工作者了解中年病人的心理特点对做好心理护理至关重要。

（一）心理特点

1．回避

中年期是事业最有成就的阶段,中年人具有强烈的责任感和事业心,他们无法忍受患病后带来痛苦和损失,因而可能轻视病痛,对疾病持无所谓的态度,甚至带病坚持工作,或疾病没痊愈就提前出院。有的病人担心患病后会失去原有的职位或影响子女的学业,常常隐瞒病情,逃避事实。

2．悲观与抑郁

中年人家庭负担沉重。患病或致残后不能继续工作、不能照顾家中老人和子女、事业受损,经济困难,加之昂贵的住院费,这些使病人的心理负荷加重,导致病人忧心忡忡、情绪抑郁、悲观失望,感到前途渺茫,对一切不感兴趣,甚至出现轻生念头。特别是身患重症或绝症的病人更为严重。

3．更年期综合征

中年人在体力和精神上逐渐向老年移行。面临事业和家庭的重担,中年人若身体和精力不佳,易导致焦虑烦躁、心情抑郁等。一旦患病,会加速移行过程的转变,可出现更年期综合征。表现为兴趣改变、情感脆弱,情绪激动易怒、爱发脾气,同时伴有明显的自主神经功能紊乱症状,如头痛头晕、心神不安、食欲减退、失眠多梦、心慌气短、潮热盗汗等。

（二）心理护理

1．主动关心病人

护理工作者应劝导病人接纳并认真对待疾病,使他们认识到,治疗疾病、恢复身心健康是家庭和事业的根本;当好病人的"参谋"和"顾问",协助病人与其工作单位、家庭取得联系,及时反映病人的需求,减少病人在养病治疗时的忧虑;嘱咐子女定期探望,汇报工作、学习和生活等情况,减少病人的牵挂;向病人及时反馈检查和治疗信息,以消除病人的疑虑;可有意识地介绍一些不耐心治疗而使疾病长期迁延的实例,劝导病人重视疾病,安心治疗。

2．充分调动病人的主观能动性

护理工作者应很好地利用中年人世界观已经成熟稳定,对现实具有评价和判断的能力,承受挫折力强等特点,鼓励中年病人充分发挥主观能动性,努力配合医护人员治疗与护理,尽快把病治愈。

3. 关心和体贴更年期病人

护理工作者应帮助病人正确认识更年期是自然规律，会出现身心方面的变化，以消除其顾虑，保持心理平衡；指导病人劳逸结合，多参加各种文娱活动，既可锻炼身体，又可陶冶情操，保持心情舒畅。

四、老年病人的心理护理

一般年龄在 60 岁以上者称为老年人。老年人见识广、经验多、阅历深，但由于身体功能逐渐衰退、社会角色转变、多种疾病共存等原因，在心理上产生独有的特点。因此，护理工作者应了解老年病人的心理特点，采取有效的心理护理措施，促进其健康长寿。

（一）心理特点

1. 自尊心强

多数老年病人自尊心强，希望得到医生和护理工作者的尊敬和尊重，不愿听从他人安排，尤其是年轻的护理工作者。也有的老年病人存在不服老和不愿麻烦他人的心理，不愿接受他人的帮助，争强好胜，勉强做一些力不能及的事情，如走路不要人扶、自行上厕所等，导致意外发生。

2. 孤独与寂寞

老年人由于离退休、年老体弱多病、社会角色改变、生活范围缩小、社会活动减少、人际交往缺乏，心理易产生孤独感、寂寞感、失落感，若他们的家属、子女不常来医院探望，会产生被抛弃感、感到孤独。失去配偶或子女者孤独与寂寞感尤为严重。

3. 自卑

老年人易产生老朽感与无价值感。老年人虽然能理解衰老是人生的自然规律，但是由于慢性病长期缠身，迁延难愈，对疾病痊愈往往信心不足，感到自卑自怜，消极悲观，自暴自弃。

4. 敏感多疑

患病后久治不愈的老人易敏感多疑，猜测自己疾病严重，怀疑医护人员对其隐瞒病情，对周围一个细小的动作、一句无意的话语，都会引起猜疑，加重心理负担。

5. 恐惧

老年人常常因患多种疾病、身体衰弱，病情严重，联想到死亡的来临，老年人最大的恐惧就是面对死亡。

6. 退化

有的老年人患病后情感和行为变得幼稚退化，即所谓的"老小孩"。表现为行为幼稚、情绪易波动、依赖性强，自控力差，常常因不顺心的小事而哭泣或大发脾气。

（二）心理护理

1. 尊重老年病人的人格

老年病人突出的心理要求是被重视和被尊敬。护理工作者要理解老年病人的心理特点，尊重老年病人的人格。在交往中，做到态度和蔼、言行有礼、称呼得体、举止文雅、服务周到、声音稍大、语速稍慢，决不能奚落、挖苦，如称呼老年病人，不能直呼其

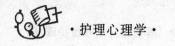

名,更不能简单地叫床号,应用敬语。同时,还要主动征求老人的意见,对非原则性的问题不要与老人争辩和计较,尽量满足其需要。再加上老人喜欢多次重提过去往事,要耐心地倾听,不要随意打断病人的谈话或表现出厌烦的情绪。

2. 提供舒适、安全的疗养环境

护理工作者应为老年病人提供一个安静、安全、整洁、舒适的疗养环境。如室内环境的温度、湿度、采光、通风良好,使其感到安全与舒适;设置一些自助设备,如扶手、手杖之类,使其获得安全感与独立感;老年病人的日常用物,最好放在便于拿取、相对固定的地方,使其感到便利与安全。

3. 指导老年病人克服不良心理

鼓励老年病人多回忆美好的往事,使其获得心理上的愉悦和满足。对于情绪低落、悲观失望的老年病人,应肯定其过去的成就,给予赞扬,改善不良心境;对于猜疑心理较重的老年病人,要多做耐心细致的解释和引导,消除疑虑。

4. 调节好病人的疗养生活

护理工作者应在饮食护理上提供美味可口,营养丰富,易于消化的食物,使老年病人在进餐中获得快慰;在精神上要善于帮助老人排忧解难,尤其对丧偶或无子女者,更加要加倍关心,满足生活需要;鼓励老年病人多参加活动,如下棋、散步、听音乐、看电视等,活跃其精神生活。

5. 重视社会支持

老年人患病后都希望受到关注,护理工作者应鼓励病人家属和亲友多探望,带些老人平时喜欢吃的食品,但是要提醒家属和亲友在病人面前切莫谈论过于刺激或不愉快的事情,以免引起病人情绪波动;在物质和精神上给予关怀与支持,减少老人的孤独感和被遗弃感;为其介绍乐观对待疾病的老年朋友,发挥榜样的作用。

第四节 不同疾病病人的心理护理

一、急性病人的心理护理

急性病人,是指那些发病急、病情重,病势凶险而需要紧急抢救的病人。急性病人紧张不安、焦虑恐惧、渴望得到护理工作者及时、有效的抢救与治疗,转危为安。但急性病人的心理反应强烈、心理活动复杂。因此,护理工作者要认真分析每位急性病人的心理状态,有针对性地做好心理护理。

(一)心理特点

1. 心理处于高度的应激状态

急性病人发病急、来势凶猛、病情重,需要紧急抢救。急性病人随时要面临生命威胁,心理处于高度的应激状态。如果病人能得到护理工作者有效的心理护理,能缓解其紧张情绪,有助于转危为安。相反,心理上处于高度紧张,加之各种不良刺激,会加重病人病情。

2. 心理活动复杂多样

突发的天灾人祸或恶性事故等刺激，可以摧毁人的自我应对机制，出现心理异常。如健康的人突然患了心肌梗死等，也会因过度恐惧导致心理失衡。也有些病人因病情突然恶化，产生濒死感，恐怖、悲哀、失落、绝望等消极情绪，加速死亡。不同病情、年龄、性别、文化程度、经济条件等因素可影响病人的心理活动。护理工作者要善于分析急性病人的心理状态，采取有针对性的心理护理。

（二）心理护理

由于急性病人的主导心理活动是恐惧，因此，心理护理的中心任务是增强病人的安全感。

（1）热情接待、迅速抢救，使病人感到可亲。急性病人求医心切，一旦入院，顿有绝路逢生之感。若能得到护理工作者迅速热情的接待、及时有效的抢救、亲切耐心的询问、悉心周到的服务，可让病人感到在危难之时遇上了救命的亲人。这种良好的护患关系，有助于抢救顺利进行。

（2）操作娴熟、工作作风严谨，使病人感到可信。护理工作者娴熟的抢救操作技术和严谨的工作作风，不但为急性病人赢得抢救时间，而且给病人更多的是支持、鼓舞和力量。使病人感到可敬、可信、安全感增强。

（3）医德良好、技术精湛，使病人感到安全。护理工作者要以良好的医德和精湛的技术让病人获得安全感，解除心理痛苦，还要根据每位病人的不同情况给予保证、支持、疏导、鼓励，避免消极暗示，使其身心放松，感到安全。

二、慢性病人的心理护理

慢性病人病情延续数年，甚至数十年，迁延不愈。要经历疾病反复发作、病情逐渐恶化、出现并发症等严重的威胁。慢性疾病严重地影响着病人生活、学习、工作和家庭，使其产生复杂的心理反应。因此，护理工作者针对慢性病人的心理特点，实施心理护理，对提高慢性病人生活质量有着十分重要的意义。

（一）心理特点

1. 心理活动复杂

慢性病人要承受长期的疾病折磨，经历漫长的病程，使其产生复杂的心理活动。慢性病人开始多存有侥幸心理，不肯承认自己患病的事实，迟迟不愿进入病人角色，一旦确诊，易产生急躁情绪，想立即服用灵丹妙药，把疾病尽快治好。此时病人对自己的疾病格外敏感和关心，不断向护理工作者寻根刨底，向病友"取经"，翻阅大量有关书籍，希望弄清病因和愈后。

2. 情绪易波动

慢性病人随着病情变化，情绪易波动，时而高兴、时而悲伤、时而满意、时而失望。经常出现紧张、焦虑、忧愁、愤懑、急躁、烦闷等消极情绪。

3. 心境抑郁

有的慢性病人丧失了劳动力，严重地影响了工作、生活，感到自己是家人的累赘，易产生自卑、自责、抑郁心境，甚至丧失治疗的信心和生活的勇气。

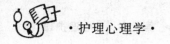
4. 个性改变

有的慢性病人由于长期忍受疾病折磨,心身疲惫,导致个性改变。表现为好挑剔、对治疗护理提出过高要求,责怪服务不周、照顾不到、技术水平差,埋怨家人不关心、不够重视、没有精心照顾自己,易出现敌对、怨恨和愤怒情绪。

5. 角色强化与依赖

部分慢性病人由于担心疾病复发,病情反复,表现过度依赖药物,不按医嘱停药和出院;也有部分病人表现为行为退缩,仍沉溺于病人角色,习惯于护理工作者和家人的照顾,拒绝承担力所能及的活动。

(二) 心理护理

对慢性病人的心理护理,护理工作者应结合慢性疾病病程长、见效慢、易反复的特点,了解病人的心理状态,将疾病治疗与心理护理有效地结合,顽强地与疾病作斗争。

1. 给予积极的心理支持

围绕慢性疾病病情长、见效慢、易反复发作等特点,护理工作者要耐心解释、诱导和激发病人的治愈信心,还要积极动员病人家属、亲朋好友多鼓励、多关心,给予心理支持,使其重新鼓起生活勇气,顽强地与疾病作斗争。

2. 生理护理与心理护理相结合

对慢性病人的护理要做到身心同护。如慢性病人易出现疼痛、发热、呕吐、便秘、呼吸困难等不舒适症状,这些症状会导致病人出现不良情绪,护理工作者应及时妥善处理,给予开导安慰,消除不良情绪,有利缓解症状。又如,护理工作者给病人实施操作时,可能不但使病人身体上感到难受,而且在心理上感到恐慌,因此护理工作者在操作前应耐心解释操作目的、认真执行操作规程,操作熟练、动作轻柔,尽可能减少给病人带来的心理痛苦;在饮食护理方面,尊重病人的饮食习惯,注意食物的烹调方式和有效搭配,合理安排饮食,营造良好就餐氛围,增强病人食欲,保证营养的需求;组织病人开展读书、绘画、欣赏音乐、看电视、听广播等活动,活跃单调的病房生活,减少不良情绪,缓解身体不适。总之,对慢性病人要加强日常生活、饮食、睡眠、排泄等方面的护理,减轻其生理和心理上的不适。

3. 帮助病人克服依赖心理

护理工作者要为病人提供舒适、整洁、安静、安全的疗养环境,稳定病人的情绪,劝说病人要安心养病;鼓励病人进行适当的活动与功能锻炼,以摆脱依赖心理,尽早达到身心的全面康复。

4. 针对性心理与行为指导

护理工作者应帮助病人正确认识慢性疾病的发生、发展、康复与转归的过程,全面分析消极情绪与行为发生的关系。协助病人纠正对疾病的错误认知,保持乐观的情绪和积极向上的生活态度。对于抑郁情绪较重者,应帮助其分析病情及预后,给予积极的情感支持,耐心劝导、鼓励倾诉、合理疏泄,预防自杀行为;对于焦虑者,应采取积极暗示、分散注意力、给予解释、适度保证、安慰、鼓励等手段,增强病人治疗的信心;对于角色强化和存在依赖心理者,鼓励病人积极学习适应性行为,淡化病人角色,积极参与护理计划的制订,并实施"慢性病的自我管理",提高生活质量;对挑剔易怒者,护理工作者应理解、宽容,保持冷静态度,认真倾听,耐心解释,或暂时回避,避免直接冲突,待病人情绪平稳后,帮助指出不良情绪的后果与严重性,并指导病人正确调节情绪;指导病人根据自身的情况,积极地进行身体锻炼与康复,如散步、打太极拳等,促使其早日康复、回归社会。

三、手术病人的心理护理

手术是临床上治疗疾病的重要手段。手术对于病人是一件严重的应激事件,会引起强烈的心理应激,导致病人出现各种心理反应。当心理反应过于强烈时,将影响手术的顺利进行和康复的进程。因此,护理工作者应了解手术病人的心理特点,提供有效的心理护理,消除病人消极的心理,保证手术顺利进行,促进康复。

(一)心理特点

1. 手术前病人的心理特点

焦虑和恐惧是术前病人最常见的心理反应。主要表现为对手术的担心和恐惧,以及心悸、气促、胸闷、胸痛、腹痛、腹泻、睡眠障碍等自主神经功能失调的症状。产生焦虑和恐惧的原因主要包括以下方面。

(1)对手术的安全性缺乏了解。对手术、麻醉过程缺乏认识,担心手术中出血过多、发生麻醉意外、手术失败,甚至死亡。

(2)担心手术效果。由于病人心理准备不足,不能对手术作出客观的分析与评价。

(3)害怕疼痛。30%术前病人害怕术中疼痛难忍,手术范围越小,病人越害怕手术期间的疼痛。

(4)过去负性经验的影响。

(5)对医护人员技术水平不信任,医疗设备的落后。

(6)其他方面。担心手术增加家庭经济负担、影响家庭关系和今后的工作和学习。如接受大手术的病人,通常把做手术当做一场生离死别或一件牵肠挂肚的事情,尤其是有未成年子女的病人,这种心理活动尤为强烈。

病人在术前出现轻度的焦虑是可以理解的,但严重的焦虑往往影响手术效果和预后恢复。有临床发现,术前焦虑程度对术后效果存在着倒"U"字形的函数关系,即术前焦虑水平很高或很低者,术后的心身反应严重且恢复缓慢,预后不佳;术前焦虑水平适中者,术后恢复效果最好。这是因为高焦虑水平往往能降低痛阈及耐痛阈,使病人在术中或术后感受到更强烈的疼痛和心理上的痛苦,因而对手术效果感觉不佳;术前焦虑水平低或完全没有焦虑者,在心理上采取了回避和否认的心理应对机制,对手术的危险性、术后并发症的可能性及术后康复的艰巨性缺乏应有的心理准备,一旦面临不尽如人意的现实时,便一筹莫展,无法应对,甚至彻底崩溃,从而影响术后的恢复。术前焦虑水平适中者,在心理上能够对手术及其带来的问题有正确的认识和充分的心理准备,能较好地适应手术和处理术后情况,结果术后恢复效果最好。

2. 手术后病人的心理特点

多数病人因手术解除了病痛而心情轻松愉快,即使有躯体不适和疼痛反应,也能积极配合治疗和护理。然而,由于大手术后可能引起部分生理功能丧失和体像改变,所示容易导致病人出现焦虑、自卑、抑郁等。反复手术而久治不愈者心理反应尤为强烈,因病人术后生活不能自理、长期卧床、难以恢复工作和正常生活等,继发严重的心理障碍。常见的术后严重心理障碍如下。

(1) 意识障碍。意识障碍多在手术后 2～5 天出现,轻者表现为定向障碍、应答缓慢、近事记忆障碍;重者伴有幻觉、恐惧感,可自伤或伤害他人。意识障碍一般在 1～3 周消失,少数可继发抑郁。手术所致的严重创伤、失血缺氧、电解质紊乱、继发感染等均可诱发术后意识障碍。

(2) 抑郁状态。有的病人术后因生理功能丧失和体像改变而产生抑郁情绪,表现为自我感觉不良、睡眠障碍、活动减少、生活不感兴趣、自责自罪、悲观失望、抑郁、绝望,甚至产生自杀行为。多见于乳房切除术、颜面手术、眼球摘除术、子宫全切术、卵巢切除术、睾丸摘除术、肠切除术、截肢等术后病人。

(3) 术后持久疼痛。疼痛是一种复杂的生理心理反应。情绪是影响疼痛的主要因素。焦虑、抑郁情绪可加剧疼痛。愉快、开朗、乐观的情绪可降低疼痛。一般情况下,手术伤口愈合良好,功能恢复,疼痛即消失。如果病人疼痛持续存在,持续数周或更长时间,而又不能以躯体情况解释时,则成为一种术后不良心理反应。

(4) 术后精神疾病复发。有的病人因心理压力过重导致精神疾病复发。

(二) 心理护理

1. 手术前病人的心理护理

术前病人的心理状态存在个体差异性,因此护理工作者应根据术前病人的病情、心理反应和应对方式,采取有针对性的心理护理,这能有效地减轻病人的应激反应。术前心理护理措施如下。

(1) 提供有关信息。向病人详细介绍医院的规章制度、生活作息、病室环境等信息,消除其陌生感;介绍病人病情,说明手术的重要性和必要性、手术过程、术中配合方法、术后注意事项及可能发生的并发症。对于手术复杂、危险性大、心理负担重的病人,为其介绍手术医生的业务水平和以往手术成功的经验,让病人产生安全感。

(2) 建立良好的护患关系。良好的护患关系可赢得病人及家属的信任,增强病人对手术的安全感,稳定情绪,使以良好的心态配合手术,确保手术顺利进行。

(3) 应用行为控制技术。应用行为控制技术,及时减轻病人术前焦虑和恐惧。常用的行为控制技术有以下几种。

① 示范法。让病人观看克服术前焦虑与恐惧的录像片,或请同类手术成功者现身说法、介绍经验,帮助病人克服术前焦虑与恐惧,增强手术的信心。

② 认知行为疗法。病人对手术的认知和评价可影响术前焦虑反应的程度,因此,护理工作者可帮助病人改变其认知偏差,以减轻焦虑反应。

③ 催眠暗示法。护理工作者运用催眠暗示性质的正性暗示语,可增加病人的安全感,降低心理应激的程度。

④ 放松训练。采用肌肉松弛疗法、腹式呼吸法也能有效地减轻病人的焦虑和恐惧。

（4）帮助病人获得有力的社会支持。护理工作者应鼓励病人的家属、同事、朋友及时探视，并在精神上和物质上给予支持、鼓励和帮助，给病人温暖和勇气，从而减轻术前焦虑。

（5）保证病人充足的睡眠。必要时护理工作者按医嘱给予抗焦虑、镇静催眠药物，降低焦虑和保证睡眠。

2. 术后病人的心理护理

病人经过手术，尤其大手术后，一旦从麻醉中醒来，意识到自己已经活过来，颇感侥幸，这时他们渴望知道自己手术的真实情况和手术效果。由于术后躯体组织受到不同程度的损伤，病人会感到伤口疼痛，担心伤口流血或裂开，不敢自主活动；疼痛缓解后，又担心预后情况，这些使病人心感焦躁不安。因此，对术后病人的心理护理应做好以下几个方面工作。

（1）及时告知手术效果。病人醒来后，护理工作者应亲切、和蔼地告知其手术情况及效果，如手术顺利、术中出血不多、病灶已切除，目的达到，以便及时消除病人的疑虑。对手术不顺利者，或病灶未能切除者，应注意告知的时机与方式。

（2）帮助病人缓解疼痛。术后病人疼痛的程度与手术部位、切口方式、镇静剂的应用、个体的疼痛阈值、耐受力和对疼痛的经验等有关。护理工作者应告知病人术后疼痛是一种正常反应，是暂时的，一般24小时内疼痛最明显，2～3天后逐渐缓解，让病人有心理准备；观察病人的面部表情、身体姿势，鼓励其用言语表达疼痛；指导病人正确的咳嗽方法和排痰方法，以减轻咳嗽时伤口的疼痛和担心伤口裂开的顾虑；指导病人运用听音乐、数数字、愉快交谈等方法来分散注意力减轻疼痛；帮助病人减轻紧张、焦虑、抑郁的情绪，有助于减轻疼痛；对剧烈疼痛者遵医嘱应用止痛药物，缓解病人疼痛。

（3）帮助病人克服抑郁情绪。由于反复手术而久治不愈、术后生活难以自理者，易出现抑郁情绪，主要表现为不愿说话、不愿活动、食欲缺乏及睡眠障碍等。护理工作者应给予支持、鼓励和开导，帮助其克服抑郁情绪。

（4）鼓励病人积极对待人生。手术后导致生理功能损坏或外观缺失的病人，如脏器切除、截肢等，会受到巨大的心理创伤，护理工作者不可疏远或背后议论，应给予关心、照顾、支持和鼓励，并提出一些补救建议，如安装假肢、假眼球等，使病人勇敢地面对生活，接受现实。

四、癌症病人的心理护理

癌症已成为严重危害人类健康的常见病、多发病，已成为目前主要的死亡原因之一。癌症的病因和发病机制复杂。有关研究发现，心理社会因素与癌症的发生、发展密切相关，而且癌症病人的不良心理反应和应对方式也影响着病情的发展和生存期。因此，妥善解决癌症病人的心理问题，能提高他们的生存质量。

（一）人格特点

目前很多研究认为，癌症病人存在着易感性行为特征，称之为C型人格特征，其特征是：情绪向外释放减少和压制愤怒、怨恨、攻击、敌意等负性情绪。主要表现为：与他人过分合作,原谅一些不该原谅的行为,生活和工作中没有主意和目标,不确定性多,尽量回避各种冲突,不表达愤怒等负性情绪,屈从于权威等。他们常自感无所依靠、无能为力而处于情绪低沉、悲观、绝望状态。相关研究发现,癌症发生率 C 型人格特征者是非 C 型人格特征者的 3 倍以上;但并非所有 C 型人格特征者一定会患癌症。不良的心理社会因素可促发癌症的发生,许多资料表明:忧郁、失望、悲哀等不良情绪是癌症的先兆。恶劣情绪是癌症的活化剂。

(二) 心理特点

多数癌症难治愈、死亡率高,这使人们"谈癌色变"。尽管现代医学对癌症的诊断和治疗取得了显著进展,但癌症病人仍然面临着因死亡威胁、放疗、化疗、药物的毒副作用等而承受的巨大的心理压力。因此,护理工作者应了解癌症病人的心理特点,采取有针对性的心理护理措施。根据癌症的诊断、治疗和转归可将病人的心理特点划分为以下四个阶段。

1. 诊断阶段

当一个人在体检时被怀疑患有癌症,首先表现为震惊、茫然和不知所措,当震惊过后,常常通过逃避、否认、幻想等心理防卫机制来缓解诊断带来的痛苦。病人一方面回避疾病,隐瞒病情,继续正常工作,或心存侥幸,否认医生的诊断,四处求医,重复检查,幻想得到相反的诊断结果;另一方面,又担心癌症诊断被证实而惶恐不安、焦虑。病人对于癌症的最初否认,具有一定的积极意义,但长期否认,会延误病情而丧失最佳的治疗时间。

2. 确诊阶段

一旦被确诊为癌症,病人的主要心理特点如下。

(1)恐惧。由于人们对癌症的认识存在不同程度的片面性,联想到"不治之症"和"死亡",因而感到强烈的恐惧心理,并伴有心慌、眩晕、昏厥甚至木僵等。如有些女性病人会因惧怕而哭泣。也有的病人产生敌对行为,以发泄内心的恐惧。

(2)怀疑与否认。被确诊为癌症,病人一方面恐惧,另一方面怀疑医生误诊。病人不相信自己患癌症的事实,便以"否认"心理应对恐惧,主要表现为:烦躁、紧张、焦虑,极力否认患癌事实,到各间医院重复检查,到处就医求证。

(3)愤怒与沮丧。一旦癌症被证实,病人表现为愤怒和攻击性行为。有的病人痛恨命运的不公、悲观、沮丧、绝望,甚至产生轻生的念头。

(4)认可和依赖。随着时间推移,病人的幻想破灭,不得不接受患癌的事实,情绪逐渐趋于平静,表现出既不痛苦也不害怕,显得格外平静。但多数病人不能恢复患病前的情绪状态,长期表现出抑郁和悲伤。

3. 治疗阶段

随着时间的推移,多数病人被迫接受癌症的事实,积极配合治疗与护理,但在此过程中,病人处于希望与绝望的矛盾中,任何病情变化及治疗的反应均可引起情绪上的巨大波动,产生恐惧、抑郁、沮丧和绝望的情绪。

(1)侥幸与幻想。有的病人心存侥幸,寄希望于民间偏方,希望发生医学奇迹,身体恢复到以前健康的状态。

（2）合作与依赖。多数病人的心境逐渐趋于平衡,无可改变的事实迫使他们与疾病妥协,生存的欲望使他们愿意配合治疗,希望医生能帮助自己减轻痛苦,控制病情,延长生命。

（3）焦虑与恐惧。在治疗过程中出现的恶心、呕吐、脱发等副作用会使病人感到严重的焦虑和恐惧。研究表明,80%晚期癌症病人有剧痛,疼痛程度与焦虑恐惧情绪呈正相关。癌症病人由于接受了有关治疗和预后的负面信息,这种极度的恐惧使病人丧失治疗的信心和生活的勇气。

（4）抑郁与绝望。病人对医生的治疗表现出极大的希望,一旦希望落空,如癌症复发、转移或转入病危状态,病人会陷入极度的抑郁和绝望之中。心理研究表明,30～45岁年龄段病人抑郁与绝望者居多,此阶段的病人因要承担过多的社会和家庭角色,其社会角色与病人角色反差较大,易产生强烈矛盾、抑郁与绝望心理,情绪低落、意志消沉,从而丧失了与疾病作斗争的信心,甚至出现"生不如死"的念头,产生自杀行为。

（5）消极拒医。部分年轻的女性病人,对癌症手术中切除乳房、子宫和卵巢等不能接受,担心形象受损和影响婚姻生活;有的病人则对术后肛门改造、化疗导致脱发等不能接受,从而出现消极拒医的心理与行为。

4. 康复与转归阶段

多数癌症病人最后能平静接受癌症的康复,适应以后的生活,但很难恢复到患病前的心理状态。有的癌症病人因完全或部分丧失了自理能力,担心成为家庭与社会的累赘而产生孤独感;还有的病人因沉溺于病人角色,表现为行为退缩,不愿与人交往,这严重影响了生活质量;有的病人由于癌症的复发、转移和疼痛,丧失治疗的勇气和信心,消极、被动等待死亡,甚至出现自杀行为。

（三）心理护理

研究表明,病人的心理活动、情绪好坏、生活态度对病症的转归与康复密切相关。癌症治疗不仅是为了延长病人生命,减轻痛苦,更重要的是提高生活质量。因此,做好癌症病人的心理护理,是一项重要、复杂而艰巨的任务。

1. 诊断阶段

护理工作者应对病人的焦虑和否认的情绪反应表示理解,暂时不要打破病人的心理防卫机制,不能勉强病人面对现实、承认患癌的事实。护理工作者要关心、同情,并给予其积极的情感支持,尽量满足病人的心理需要。

2. 确诊阶段

（1）建立良好的护患关系。护理工作者说话时要态度诚恳、言语温和,建立良好的护患关系,取得病人的信任,提供心理支持。

（2）慎重告知诊断。研究表明,对已确诊为癌症的病人,采取对其保密的做法弊多利少。那样做不利于病人建立足够的精神准备,更无法有效地激发、调动其机体抵御癌细胞的能力,但考虑到病人的机体已受癌细胞侵害,为避免其再受精神压力,保密的动机无可非议。故在实际工作中,护理工作者应根据病人的人格特征、应对方式及病情程度,慎重决定如何告知病人真相及告知的时间和方法。对有治疗价值、发现较早、性格开朗、热爱生活、意志坚强的病人,应及早告知真实情况,以便开展早期治疗和积极应对。对内向、抑郁质的晚期和保守治疗者,采取保护性医疗制度,避免病人知道真相后,精神崩溃以至病情恶化。

(3)纠正错误认知。病人许多消极心理反应均来自"癌症等于死亡"的错误认识。大量研究表明,正确认识癌症,保持良好心态的癌症病人,五年生存率显著提高。故纠正癌症病人的错误认知,是维持其乐观情绪的第一要素。护理工作者应加强癌症科普知识的宣教,使病人认识癌症虽是严重威胁人类健康的疾病,但只要早发现、早诊断、早治疗、保持积极的心态,还是有可能治愈的;即使不能完全治愈,也可提高生存质量。

(4)给予积极的心理支持。要关心体贴病人,鼓励其倾诉,协助其疏导愤怒和抑郁情绪,保持乐观情绪。护理工作者应给予积极暗示,利用家属、亲朋好友的支持和现身说法者的榜样的力量,让病人感到心理支持和希望,从而提高战胜疾病的勇气和信心。

3. 治疗阶段

(1)减轻不良情绪。当病人治疗效果不理想,出现疼痛或严重并发症时,常有焦虑和抑郁情绪。护理工作者应要同情、关心病人、指导病人通过听音乐、静思、放松心身的行为方式,改善焦虑和抑郁等不良情绪。

(2)减轻疼痛。护理工作者应高度重视癌症病人的疼痛问题,癌症病人的疼痛常伴有恐惧、绝望和孤独的心理反应,这会更加重疼痛的主观感受。由于疼痛可以加剧病人心身交互影响的恶性循环,因此,处理原则首先是要采用各种措施减轻和消除疼痛,同时处理疼痛出现的心理问题。

(3)争取社会支持。鼓励家属、同事和朋友的积极支持,多给予探视、信息沟通、精心照顾,使病人体验到亲人的关爱和温暖,有利于病人康复,重返社会。

(4)榜样示范。病友的榜样示范作用,对增强病人抗击癌症的决心具有重要的作用。护理工作者组织病人与"抗癌明星"座谈,请"明星"讲述其与癌症抗争、身体康复的经历与经验,使病人从"明星"的现身说法中获得巨大的心理支持和情感鼓励,增强病人治疗的信心;鼓励病人之间的交流与讨论,说出所面临的问题及如何提高生存质量等,使病人在群体抗癌中得到心理支持与安慰。

4. 康复与转归阶段

和谐的人际关系、良好的家庭和社会支持是癌症病人改善不良情绪、回归社会的信心来源。护理工作者应鼓励家属和亲人多陪伴病人,减少病人的孤独感,满足其归属的需要;积极关注,倡导全社会同情、关怀、理解和尊重病人;鼓励病人积极参加抗癌社团活动,采取有效应对方式,重建生活;实施人文关怀,减轻晚期癌症病人的疼痛,提高生活质量;对于濒临死亡的病人,实施临终关怀,给予心理支持和安慰,维护病人的尊严。

五、重症监护病人的心理护理

急危重症病人由于病情危重,随时面临生命危险,心理活动极其复杂,护理工作者做好病人的心理护理,对提高抢救的成功率,促进病人康复具有十分重要的意义。

(一)心理特点

临床观察表明,不同病种的急危重症病人的心理特点存在一定的共性规律,依据进入重症监护病房后时间的不同,病人的一般心理反应有以下特点。

1. 焦虑、恐惧

多发生在病人进入监护室后1~2天,可出现不同程度的焦虑和恐惧。主要与重症监护病房特殊环境相关,如昼夜不分地受监护、无亲人陪护、目睹病友死亡、紧张的抢救氛围、与外界隔离等。

2. 否认

约50%的病人进入监护室第2天开始出现否认心理,第3~4天达高峰。病人否认患病或承认患病但认为无必要住进监护病房,坚决要求换病房或出院。这种否认心理可以缓冲病人过度紧张、焦虑的情绪,暂时维持心理平衡。

3. 孤独、抑郁

约30%的病人在入住监护室5天后出现孤独、抑郁的消极情绪,对任何事情都不感兴趣。产生孤独、抑郁的主要原因:①与外界隔离,生活枯燥;②因病重缺乏交流;③家属少探视或陪伴;④病人被忽视;⑤担心因疾病失去工作和生活能力。

4. 愤怒

意外受伤者因委屈而愤怒;不治之症者常抱怨命运不好、倒霉,产生愤怒情绪,病人主要表现为烦躁不安、敌意仇恨、行为失控、吵闹哭泣、寝食难安,同时伴有血压、血糖升高,心率加快等。

5. 依赖

重症监护病房给病人在心理上带来安全感,然而有病人在撤离监护病房时,由于缺乏足够的心理准备或已对监护病房产生心理依赖,常常不愿离开。

(二)心理护理

1. 针对负性情绪的心理护理

负性情绪可影响病情,保持病人稳定情绪是心理护理的首要工作。针对负性情绪主要要做好如下几个方面。

(1)热情接待病人,介绍环境,让病人熟悉环境,消除恐惧心理,产生安全感。

(2)有条不紊、沉着冷静,轻、稳、准、快地进行各项抢救,增强病人安全感和信任感,忌大呼小叫、手忙脚乱、惊慌失措。

(3)不要在病人面前讨论病情,以免引起不良情绪。

(4)充分理解病人的愤怒,帮助合理宣泄,缓解心理压力。

(5)告诉家属不要在病人面前流露悲伤情绪,以免增加病人的心理负担。

2. 针对否认的心理护理

对病人短期的否认,可不予纠正,但持续存在的否认,则应引起注意。疾病不会因病人的否认而消失,反而会加重病情。护理工作者应耐心解释,说明进入监护病房的重要性,鼓励病人接受事实,纠正认知偏差,配合治疗。

3. 针对依赖的心理护理

有的病人对监护室的环境和护理工作者的特殊照顾产生心理依赖。过度依赖不利于调动病人的主观能动性,会影响身体的康复。因此,护理工作者对即将撤离监护室的病人,要耐心做解释,消除顾虑,必要时逐渐减少病人在监护室所受的特殊照料,

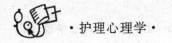

作好撤离监护室的准备,使其逐渐摆脱依赖。

4. 优化环境

努力为病人提供舒适、整洁、安静、安全的治疗环境。如夜间采用柔和的灯光,避免光线直射病人的眼睛;室内放置时钟和日历,让其保持时间观念;在护理操作时,将噪声降至最低。

5. 加强护患沟通,给予心理支持

护理工作者应运用沟通技巧,对语言沟通有困难的病人,如用呼吸机治疗、气管切开的病人,更应注意观察其面部表情、手势及身体姿势,必要时,结合护患交流本、通过纸笔书写进行沟通,以了解其需求,尽可能满足需要;进行各种操作前,应做好解释,以取得病人支持和配合;对于病情重且反复发作的病人,应帮助其正确认识和对待疾病,在积极调整治疗的同时,给予病人安慰、鼓励和支持,从而战胜疾病。

六、疼痛病人的心理护理

疼痛是临床上常见的症状之一,也是促使病人就诊最常见的原因,而慢性疼痛又是护理工作者要经常面对和难处理的问题之一。由于疼痛具有心理学属性,因此,了解疼痛的心理学知识,减轻病人的疼痛,提高护理质量,是护理工作者重要且迫切要解决的护理问题。

(一)心理特点

疼痛是由实际的或潜在的伤害所引起的一种不愉快的感觉和情绪的体验。疼痛是人们求医的常见原因:一方面,疼痛与机体组织的损伤相联系,是组织器官的物理、化学损伤或病理改变的结果;另一方面,疼痛又与某种心理状态相联系,常伴有不舒适、不愉快的情绪反应。总之,疼痛是一种复杂的心理和生理状态。

疼痛的心理学特点有以下方面。

(1)疼痛是个体化的主观体验。病人的疼痛症状是否出现及疼痛强度与心理状态有关,且与不愉快的情绪相伴,如抑郁情绪通常会引起慢性和持续性疼痛。

(2)疼痛具有明显的个体差异。相同性质和强度的刺激作用于不同个体,所引起的心理反应具有明显的个体差异。主要受以下因素影响。

① 早期经验。以往经受过的疼痛体验,特别是儿童时期的早期经验,对疼痛产生明显影响,如"一朝被蛇咬,十年怕井绳",例如儿童从小受轻伤时,父母泰然处之,则该儿童成人后对疼痛的耐受性增强,疼痛阈值也提高;反之,则对疼痛敏感,耐受疼痛的能力也降低。

② 对情境的认知评价。同等程度的疼痛,个体对其意义认知评价不同,主观感受疼痛也不同。例如,儿童在玩耍时,有人在背后拍他一下,他会装着不知或笑出声来,没有疼痛的感觉与反应,但是如果儿童犯了错误,为了惩罚他而给他同样的一拍,他会感觉很痛,放声痛哭。

研究发现,相对于在和平环境中受伤的市民,战场上的士兵对疼痛有更大的耐受性,因为对于一个受伤的士兵来说,从战场上死里逃生已经很庆幸了;而对一个和平环境的市民来说,受伤或动手术则是一场灾难。

③ 情绪状态。一般情况，积极的情绪如愉快、兴奋、乐观情绪可减轻疼痛，而消极的情绪如焦虑、恐惧、失望、悲伤、抑郁可加剧疼痛。

④ 注意力。注意力过分集中在自身的痛觉上，疼痛会加剧，如果把注意力转向疼痛以外的事物，疼痛会减轻，甚至意识不到。例如无痛分娩术就是医护人员有系统地采取分散注意力的方法，使产妇在分娩时放松或自我控制，达到无痛分娩。另外，也可运用放松疗法、听音乐、看电视、愉快交谈等分散病人的注意力，从而减轻疼痛。

⑤ 人格特征。不同人格的人，对疼痛的敏感性不同，且对疼痛的表达方式或行为反应也不同。自控力及自尊心强的人常表现出较高的疼痛耐受性。一般来说，性格刚毅、勇敢者对疼痛耐受性较强，反应较平淡，而性格脆弱、敏感者对疼痛耐受性较差，反应较强烈。

⑥ 暗示。暗示是指通过语言或安慰剂的作用影响人体的心理状态的过程。暗示可提高也可降低疼痛，有癔症的人易受暗示。暗示有安慰剂的功效，说明暗示对痛觉的影响。临床实验证明，安慰剂可消除 30% 的病人的外科术后疼痛，而大剂量的吗啡也只能使 70% 的病人术后疼痛减轻，可见，止痛药的效力实际是安慰剂的效力。另外，护理工作者不当的言语、动作、表情及各种负性暗示，也可使病人产生焦虑、恐惧和抑郁情绪，从而加重病人的疼痛。

(3) 不同性质的疼痛刺激所伴随的心理反应也存在较大差异。慢性疼痛的心理反应主要表现为抑郁；急性危重病人疼痛的心理反应主要表现为紧张和恐惧。

(4) 疼痛对病人的心理具有双重意义。一方面，疼痛是机体组织受到伤害的一种信号，提醒人们采取保护措施，因而对个体生存有重要意义。另一方面，因疼痛寻求医生帮助或取得别人的同情和理解，所以疼痛被看做是一种求助的信号。

(二) 心理护理

疼痛可使病人出现焦虑、恐惧、抑郁等一系列心理反应。因此，做好疼痛病人的心理护理至关重要。

1. 减轻病人的心理压力

护理工作者应与病人建立相互信任的友好关系，使病人感受到护理工作者的关爱，协助其克服疼痛；耐心倾听病人关于疼痛的主诉，鼓励其表达疼痛的感受；尊重、理解、同情病人疼痛时的行为反应；向病人详细解释疼痛的原因及规律性，消除病人焦虑、紧张、恐惧的情绪。

2. 分散注意力

分散病人对疼痛的注意力，如听音乐、听故事、看电视、愉快交谈、参加活动等，能减轻病人疼痛。又如有经验的护理工作者给病人打针时，边攀谈边注射或轻柔地局部按摩，也可减轻注射所致的疼痛。

3. 暗示

病人的消极自我暗示和病人间的相互暗示，都可对病人的痛阈值和耐受性产生特殊的影响。消极暗示可引发或增加疼痛，积极暗示可减轻或消除疼痛。故采用积极暗示可使病人心情放松、消除紧张，提高其痛阈值，对降低疼痛或止痛有良好效果。如良好的言语暗示、安慰剂的使用或合理利用医生的权威作用等均可减轻病人的疼痛或增

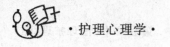

强疗效。

4. 引导想象

让疼痛者想象一个美丽的意境或风景,并想象自己身处其中,让其产生愉悦感,心情放松,使病人从疼痛中转移出来,起到减轻疼痛的作用。作引导性想象前,可让病人先做节律性的深呼吸,使全身肌肉放松,效果更好。

5. 行为疗法

疼痛行为可以通过学习产生,也可以通过学习的方法来矫正。如无痛分娩,通过形象生动的宣传教育,使产妇对分娩有充分的心理准备,消除"分娩疼痛"的观念,从而减轻分娩疼痛。

6. 松弛疗法

疼痛病人常伴有明显紧张情绪。松弛疗法是通过程序化的训练和学习,达到精神以及身体,特别是肌肉放松的一种行为训练方法。用松弛疗法可使病人放松,缓解紧张情绪,从而减轻疼痛。常用的松弛疗法有瑜伽、坐禅、气功、渐进式放松等。

七、药物治疗病人的心理护理

曾有人做过这样的试验:将一种淀粉分别装在红、白色胶囊中,分别送给两组健康人服用,并当面告诉受试,红色胶囊装着兴奋性药物,白色胶囊装着抑制性药物。结果发现服用红色胶囊者情绪活跃、脉搏加快、血压升高、动作反应加快,服用白色胶囊者则情绪抑郁、无精打采、脉搏减弱、血压下降、动作反应减慢。

药物治疗是住院病人最常用的治疗方法,病人在接受药物治疗时的心理状态对治疗效果有着重要的影响。所以,掌握药物治疗病人的心理问题,有助于理解心理因素在药物治疗中的作用,指导临床合理、安全、有效用药。

(一)药物的心理效应及其影响因素

1. 药物的心理效应

药物不但可通过其药理作用产生生理效应,还可通过非药理作用产生心理效应,两种效应相互作用。积极的心理效应可提高药物的生理效应,消极的心理效应可降低药物的生理效应。

药物的心理效应是指病人对医生的威信,对药物的信任感和接受药物治疗时的体验、评价,治疗时外界的暗示等心理作用而产生的综合效应,也是影响药物治疗效应的重要因素。

知识链接

药物的心理反应

美国一位生理心理学家 Wolf 曾做过这样的实验:将吐根碱(致吐剂)通过胃管注入呕吐病人的胃中,并告诉病人这是止吐药物,结果在短时间内病人的恶心呕吐感消失。经过一段时间后病人又出现呕吐,再次注入吐根碱,恶心感又很快消失。这个实验说明药物不但有生理效应,而且通过一定的诱导会产生心理效应。在这个实验中,心理效应(镇吐和安慰)的作用超过了药物的生理效应(催吐)。

2. 影响药物心理效应的因素

(1)药物附属特性。药物附属特性是指药物的名称、产地、商标、价格、包装、颜色、剂型等,会影响病人的心理效应。调查显示:多数病人相信声誉好、实力强、名牌药厂生产的药物;喜欢选择白颜色、轻携带便、甜味的药物。

(2)药物种类。并非每种药物对每位病人都起作用,同种药物对不同病人的作用程度不同。就药物性质而言,镇静、催眠、镇咳、镇痛、助消化药等以消除病因为主的药物,易产生心理效应;而抗生素、抗寄生虫、解毒剂等以消除病症为主的药物,则以产生生理效应为主。

(3)用药的方法和途径。一般服药次数少、采用静脉注射途径给药的药物可产生较高心理效应。例如有人感冒时要求注射1针青霉素(只一次)。

(4)用药心理。病人喜欢服用作用强、见效快、安全的药物。一般经济状况好的病人,喜欢选用新药、进口药、名贵药,而经济状况差的病人,则喜欢选用老药和平价的药物。

(5)人格特征。人格特征也可影响药物的心理效应。如热情、活跃、开朗、健谈者易对安慰剂产生明显的心理效应;对治疗充满信心、心情愉快的病人,可能凭借自我暗示的心理作用,增强药物的生理作用。具有癔症人格特征者,由于暗示性强,极易体现药物的心理效应。

(6)文化因素。病人的求医行为、选择用药的习惯与偏见、民间用药的习俗、舆论、宣传、病人的文化层次、社会地位和经济状况等因素均可影响药物的心理效应。

(7)其他因素。如医护人员对病人的态度、行为举止、权威性、责任感及药物的毒副作用等均可影响药物的心理效应。

(二)药物的心理依赖

治疗疾病的主要手段是药物,但用药不当,易导致病人心理性药物依赖或成瘾,既危害病人身体,又给治疗带来极大困难。

1. 心理性药物依赖的临床表现

药物的心理性依赖主要原因是滥用或误用药物,用药疗程长、剂量大、依照病人主观愿望用药,造成病人对单一药物或给药方式的心理依赖。

病人表现为强烈的用药愿望,经常向医护人员诉说病情如何严重,全身如何不适,主动要求用药,甚至采用不良手段骗取药物。病人用药后自觉症状消失;若得不到药物则感觉症状加重、烦躁不安,全身不适,严重者出现躯体性依赖,甚至药物成瘾。

2. 产生药物心理依赖的因素

(1)药物因素。药物心理依赖的产生与药物种类有关,有的药物依赖性强,如吗啡、可待因、哌替啶及巴比妥类药物。

(2)疾病因素。疼痛、失眠病人因长期服用镇痛药、催眠药;焦虑症、抑郁症病人因精神痛苦不能自拔,服用抗焦虑药、抗抑郁药而产生药物心理依赖。

(3)人格因素。敏感多疑、内心孤独、依赖性强、自制力差、不善交往等病人容易

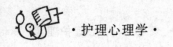

对药物产生直接快感,或因药物减轻精神和躯体的痛苦而产生间接快感,从而造成药物的心理依赖。

(4)社会因素。药物心理依赖的产生与风俗习惯、经济状况、文化程度、人际关系、社会制度等有关。

(三)心理护理

1. 一般药物治疗病人的心理护理

(1)用药前的指导。为加强药物心理效应对生理效应的作用,用药前,护理工作者应根据病人病情、年龄、文化程度、人格特征、心理特点,正确选择给药时机,并配合恰当的言语暗示,使病人相信药物的作用。若病人有抗药心理、怀疑而拒绝用药,护理工作者应耐心解释,切勿谩骂、批评指责、恐吓病人接受用药。

(2)积极的心理暗示。护理工作者应在给药前因势利导地运用言语和行为,巧妙地对病人进行积极的心理暗示,避免消极的心理暗示,使病人充满信心,积极愉快地配合治疗,使药物作用达到最佳疗效,促进疾病的康复。例如国外有人发现,三分之一的病人在选用安慰剂后收到了神奇效果。

(3)建立良好的护患关系。护理工作者应与病人密切沟通,建立良好的护患关系,取得病人信任,避免因怀疑药物而产生消极的心理效应。

2. 化疗病人的心理护理

化疗是目前治疗癌症复发的主要手段,对对化疗药物敏感者具有明显疗效,对延长病人生命具有积极作用。但化疗药物的毒副作用使病人出现巨大的心理压力,产生紧张、悲观、抑郁的情绪。心理护理除按照癌症病人及一般药物治疗病人的护理措施外,还应注意如下方面。

(1)化疗前。护理工作者应耐心介绍化疗的重要性与必要性、化疗方案及其优越性、化疗药物的毒副作用,让病人有心理准备,心情放松,配合治疗;如条件允许将相同病种的病人安排入住同一病室,以增加病人间的情感交流;鼓励病人做到生活自理,淡化病人角色,积极参与社会生活。

(2)化疗中。护理工作者及时向病人介绍化疗的有关信息,争取病人主动配合治疗,增强治疗信心。对病人在化疗中提出的问题,给予明确、有效、积极的回答,消除其后顾之忧。

(3)化疗后。病人由于难以适应化疗后所致的恶心、呕吐、乏力、脱发等带来的痛苦,易产生负性情绪,甚至放弃治疗的念头。护理工作者应主动与病人沟通,给予安慰和鼓励;利用有效的社会支持,安慰、关心和照顾病人,使其感受各方的关爱,激发其生活的勇气和信心,乐观地对待疾病;请同类病人进行现身说法,鼓励病人树立战胜疾病的信心。

八、临终病人的心理护理

临终是指生命过程即将终结。临终病人面对即将结束的人生,难免感到悲伤和痛苦,有着特殊的心理反应。护理工作者应了解其心理特点,采取相应的心理护理措施,提高尚存的生命质量,使临终病人无痛苦、有尊严、舒适地走完人生的最后旅程,同时对临终病人家属给予心理支持,减轻家属的悲痛情绪。

(一)临终病人的心理特点

临终病人由于受躯体疾病的折磨,对生的渴望和对死亡的恐惧,会产生一系列复杂的心理变化。美国著名的心理学家 Kubler-Rose 把临终病人的心理特点分为五个阶段。

1. 否认期

"不,这不会是我,那不是真的","医生一定是弄错了"这是病人获知病重将面临死亡首先产生的心理反应,典型的心理反应是震惊与否认。病人在此阶段常常怀着侥幸的心理四处求医,重复检查,试图否认诊断。这种否认心理是一种心理防卫机制反应,它可减少不良信息对病人的刺激,使病人有较多的时间来调整自己,面对压力。否认期的长短因人而异,大部分病人能较快停止,但也有少部分病人持续至死亡。

2. 愤怒期

此阶段病人不再坚持否认态度,而表现出愤怒、怨恨、嫉妒心理,产生"为什么偏偏是我"、"老天太不公平"的反应,在心身煎熬中病人会将愤怒情绪发泄于医护人员与家人身上,以谩骂、打人等行为发泄其内心的痛苦,对医院的制度、饮食、治疗等方面表示不满,对护理工作者百般挑剔。愤怒是病人面对残酷命运,无助自怜的表现。

3. 妥协期

此阶段病人愤怒反应平息,不再怨天尤人。病人变得平静、友善,为了延长生命,祈求会有奇迹发生,对治疗抱有希望,积极配合治疗与护理。提出许多承诺作为交换条件,出现"请让我好起来,我一定……"的想法。

4. 抑郁期

当病人发现身体状况日益恶化,意识到治疗无望,不久将会死亡时,会有强烈的失落感,产生"好吧,那就是我"的反应,表现悲伤、退缩、情绪低落、沉默寡言、哭泣,病人急于向亲人交代后事,留下遗言,希望家属整日陪伴照顾,以度过不多的时日。

5. 接受期

接受期是临终病人的最后阶段。病人心情平静,产生"好吧,既然是我,那就去面对吧"的反应,接受即将死亡的事实,对死亡已有心理准备,重要的事已安排妥当,以平和的心态等待死亡的到来,既不悲伤也不害怕,坦然地接受死亡。

临终的心理反应过程因人而异,发生的顺序和时间没有一定规律,有的可重合、提前和推后,也有的始终停留在否认期。所以,护理工作者要认真细致地进行观察和分析。

(二)临终病人的心理护理

1. 临终关怀与临终病人的心理护理

临终关怀以提高病人生命质量为宗旨,体现对人生命价值的尊重。护理工作者应用科学的方法、精湛的技术,充满人文关怀地、最大限度地帮助病人减轻痛苦,提高生存质量,使其平静、有尊严地离开人间。了解临终病人不同阶段的心理特点,采取相应的心理护理措施,满足病人生理及心理需要,是做好临终关怀的基本。

（1）对否认期病人。护理工作者与病人间应坦诚沟通，不要轻易揭穿病人的防卫机制，也不要对病人撒谎，要认真地回答病人的询问，医护人员和家属言语要保持一致；护理工作者要经常巡视病房，与病人多交流，让病人感受护理工作者对其的关心，产生信赖感；在与病人交谈中应因势利导，循循善诱，使病人既要面对现实，又要看到生存的希望；劝说家属不可当着病人面表现出难过，使病人得到心理上的满足。

（2）对愤怒期病人。病人的愤怒是源于其内心的恐惧与绝望，护理工作者应认真倾听病人的诉说，理解病人的内心感受，给病人提供释放愤怒情绪的机会，以宣泄内心的不快，疏导病人情绪，保护其自尊；还要劝说家属不要计较与难过、应给予病人宽容、关爱、理解与支持。

（3）对妥协期病人。病人能积极配合治疗并试图延长生命。该期的心理反应对病人是有利的。护理工作者应调动病人的积极性，更好地配合治疗，同时给予更多的关心和安慰，尽可能满足其需求，减轻痛苦与不适。

（4）对抑郁期病人。护理工作者应给予同情与悉心的照顾，做好个人的清洁卫生，促进舒适；允许家属陪伴和亲朋好友探望，但要嘱咐亲人要控制情绪，避免增加病人的悲痛；密切观察病人的行为变化，预防自杀倾向；满足病人的需要，帮助病人完成未完成的事情，继续给予心理支持。

（5）对接受期病人。护理工作者要尊重其选择，保持适度的陪伴和心理支持；提供安静、明亮、整洁、舒适、单独的环境，减少外界干扰，加强生活护理，帮助病人了却心愿，使病人安详、平静地走向生命的终点。

2. 临终病人家属的心理护理

（1）争取家属的配合。临终病人因患病给家人带来沉重的心理负担，而倍感不安。护理工作者应鼓励家属给予病人心理支持和照顾，减轻病人的焦虑情绪，与病人共同渡过难关。

（2）为病人家属提供心理支持。当家属得知亲人的病情将无法救治时，心理悲痛之极。尤其是在意外事故或突发性疾病的病人临终前，由于家属缺乏心理准备，心理创伤更为严重，护理工作者应对病人家属提供心理支持、积极引导，减轻其悲痛情绪。

（3）鼓励家属表达感情。护理工作者要与家属建立良好的关系，并取得家属的信任，鼓励其说出内心的感受和遇到的困难，减轻家属的焦虑情绪。

（4）指导家属照料病人的生活。解释、示范有关的护理技术，指导家属照料病人的生活，在照料亲人中获得心理慰藉。

（5）满足家属的需求。护理工作者要多关心体贴家属，帮助安排陪伴期间的生活，尽力解决实际困难，以满足家属的需求。

（6）协助维持家庭的完整性。协助家属在医院环境中，安排日常的家庭活动，如共同进餐、谈话、看电视、下棋等活动，以增进病人的心理调适，保持家庭的完整性。

小　结

心理护理指在整个护理过程中，护理工作者通过各种技巧和途径，运用心理学的理论和技能，积极有效地影响病人的心理状态和行为，促进健康的一种护理方法。心理护理是整体护理的重要组成部分。心理护理的实施程序包括五个步骤:心理护理评估、确立心理护理诊断、制订心理护理计划、实施心理护理计划、评价心理护理效果。良好的护患关系是心理护理成功的基石。临床不同年龄阶段、不同疾病的病人有不同的心理特点,护理工作者应掌握不同病人的心理特点,采取有针对性的心理护理措施,促进病人早日康复。

能力检测

一、单项选择题

1. 儿童病人的心理特点不包括(　　)。

A. 分离性焦虑　　　　　　B. 恐惧　　　　　　C. 行为退化

D. 震惊　　　　　　　　　D. 自卑

2. 影响疼痛的心理因素不包括(　　)。

A. 情绪状态　　　　　　　B. 暗示　　　　　　C. 经济因素

D. 人格特征　　　　　　　E. 认知评价

3. 有关术前焦虑的程度与手术效果的关系,正确的说法是(　　)。

A. 无焦虑者手术效果最好

B. 轻度焦虑者手术效果较好

C. 严重焦虑者手术效果最差

D. 过度焦虑者不用服药,避免影响手术效果

E. 对手术满不在乎,有助于手术的顺利进行

4. 手术病人术前最常见的心理反应是(　　)。

A. 抑郁　　　　　　　　　B. 愤怒　　　　　　C. 焦虑、恐惧

D. 敌对　　　　　　　　　E. 过度依赖

5. 急危重症病人入院的1~2天,最典型的心理特点是(　　)。

A. 焦虑、恐惧　　　　　　B. 否认　　　　　　C. 孤独、愤怒

D. 依赖　　　　　　　　　E. 自我形象紊乱

6. 病人男性,69岁,胰腺癌晚期,病情日趋恶化,病人情绪低落,要求见好友,并急于交代后事,此时病人心理反应处于(　　)。

A. 忧郁期　　　　　　　　B. 愤怒期　　　　　　C. 否认期

D. 协议期　　　　　　　　E. 接受期

7. 濒死期病人临终阶段的心理反应,一般排列顺序为(　　)。

A. 否认期、忧郁期、协议期、愤怒期、接受期

B. 否认期、协议期、愤怒期、接受期、忧郁期

C. 否认期、愤怒期、协议期、忧郁期、接受期

D. 忧郁期、愤怒期、否认期、协议期、接受期

E. 忧郁期、否认期、愤怒期、协议期、接受期

8. 护理听力障碍的病人应注意做到(　　)。

A. 尽量少说话,以免伤害病人的自尊心

B. 提高音量大声和他说话

C. 借用非语词性语言与之沟通

D. 以上都是

E. 减少交流

9. 当外科手术不得不摘除某些器官时,心理护理应着重进行(   )。

A. 多做解释,说明做手术的意义   B. 生活上多给予照顾

C. 协作训练,提高生活自理能力   D. 多给予安慰和同情

E. 什么都不说,让他安心养病

10. 恢复期病人的心理护理最值得注意的问题是(   )。

A. 鼓励病人积极参加活动   B. 消除病人不必要的顾虑

C. 安慰病人要安心养病   D. 针对不同气质给予相应的引导

E. 向病人保证可以完全恢复

二、填空题

1. 心理护理应该以良好的_____关系为基础。

2. 心理护理的程序包括_____、_____、_____、_____和_____。

3. 护理诊断由四个部分组成,包括_____、_____、_____和_____。

4. 急性病人的主导心理活动是_____,心理护理中心任务是_____。

5. 临终病人的一般心理变化规律是_____、_____、_____、_____和_____。

三、简答题

1. 简述手术前后病人的心理特点及心理护理。

2. 护理工作者应如何做好疼痛病人的心理护理?

3. 谢先生,63岁,肝癌晚期,入院了解病情后,情绪异常,抱怨家人不关心自己,指责医护人员不尽力,不能配合治疗护理。请问病人的心理反应属于哪个阶段?针对病人的心理反应,护理工作者应当如何做好心理护理?

(李艳玲)

第八章 护理工作者的心理品质及其培养

学习目标

掌握：护理工作者的职业角色种类；护理工作者角色适应的内涵；护理工作者心理品质的概念、结构及要求。

熟悉：护理工作者的职业角色化过程；护理工作者心理品质的评估与培养的内容。

了解：影响护理工作者角色的因素；护理工作者心理品质与管理的关系。

第一节 护理工作者的角色心理

一、护理工作者的职业角色

护理工作者角色是指社会对护理工作者所期望的行为模式及相应的心理状态。护理工作者是医疗卫生系统中受过护理专业教育，掌握护理理论、技能和病房管理知识，并具有卫生保健、预防工作能力的人员。个体一旦按社会对护理工作者所期望的行为模式行为，就进入了护理工作者的职业角色，护理工作者职业角色可概括如下。

（一）照顾者

在临床工作中，照顾病人，为病人提供直接的护理服务，满足病人生理、心理和社会各方面的需要，是护理工作者的首要职责。

（二）管理者

每个护理工作者都有管理的职责。护理领导者管理人力资源和物资资源，组织护理工作的实施，管理的目的是提高护理的质量和效率；普通护理工作者管理病人和病区环境，促进病人早日康复。

（三）教育者

护理工作者在许多场合行使教育者的职能。在医院，他们要对病人和家属进行卫生宣教，讲解有关疾病的治疗护理和预防知识，同时有带教护生的任务；在社区，他们要向居民宣传预防疾病，保持健康的知识和方法；在护理学校，他们要向护理学生传授专业知识和技能。

（四）病人权益的保护者

护理工作者有责任帮助病人理解来自各种途径的健康信息，补充必要信息，帮助

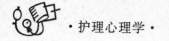

病人作出正确的选择。保护病人的权益不受侵犯和损害。

（五）协调者和合作者

护理工作者与护理对象、家庭和其他健康专业人员需要紧密合作，相互配合和支持，更好地满足护理对象的需要。

（六）示范者

护理工作者应在预防保健，促进健康生活方式等方面起示范作用。如不吸烟，讲究卫生，加强体育锻炼等。

（七）咨询者

护理工作者有责任为护理对象提供健康信息，给予预防保健等专业指导。

（八）研究者

开展护理研究，解决复杂的临床问题，以及在护理教育、护理管理等领域中遇到的有关问题，完善护理理论，推动护理专业的发展。

（九）改革者和创业者

护理应适应社会发展的需要，不断改革护理的服务方式，扩大护理工作范围和职责，推动护理事业的发展。

二、护理工作者职业角色化过程

（一）护理工作者的角色期待

从心理学角度讲，角色期待是人们在特定的社会环境或历史条件下，对人们内在的素质之外行为的主观愿望，具有鲜明的时代特征。护理工作者角色与其他社会角色一样都有社会期待，而护理工作者的角色期待主要来自于工作中的合作伙伴——医生及护理服务的对象病人。随着社会的进步、医疗技术的发展和整体护理的实施，医生及病人对护理工作者角色的期待也会不断地发展和变化。

1. 病人对护理工作者的角色期待

随着社会的进步，人们对护理工作者个体的角色要求会越来越高。护理工作者不仅要负责治疗操作，而且要宣传健康及防病治病知识，了解病人的心理需要，做好病人的心理疏导，努力改善病人的心理状态，使病人保持乐观的情绪，树立战胜疾病的信心。所以护理工作者的角色期待，被病人赋予了更丰富的内涵。

（1）对护理工作者思想品质的期待。护理工作者的职业是倡导爱心、奉献的职业。一名合格的护理工作者除了要有专门的医学、护理知识和精湛的技术外，还必须具有良好的思想品质，这样才能取得病人的信任，并和病人充分合作，才能使病人把护理工作者当成朋友、当成亲人，才能建立良好的护患关系。因此病人期待护理工作者具有良好的政治思想素质，热爱专业，具有爱心、耐心、细心和高度的责任心，尊重病人的人格、尊严，随时为病人着想，对病人体贴入微、服务周到，当病人需要时，能随时给予关心和支持。

（2）对护理工作者职业形象的期待。形象是能引起人的思想或情感活动的具体形状和姿态。形象美是形式和意向的有机结合所呈现出来的美。病人期待身边的工作人员衣着颜色、样式大方、简洁,给人以舒适、稳重的感觉和美的享受。期待护理工作者语言谨慎、讲文明懂礼貌、文雅有度、举止端庄大方、经常面带微笑,给人以亲切、温暖的感觉。

(3)对护理工作者业务能力的期待。随着现代化诊疗技术的迅速发展,各种先进治疗仪器的使用,病人的临床治愈率和身心健康质量大大提高了。如果设备虽然先进,但操作不熟练,条件虽然优越但不能科学、有效地运用,都会给病人带来一定的困扰。因此,病人期待护理工作者有熟练的护理操作技能,有扎实的专业理论知识,有较强的临床应对能力,有强烈的求知欲望,刻苦钻研,勤奋学习,做到博学多闻,工作中精益求精、一丝不苟、勇于探索、敢于创新,去探求最佳治疗护理方法。

(4)对护理工作者心理品质的期待。护理工作者的心理品质包含职业道德、善良、爱心和同情心。一个没有同情心的护理工作者有可能在一定情况下产生过激行为,一个没有爱心的护理工作者,在自身与他人发生利益冲突时,更易表现出自私,甚至发生损人利己的行为。因此,病人期待护理工作者心胸开朗豁达,富有感染力,善于观察病情,有同情心,自强、自尊、自爱,性情沉稳,思维敏捷,干练果断,不把工作及个人生活上的不愉快发泄到病人身上。

2. 医生对护理工作者的角色期待

医疗护理是两个不同的学科,有着各自独立的体系,但在临床医疗过程中两者是密不可分的,在治疗疾病整个过程中发挥同等重要作用,两者缺一不可,二者是建立在一种"并列—互补"的新型医护关系下的合作伙伴。因此,医生对护理工作者角色有着不同的角色期待,以满足病人恢复健康的各个方面的需求。

(1)对护理工作者思想品质的期待。在工作中护理工作者与医生接触最密切,护理工作者的一言一行都会影响到医生的工作、心态以至于行为,尤其是护理工作者的道德品质、敬业精神以及对待工作的态度和责任心,会给医生的诊疗工作造成极大的影响。因此,医生期待护理工作者有高尚的道德情操,热爱护理专业,有为护理事业无私奉献的精神;尊重、爱护病人,能想病人之所想、急病人之所急,无论贫富贵贱,均一视同仁;对工作精益求精,极端负责,具有高度的责任心;乐观向上,开朗,能给医生以心理上的支持。

(2)对护理工作者专业技能的期待。专业技能包括专业理论知识和专业操作技能,是评价护理工作者专业水平的重要标志。只有护理工作者具备了良好的护理专业知识,才能及时、准确有效地与医生合作,只有护理工作者具有了高超的护理操作技能,才能在为病人提供各项技术操作时实现舒适、安全、有效。因此,医生期待护理工作者有扎实、丰富的医学理论知识,敏锐的观察能力,娴熟的护理操作技能,及时发现病人的病情变化,及时通知医生,有能力对病人的治疗提出合理化建议。

(3)对护理工作者人文科学知识的期待。护理学的发展与人类社会的发展和人类社会文明的发展进步是息息相关的。随着医学模式的转变,护理工作者不仅要在医院为病人提供护理服务,还需要将护理服务扩展到社区和社会,为健康的人群提供保健。因此,医生期望护理工作者除了具有较丰富的医学知识外,还要具有社会科学、人文科学等多学科的知识,如美学、心理学、人际交往学等方面的知识,能够运用整体观评估、分析和满足个体和群体的生理、心理、社会、精神、文化、发展等方面的需要,帮助

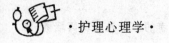

服务对象获得最大程度的健康。

（4）对护理工作者沟通技巧的期待。护理工作者是医疗保健机构中的重要成员，在进行护理服务时，既需要与服务对象及其家属建立起良好的专业性人际关系，也需要与医疗保健机构中的其他医务人员保持良好的人际关系，以增进彼此之间的合作。因此，医生期望护理工作者具有良好的人际沟通能力，能够解决在医疗、护理过程中出现的各种可预测及不可预测的问题，尤其是能与医生建立起良好的合作关系，在病人面前尊重医生的工作，注重树立和维护医生的形象与威信，为医生的诊疗活动创造一个和谐的环境。

（5）对护理管理能力的期待。护理管理是医院管理的重要组成部分，其作用可以使护理子系统得到最佳运转，提高护理质量，保证医疗任务的完成。护理管理保证病房井然有序、整洁安静，各种设备、物质保持在随时备用和性能良好的状态，为病人创造良好的治疗环境，保证病人心身在最佳状态接受准确、及时而连续的治疗和护理。因此，医生期望护理工作者要敢于和善于管理，能够充分地发挥病区人、财、物、时间和信息的作用，以保证医疗护理活动的正常进行。

（二）护理工作者的角色学习

任何社会都有一定的角色权利和义务。随着医学护理模式的转变，护理已由传统的功能制护理转变为以健康为中心的整体护理。这就是护理工作者角色的权利和义务又有了更加丰富的内涵。

1. 护理工作者角色的权利

（1）有要求护理工作同一性的权利。护理工作的同一性是指工作的对象都是饱受疾病痛苦的病人，病人由于忍受病痛而常常伴有焦虑、恐惧、抑郁等心理，他们希望患病期间获得最好的治疗、最好的护理，一切以自己为中心。又由于病人的知识差别，理解能力的个体差异和心理活动、思维方式的不同，他们提出的要求也不同。这就是要求护理工作者要针对不同的个体，根据不同的疾病特点在差异中求同一，选择有利于病人康复的护理方案。拒绝病人不合理要求。要求同行合作，共同满足不同层次病人的护理需求。

（2）有要求病人配合操作和维护自身职业形象的权利。病人和医护人员本身就是两个不可分割的部分，疾病的康复需要医护人员和病人的共同参与，病人配合的程度直接或间接地影响到治疗效果。护理工作者有要求病人配合护理操作的权利。同时护理工作者在其工作过程中，也有维护自己职业的权利。护理工作者的职业形象，是护理工作者在护理工作中表现出来的外表、思想语言、行为、知识等，不仅对病人的身体健康起着积极的作用，而且也对护理专业的生存与发展起着至关重要的作用。

（3）有提出合理化建议并拒绝执行不合理治疗措施的权利。护理工作不再从属于医疗工作。护理作为恢复病人健康的手段与医生的治疗目的相同而方法不同。两者既有区别又相互联系，是一个为病人康复共同合作的过程。护理工作者在护理过程中有对病人的康复提出合理化建议的权利。对于医生的用药，要做到认真核对，对于不合理用药，有权提出质疑，对于危害病人的行为有权拒绝执行操作。

（4）有享受继续教育和科研的权利。由于科学技术的迅速发展，引发了知识更新周期的缩短。护理工作者为了适应社会发展,需要不断更新知识,护理工作者有要求继续教育和科研的权利,以提高护理队伍的素质,使其终身接受继续教育。

2. 护理工作者角色的义务

护理工作者的义务是其对病人、集体和社会所承担的责任,也是病人、集体和社会对护理工作者的护理活动中行为的基本要求。护理工作者角色的义务包括以下方面。

(1)忠于护理事业,为病人提供最佳护理的义务。护理工作者既然选择了这个职业,就要忠于这个职业,忠于病人。人的生命是宝贵的,病人将自己的生命托付给了护理工作者,那么护理工作者就要热爱护理工作,忠诚地对待病人,一切从病人利益出发。不论病人身份、社会地位、文化水平、经济能力等,护理工作者均应全心全意为其提供最佳的护理服务。

(2)维护病人权益的义务。护理工作者是病人的天使,被赋予了温柔、善良的职业形象。因此,在护理活动中应当将病人的病情、护理措施等如实告知病人,及时解答其咨询,并注意谈话的技巧性、病情介绍的真实性、用药治疗的合理性,让病人明明白白看病。而当出现有损病人利益的行为时,护理工作者应挺身而出,维护病人的合法权益不受侵害。

(3)尊重病人和为其保密的义务。护理工作者在执业过程中既要遵守职业道德和医疗护理工作的规章制度及技术规范,观察病人的心身状态,对病人进行科学的护理,出色地完成本职工作,做到正规、严谨、轻柔、熟练,又要尊重病人的尊严和权利,尊重病人的个人信仰、价值观和风俗习惯。严格执行医疗性保护制度,保护病人的隐私和秘密。

(4)提高业务、积极参与社会公益活动的义务。作为一个合格的护理工作者,不但要有高尚的职业道德,还要有精湛的护理技术。因此护理工作者有努力钻研业务,更新知识,不断提高专业技能水平的义务。同时,护理工作者有承担预防保健工作、宣传防病治病知识、进行康复指导、开展健康教育、提供卫生咨询的义务,参与国家和社会公益救助活动并服从调遣的义务。

(三)护理工作者的角色认知

自21世纪以来,随着医学模式的不断转变,护理逐步确立了以人的健康为中心的整体护理思想,护理工作者除了承担执行医嘱、照顾病人的职责以外,还负担着多种任务。

1. 照顾与关怀的任务

无论社会、医学、护理发展到哪一个阶段,照顾都将是护理工作者最基本的任务。护理工作者应用自己所掌握的专业知识与精湛的专业技术为护理对象提供最为人性、科学的照顾。正是这一点,护理工作者才被认为是天使,护理工作才被看做是崇高的职业。现代护理,提倡高质量的同时,以"关怀"为核心,提供心理支持与关怀,通过态度和言行来表达对病人的关心。在满足其生理需要的同时,满足其心理的需求,最大限度地发挥他们的主观能动性,帮助其恢复健康,返回社会。

2. 执行与监督的任务

医生的治疗计划中有很多是通过护理工作者的协作配合完成的。为了病人的安全和权益,护理工作者在执行医嘱的同时,应监督治疗措施的准确性和合理性。

3. 沟通与保护的任务

沟通在护理工作中至关重要,现代护理学要求护理工作者与医生、病人及病人家属以及其他从事健康保健工作的人员紧密合作,并有效地协调各专业人员之间的关系,共同完成病人的治疗与康复工作,满足病人生理、心理和社会的需要。尤其是和病人,在照顾、安慰、指导、决策等方面,进行沟通。沟通的质量在一定程度上决定了护理的效果,没有有效的沟通交流,就不能保证良好的医疗秩序和护理措施的有效实施。

4. 决策与管理的任务

护理工作者在实施任何护理行为前,如对病人进行评估,作出诊断,评价护理效果等,均需运用决策技能,根据每个病人的具体情况,制订出最适合病人的护理计划。做决策的形式包括由护理工作者独立完成、与其他护理工作者共同完成、与病人及其家属共同完成。医疗、护理工作是否能够顺利进行,离不开每一个护理工作者的管理与协调。如有计划、有组织地合理分配和利用各种人力、物质资源,满足病人的需要。此外为服务对象安排病房、制订护理计划、组织诊疗和实施护理措施等,均需要运用管理知识。

5. 咨询指导的任务

随着自我保健意识的增强,人们更加重视促进健康和维持健康的信息,特别是病人,更迫切希望了解自己疾病、治疗、预后的信息。由此,在护理领域中,又增设了健康促进、健康教育等学科,以适应现代社会发展的需要。也就是说,护理工作者不仅要对病人的躯体疾病提供治疗性服务,告诉病人有关疾病、治疗、预后的情况,还要进行有关健康和疾病知识的咨询与指导,帮助他们识别和应对心理应激或社会问题,提供心理关怀服务。

6. 教育与学习的任务

在帮助病人恢复健康的过程中,护理工作者承担着教育的任务。一方面,护理工作者向病人及其家属解释健康的概念、疾病发展情况,病人的自理活动等,传授疾病的预后和康复等知识;另一方面,护理工作者之间要相互学习,并向下一级护理工作者传授自己实践中的经验。同时,参与临床带教,帮助实习护生、新护理工作者尽快进入护理角色,更好地完成护理工作。随着社会的进步,医学的发展,护理工作者只有不断更新护理知识及提高专业技术水平,才能巩固和提高护理的专业地位。因此,护理工作者要不断接受在职训练和继续教育,增进对护理新知识的理解与应用,学习的重点主要是临床职业技能,同时学习各种理论作为发展技能的基础,如参加各种业务学习班、学术活动等,以达到知识全面化。

7. 研究与改革的任务

任何学科的发展都离不开研究工作,运用科学研究的方法解决护理实践、护理管理、护理教育、护理伦理等各领域的问题是护理工作者的任务。护理研究在促进护理专业发展的同时,也是为护理实践提供了理论基础。在从事护理工作时,护理工作者可以帮助专门的研究人员收集资料,以完成研究工作;也可以在实践中通过应用来检验护理研究成果,以推动护理事业的不断发展。

（四）护理工作者的角色失调

护理工作者角色会随着疾病的进程不断变换，护理工作是一项高风险、高强度、高压力却又常常被人误解的工作。21世纪，人们对护理工作者提出了新的角色期待，在这种种的压力下，护理工作者往往心身俱疲引发角色失调，而护理工作者是医院这一社会组织中的重要角色，护理工作者角色的失调必然影响整体护理质量，进而影响医院的声誉。

1. 角色冲突

角色冲突是当一个人扮演一个角色或同时扮演几个不同的角色时，由于不能胜任，而发生的矛盾和冲突。由于每一个护理工作者在特定的社会环境中扮演着不同的角色，而每一个角色又承担者一定的责任和义务，因此在履行角色行为时，角色与角色之间或角色内部之间常发生冲突，并引起角色紧张。如一位护理工作者正在病房参与抢救一位生命垂危的病人，突然接到孩子生病的消息，要她迅速回家。此时，抢救病人是她护理工作者角色赋予的职责，而立即回家照顾生病的孩子是她做母亲不可推卸的另一角色责任。

2. 角色缺如

角色缺如是指护理工作者不能进入角色去对待病人和工作。可发生在病人不配合、提出不合理要求时，或发生在病人因角色转变不当而出现异常行为表现时。有时也发生在护理工作者个人心身健康状态欠佳等情况下。例如一位刚住院被诊断为癌症的病人，当他对护理工作者述说夜间因疼痛及对疾病的恐惧，难以入睡时，病人的本意是希望得到护理工作者的同情和心理支持，但护理工作者却说："得病哪能不痛苦，癌症是世界性疑难杂症，害怕也没有用，谁也没办法。"这位护理工作者在此时就没有表现出与其角色相适应的行为。

3. 角色减退

角色减退是指护理工作者已经进入角色，由于强烈的感情需要，或因环境、家庭、工作等因素，或由于正常社会角色的责任、义务的吸引，护理工作者角色行为减退。此时，护理工作者可表现出对护理对象或护理工作漠不关心或不重视，从而影响正常的护理工作，甚至影响病人的康复。例如，一位护理工作者因为和家人发生矛盾，而情绪低落，工作不能集中精力，在监护病人病情时，没有发现心率的变化，致使该病人的生命出现危机。这就是家庭角色冲击了护理工作者的角色，造成该护理工作者角色减退的表现。

4. 角色强化

角色强化是由于长期从事护理病人的工作，有的护理工作者会不自觉出现一种定势心理。视自己为"母亲"或"照顾者"，把护理对象视为"弱者"和"被照顾者"。例如，对于慢性病病人，护理工作者本应调动其积极性和主动性，让他们主动参与护理与自护。而有的护理工作者则认为病人"什么都不懂"，"什么都不知道"，把自己当成是护理活动的决定者、主宰者，认为病人要完全听从护理工作者的安排和护理，被动服从，这是角色行为增强的一种表现。

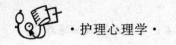

三、影响护理工作者角色的因素

（一）护理工作者的人格因素

有时,护理工作者会不可避免地带着自己的人格色彩进入护理工作,人格差异会使他们处事、对待病人的态度方法不同,甚至会影响正常的护理工作。如一个人格内向的护理工作者,在病人面前表现得寡言少语,外表冷淡,对病人的反应不明显,这样病人就可能会认为该护理工作者对其不关心不重视,使病人质疑护理工作者,从而影响护患关系及正常的护理工作。

（二）护理工作者的个人工作经历

护理工作者的职业经历对其角色适应也会产生影响。一般情况下,刚参加工作的护理工作者,由于刚跨出校门,期望值较高,有较强的成就感,但由于工作经验不足,缺乏应对能力,一旦遭受挫折后,易出现强烈的应激反应,影响护理工作者角色的扮演;相反,一个有较多工作经历、经验丰富的护理工作者面对应激则会显得从容不迫、应对自如。

（三）护理工作者的职业教育

职业教育是一种培养专门人才的特色教育。职业教育的灵魂,是职业态度的教育,而职业态度的教育,则是护理工作者角色形成和发展的核心。具有积极的职业态度,护理工作者才能在职业角色的发展中,充分发挥自身的主观能动性。若职业教育不良,则会影响护理工作者职业角色的发展。

（四）社会支持不足

当今的护理工作者,尤其是接受了高等护理教育的护理工作者,他们对自己所从事专业的发展有着充分认可。然而,现实中人们受传统习俗、社会偏见的影响,对护理工作者角色的社会职能作出较低评价,这就可能对护理工作者角色的发展造成不利影响。如目前社会上仍有相当一部分人,认为护理工作者的工作只是简单的打针、发药而已,而实际工作中,受过高等教育的护理工作者,却对自己这个职业的未来发展有着目标,他们由衷希望得到社会的认可。来自于社会低期望值的各种议论,会使一些护理工作者产生消极情绪,而产生角色失调。

护理工作者每天面对的是病人、病人家属、医生、后勤人员等,由于经验上、认识上的差别,有时会有矛盾产生,尤其是当护理工作者遭到误解,甚至受到人身攻击时,很容易产生委屈、压抑等心理问题。此时如得不到同事、亲人、朋友的宽慰、理解和支持,就会引发护理工作者角色行为的失调。

四、护理工作者的角色适应

从事护理工作的人员必须学会对自己所扮演的角色、适应护理对象、适应护理环境、适应护理工作的强负荷等。

（一）适应自己所扮演的角色

加强护理工作者职业意识和知识能力的培养,是塑造良好的职业形象,适应自己所扮演角色的重要因素。在教育培养中可以从以下几个方面进行。

（1）在专业课学习中加强对护理发展史的学习，学习护理前辈的创业精神，增强职业荣誉感和使命感。

（2）进行岗前心理教育，实施心理引导，树立做好护理工作的信心及克服困难的心理准备。

（3）激发护理工作者的职业潜能，通过成功的护理个案总结，让护理工作者认识到其工作的价值，塑造良好的职业心态。

（4）结合当期市场经济的形式进行教育，以适当的职业危机感刺激护理工作者的职业进取意识。

（二）适应护理对象

护理工作者为护理对象所提供的专业性帮助，有助于护理对象的康复，但如果稍有不慎也会给护理对象带来负面影响。因此，必须尽快适应护理对象，确保护理质量。

（1）了解护理对象的心理特征，通过观察、访谈或测试了解护理对象的特点，以便采取因人而异的护理措施。

（2）了解护理对象的需要，包括生理的、心理的与社会的需要。

（3）提高护理观察能力和技术操作能力，及时发现病情变化并及时处理。

（4）加强护患沟通，在护理过程中，注意保持与护理对象及家属的交流合作。态度要真诚，建立相互信任的护患关系。

（三）适应护理环境

不同病区以及病种的工作负荷不同，护理工作者紧张的程度也不同。护理工作者应学习适应工作环境的变化。

1. 危重病区

在心血管病房、急诊室和监护病房工作的护理工作者，除掌握过硬的护理技术本领外，还要掌握应激的自身心理调节。既能"急中生智"，应对紧张局面，又能在事后及时放松，与环境保持一致。

2. 慢性病区

在慢性病区如消化病房、呼吸病房、小儿科、中医病房等，由于病程长、相互接触时间多，护理工作者应平和、温良，以能适应病人病情的变化。

3. 传染病区

在传染病房，护理工作者首先必须具备传染病的消毒护理知识，切实做好隔离防护，消除不必要的紧张、恐惧心理。

（四）适应护理工作的强负荷

护理工作负荷轻重，往往由护理工作者的数量、身体素质、心理品质，工作病区的性质决定。因此，护理工作负荷的适应不仅需要自身的努力，更需要社会的支持和行政手段的干预。

（1）医院应合理增加护理工作者编制，合理调配人员，改变当前超负荷工作状态。

（2）管理中应切实重视护理工作，努力改善工作，改进护理装备，为护理工作者创造良好的工作环境和条件，将护理工作摆到与医疗工作同等重要的位置。

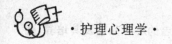

（3）在健康服务中，加快培育和拓展护理市场，使护理工作成为真正的终身职业。

（4）护理工作者应做好职业心理调节，学会有计划工作，巧妙交替脑力和体力劳动，尽可能提高自身素质，减少工作压力的负面影响。

第二节 护理工作者的心理品质

一、护理工作者心理品质的概念、结构及要求

（一）护理工作者心理品质的概念

心理品质是个体在生理条件基础上，受护理工作者职业角色环境影响，逐渐形成适应护理职业的比较稳定的综合心理品质。可表现出护理工作者个体独特的精神风貌，反映护理工作者个体对己、对人和对事的态度、情感及行为模式。

（二）护理工作者心理品质的结构

心理品质包括一个人的性格品质、心理能力、心理动力、心理健康状况及心因性行为五个方面。

1. 性格品质

性格是指人对现实的态度和行为方式中表现出来的稳定的心理特征，在人的个性中具有核心意义。不同的性格品质在自身及社会价值上存在着质的差别，有优劣之分，将直接或间接制约其他方面。同时，它的形成是在心理能力的训练中，在心理动力的促动下，在心理健康状态的影响下，在行为结果的反馈中逐步强化、积淀而成的。

2. 心理能力

心理能力主要是一个人从事心理活动所需要的能力，如自我意识能力、自我发展及人际关系的协调能力，适应社会、生活与环境的能力等。这些能力的形成当然是综合素质作用的结果，但首先离不开优良的性格品质、强大的动力、健康的心态及良好的行为习惯，其强弱有反作用于心理品质的其他方面，并直接制约行为表现。

3. 心理动力

心理动力是指由个体的需要、兴趣、动机以及信念、理想、世界观、价值观、人生观等个性心理倾向所产生的、来自主体自身的驱动力。它既有动力大小的量的水平差异，同时，因其行为的目的指向所带来的结果可能有益，也可能有害于自身或社会，因而在考察其心理动力大小的同时，还应当注意其动力所指方向是否适当。心理动力是一个人的性格优化、能力强化、心态健化、行为良化的内在力量源泉，它对于性格的塑造、心理能力的训练、心理健康状况及行为积极性可起到促进或阻碍作用。同时，心理品质其他方面以及人的整体素质，又会对心理动力的大小产生强化或弱化的影响，特别是人生观、价值观、世界观等高层次的个性心理倾向和思想道德素质左右着心理动力的目标指向。

4. 心理健康状况

从心理学的角度讲，心理健康的标准对于不同人有着不同的理解。在这里，我们

仅以心理健康的最起码的要求作为标准来衡量，即看个体是否存在情绪、认知、性格缺陷等方面的心理障碍，有没有心理疾病。性格健全、具备必要的心理能力、行为适应良好、内在动力强大而又积极，这些既是心理健康的条件，又是心理健康水平高的标志。而心理健康水平低下正是心理品质不良的必然结果。反过来，心理健康状况又直接制约心理品质的提高，并直接导致行为的改变。

5. 心因性行为

心因性行为是指直接由个体的心理品质及心理健康状况所引发的行为表现。此外，人的行为中还有一部分是属于环境压力所导致的被动服从行为。心因性行为表现的适应与否是一个人心理品质高低与否、心理健康与否的外在体现。而心因性行为所带来的结果又反过来影响性格品质、心理能力、心理动力及心理健康。这里的适应一方面要看其是否适应社会及环境要求，另一方面要看一个人的自觉的行为表现是否与其年龄及特有角色相符合。

综上所述，以上五个方面是紧密联系、互为基础和条件的。既可互相促进而进入良性循环，也可能互相制约而陷入恶性循环。其中性格品质是最基本的、长期发挥作用的、相对稳定的因素，居于最基本的位置。心理能力是心理品质的直接体现，是主干成分。心理动力是心理品质中最活跃、影响最直接也最全面的因素。

（三）护理工作者心理品质的要求

做一名合格的护理工作者，应当具备良好的心理品质，兹列出如下十条。

1. 高尚的道德和真挚的同情心

护理工作者职业道德的核心是"利他"和"助人"。具有高尚道德的护理工作者，就会自觉自愿、竭尽全力地去为病人解除痛苦。而且，在情感的支配下，才能够设身处地地为病人着想，以病人的忧而忧，以病人的乐而乐，产生真挚的同情心。

2. 敏锐的观察力

护理工作者敏锐的观察力对从病人身上获取直观资料，判断病人的需要，帮助医生诊断病情，评价治疗和护理效果，以及预计可能发生的问题等都具有非常重要的意义。拥有敏锐的观察力，不仅可以从病人呼吸、脉搏、体温、皮肤颜色、口唇干燥或湿润等情况获取病人的信息，而且对病人的面部表情、行为举止、哭泣声、叹息声、呻吟声、咳嗽声等都有敏锐的觉察，能预感到病人的疾苦和需要。

3. 准确的记忆力

良好的记忆品质包括记忆的敏捷性、持久性、准确性和准备性等。诚然，护理工作者对这四种记忆品质都是应当加强培养的，但按职业性质的要求而言，首先要具备记忆的准确性。原因有如下几点。第一，护理工作者应当严格执行医嘱，打针、发药、查体温、脉搏等。每项任务都必须数量化，而且数量要求准确。一旦记忆不准确，数量出差错，轻则贻误病情，重则造成严重责任事故。第二，护理工作者面对许多病人，病人又是经常变动的，病情又是不断变化的，护理计划也在不断地改变，用药品种和数量也在改变，一旦混淆，也会酿成不堪设想的后果。所以，护理工作者要做到准确安全的护理，减少差错和避免差错，非下工夫培养记忆的准确性不可。

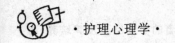

4. 独立的思维能力

过去那种护理工作者只是执行医嘱,打针、送药,无须独立思考的观点是错误的。国外的护理专家认为,现代护理的独立功能占70%左右,而依赖功能只有30%左右。因为护理工作的对象是各不相同的病人,每个病人的疾病又时刻处于动态的变化之中,虽然医嘱是医生思维的结果,一般说来是合乎客观规律的,应当坚决执行。但是,认识落后于存在,这也是经常发生的客观事实。护理工作者如果像机器人那样执行医嘱,缺乏思维的独立性,也同样会在盲目执行中出现差错或事故。再者,人的思维都有局限性,缺乏临床经验的医生更如此。所以,有独立思维品质的护理工作者并不把医生的医嘱当成金科玉律,而是先按医生的思路去思考,再在病程的动态变化之中发现问题,运用求异思维方式去独立分析,然后提出自己的观点。尤其当前所推行的责任制护理,要求充分发挥护理独立功能,要求对每个病人作出准确的护理诊断,拟订全面的护理计划。所以,更要求护理工作者具备思维的独立性。临床上那些经常给医疗、护理上"堵漏洞"的好护理工作者,都是具有独立思维品质的人。

5. 灵活的"注意力"

护理工作者工作头绪繁杂,病人的病情又变化多端,所以这项工作要求护理工作者应当具备"注意"的全部优秀品质。因为只有具备"注意"的稳定性,护理工作者才能沉着稳重,为病人长时间地做某项处置;只有具备了"注意"的广阔性(注意广度),才能"眼观六路、耳听八方",把自己繁杂的工作内容"尽收眼底"、心中有数;只有具备了"注意"的集中性,才能聚精会神做某项护理工作(如摆药或某项精细处置)而不致被其他信息干扰而分心;也只有"注意"分配的能力好,才能在护理时一边处置、一边观察、一边思考、一边谈话,做好"整体"的护理。在上述"注意"的优良品质中,最为重要的还是"注意"的灵活性。因为护理工作头绪多,紧急情况多,意外事情多,经常是在有限的时间内从一项工作转向另一项工作,要做到每一项工作之间清清楚楚,准确无误和互不干扰,靠的就是"注意"的高度灵活性。

6. 积极而又稳定的情绪

护理工作者的情绪变化,尤其是面部表情对病人及其家属都有直接的感染作用,这是每个护理工作者都应当意识到的。护理工作者积极的情绪、和善可敬的表情和举止,不仅能够调节病房或治疗环境的气氛,而且能唤起病人治疗的信心,增强安全感。另外,人人都会受挫折,人人都有不顺心、不愉快的时候,护理工作者也在所难免。这更要求护理工作者对自己的情绪、情感加强调节控制的能力,做到急事不慌、纠缠不怒、悲喜有节、激情含而不露,以保持病房或治疗环境愉快情绪的稳定性。

7. 良好的性格

性格是一个人对人、对事、对自己比较稳固的态度体系以及与之相适应的习惯化的行为方式。护理工作者应当具备的性格特征主要是:对病人诚恳、正直、热情、有礼、乐于助人等;对工作应当是满腔热情、认真负责、机智、果断、沉着冷静、作风严谨、干净利落等;对自己来说,应当是开朗而又稳重、自尊而又大方、自爱而又自强等。

8. 美好的语言

语言是一个人思想的物质外壳,要想做到语言美,首先要心灵美。但这还不够,因为语言的表达是一个技巧,是一项艺术,必须认真学习,加强锻炼才能做到。谈话要态度自然、有礼貌、不高声叫喊,不命令式地直呼姓名和床号,与病人交谈时,一般少用病人不太懂的医学专门术语。

9. 娴熟的技术

对娴熟的护理操作技术要求是:一要稳,即动作轻柔、协调、灵巧、稳妥、有条有理,这不仅使人获得安全感,而且给人以美的感受;二要准,即动作严格按照护理常规办事,操作起来准确无误,恰到好处;三要快,即动作熟练、手疾眼快、干净利落,用较少的时间高质量地完成操作任务;四要好,即质量高、效果好、病人满意、自己也满意。在医疗护理工作中,时间常和生命联结在一起。娴熟的技术往往能赢来安全,救得生命。

10. 良好的人际关系

在社会上,人与人之间的交往,是相互的给予;而医务人员和病人的交往,只有无私的给予而别无他求。对护理工作者来说,他在整个医疗工作中处于人际交往的中心地位,扮演着举足轻重的特殊角色。因为护理工作者与病人接触的时间最多,护理工作者与病人家属的联系也比医生多,护理工作者与医生在工作上又必须密切合作。这些复杂的多角联系,显示了护理工作者人际关系的重要性。护理工作者与病人之间人际关系好,有利于病人身心健康,有助于医疗护理计划的顺利执行;护理工作者与病人家属的关系搞得好,就能更深入地了解病人情况,并可发挥家属的积极性。医院与家庭结合起来,为病人尽快恢复健康创造有利的条件。护理工作者与医生的关系好,就会在医疗护理过程中配合默契,得心应手。有人认为,护理工作者职业成功的最主要因素,是护理工作者与他周围人的相处能力。这种说法不无道理。

知识链接

"白衣天使"应具备"两个八"

诺贝尔医学奖获得者 S. E. Luria 说过:"医学在本质上具有双重性,它既是一门科学,又是一门人学,需要人文精神的滋养。"那么,什么是人文修养呢? 其内涵为奉献、正直、伦理、人道、自律、爱心、宽容。"这就需要白衣天使具备八心",即爱心、同情心、责任心、进取心、耐心、真心、决心、恒心;具备八种气质和人格魅力,仁慈诚挚——可爱,和蔼谦逊——可亲,勤奋博学——可敬,沉着干练——可信,认真求是——可靠,仔细倾听——受尊重,适宜准备提问——受重视,仪表整洁庄重——得到礼遇。只有这样,才能真正成为一名病人满意的护理工作者,才能无愧于"白衣天使"这一光荣称号。

二、护理工作者心理品质与管理的关系

具有良好心理品质的护理工作者,再加上科学的职业管理,将是促进现代护理学科发展及护理工作者人才队伍整体水平提高的"最佳组合"。两者彼此相辅相成,缺一不可。对同一管理水平的管理者而言,他所管辖的护理工作者的心理品质的优劣,将

直接影响其管理的难易程度;而对同一职业心理水准的护理工作者来说,管理者的职业管理水平如何,同样对护理工作者心理品质的发展进程具有决定性的影响。因此,为了促进护理工作者心理品质的优化,管理者要做到以下几个方面。

(一)更新观念并澄清概念,是优化护理工作者心理品质的前提

很多人不能确切把握护理工作者"心理品质"的概念,尤其是在涉及其具体内涵时,往往把它与"善良、人道、情趣高尚、无私奉献"等一些道德判断的概念相混淆。一些管理者已习惯把"护理工作者职业心理品质"这个心理学概念混同于另一些职业道德概念。若不能将其正确地区分,势必导致管理者在实际工作中出现失误,误导管理工作中解决问题的思路,有时甚至引起下级反感或内心冲突,造成护理工作者的心理压力加大,以致其可能在日后的工作中迁怒于病人,形成恶性循环。同时使护理工作者自身产生职业角色行为的困惑,对自己成功的扮演职业角色丧失自信心,以致与良好职业心理品质的偏差越来越大,因此,更新陈旧观念,澄清模糊认识,是现代管理者致力于护理工作者职业心理品质优化的基本前提。

(二)维护"健康使者"的身心健康,是促进管理者优化护理工作者职业心理品质的重要目标

护理工作者通常被人们称之为"人类的健康使者"这充分体现了护理职业的重要社会功能,她们"不仅要帮助病人恢复健康,而且要使健康人保持健康"。而"健康使者"队伍的健康状况能否承担起为全人类提供健康保障的重任,对于他们的工作对象是十分直接和至关重要的。所以,作为管理者,只有高度关注本职人群的心身健康,把促进本职人群的心身健康贯穿于管理工作实践的始终,才能使得管理者的工作事半功倍,从根本上保证管理目标的顺利实现。

(三)教育管理与关心体恤的有机结合,是保障管理者优化护理工作者职业心理品质的基本原则

护理工作者也是一个具有七情六欲的血肉之躯,她们的心身健康水平受其职业心理品质、职业环境、自身人格等多因素的影响。护理工作者所面对的日常超负荷的工作量、持续性的紧张情境刺激以及心身失衡及求医心切的某些冲动性言行等,常易使其产生心理失衡,久而久之,就可能导致心身健康的不良状态。因此,管理者在实施管理对策前,应分析原因,在教育管理的同时多一些关切和体恤。

(四)掌握动态、制定对策、提供咨询是履行管理者优化护理工作者职业心理品质的常规职责

由于护理工作者个体心身健康总是处于不断变化、动态发展的过程中,常会有所起伏,因此,管理者必须思考如何根据护理工作者心身健康的动态变化而开展工作,以及某种特定状态下实施哪些对策更为有效。如可以通过举办辅导、讲座、宣传等形式,帮助他们提高对各种应激的心理承受力,或以鼓励、支持、关怀为主,协助他们尽快恢复平衡和健康,或采用"倾听宣泄、参与分析"等形式,起到为护理工作者提供心理咨询的作用。

三、护理工作者心理品质的评估

护理工作者心理品质的评估应从性格品质的优劣、心理能力的强弱、心理动力的大小、心理健康情况的好坏,以及由心理因素引起的行为表现的社会适应与否这五个方面全面评估。

（一）性格品质方面

1. 护理工作者的态度

护理工作者的态度是自信、自爱、进取,还是自卑、自弃、退缩;对护理对象是宽容还是计较,温和还是粗暴;对工作、学习是喜爱还是厌恶,勤奋还是懒惰,认真还是马虎等。

2. 情绪方面

情绪即护理工作者在工作中是乐观还是悲观,开朗还是抑郁,稳定还是易波动。

3. 意志、品质方面

护理工作者的工作是有目标的、具有自觉性和自制力,还是盲目、冲动或放纵,是勇敢、果断还是怯懦或优柔寡断,有恒还是无恒,灵活还是死板。

（二）心理能力方面

1. 认知方面

认知方面包括感知、记忆、思维、想象、注意、创造能力等。如护理工作者的精神面貌、情绪状态、思维过程,对事物的个别属性和整体属性的认识。

2. 心理适应能力

心理适应能力包括以下几个方面。

（1）适应客观的自我意识能力,如自我认知、自我评价及自我接纳能力。

（2）是否适应自我发展所需的自我定向、自我设计、自我监督、自我扬弃、自我表现的能力。

（3）是否适应于角色。如在知觉他人、理解他人的基础上,能否进行照顾、咨询、计划和管理等。

（4）人际交往以及人际关系的协调能力。

（5）适应社会所需的社会知觉能力、价值判断能力、竞争及协作能力。适应生活与环境所需的自理能力、应变能力、决策能力、承受挫折能力、情绪调试能力、心理保健能力、行为自控能力等。

（三）心理动力方面

评估护理工作者个体的需要、兴趣、动机,以及信念、理想、世界观、价值观、人生观等个性心理倾向。如评估他们是否热爱自己的护理事业。尤其对年轻的护理工作者更要注意他们的动力指向,以防出现兴趣的偏移,影响护理工作。

（四）心理健康方面

以现有的心理健康标准,评估护理工作者的情绪、认知、性格等方面是否存在心理障碍,有无心理疾病。心理健康的好坏,直接影响着护理工作者心理品质能否提高。

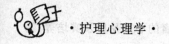

（五）心因性行为方面

评估护理工作者个体的心理品质及心理健康状况所引发的行为。如护理工作者在工作中遇到护理对象不理解而发生冲突时,护理工作者采取的是主动进攻,还是被动服从,或是合理的运用心理防御机制进行化解,尽量减少自己的伤害,但又不损害护理对象。

四、护理工作者心理品质的培养

护理工作者的优良心理品质并非生来就有的,而是靠崇高的理想和坚强的意志,并在实践中刻苦磨炼慢慢发展和培养起来的。

（一）树立献身护理事业的崇高理想

想要想成为一名优秀护理工作者,具有优良心理品质,就必须首先树立起热爱护理事业,并为护理事业而献身的崇高理想。主要原因有以下几个方面。第一,只有拥有崇高的理想,才能理解护理工作的价值和意义,才能懂得为什么工作和应当怎样工作,从而为了实现自己的理想而主动自觉地加强优良品质的培养。第二,只有树立起这崇高的理想,才能真正爱护并尊重自己的工作对象,把解除病人痛苦作为己任,想人之所想,急病人之所急,痛病人之所痛。基于这种高尚的道德情操,就会自觉地注意使自己的心理品质更好地适应病人的需要。第三,只有树立起献身护理事业的崇高理想,才能对搞好护理工作产生浓厚的兴趣。不但能愉快积极地工作,还能孜孜不倦地探索研究。乐于发现问题,改进工作,力求把工作做到精益求精。

（二）学习有关理论知识

培养优良的心理品质,必须学习有关的理论知识。只有掌握优良心理品质的形成和发展变化规律,才能更快更好地培养起良好的优良心理品质。所以,除了学习心理学外,还应当学习社会学、伦理学和医务道德修养等有关知识。例如,"高尚的道德感、真挚的同情心"这一优良心理品质,严格说来它属于伦理学的范畴,但情感问题又是心理学的研究内容。

（三）加强实践锻炼

培养优良的心理品质,最关键的一环还是在实践中加强锻炼。为了在实践中取得更好的效果,应注意如下几点。

1. 实践一定要自觉

这是指在实践中要有意识地培养心理品质,即把实践视为培养锻炼心理品质的好机会和好场所。不然,终日忙忙碌碌,心中无数,即使参加实践,进步也不快。

2. 要在实践中不断进行评价

评价内容包括自我评价,与过去比,以了解自己的进步程度;与同志比,学人之长,避人之短;与病人及其家属的意见比,巩固成绩,克服不足。评价时还要和前面讲的十种优良心理品质比,因为这是在实践中锻炼培养的奋斗目标。

3. 自觉而又严格地遵守各项规章制度

为做好护理工作制定各项规章制度,而且力争把它变成自己习惯化了的行为。这本身也正是对优良心理品质的培养。

小 结

护理工作者的职业心理品质是护理工作者整体素质的基础和重要组成部分,也是护理工作者成才的根本动力。南丁格尔说过这样一句话"护理工作者其实就是没有翅膀的天使,是真善美的化身",她还说"护理是一门艺术——从事这门艺术要有极大的心理准备"。这既是对护理工作者最高的赞誉也是对护理工作者的最高要求。它不仅要求护理工作者要有丰富的专业理论知识和熟练的操作技术,还要有善于观察病人在整个治疗过程中的各种心理活动,熟悉病人的个性特征和情绪状态,在日常护理工作中,不断对自身内在的、外在的各个方面进行历练和培养,从而更能适应现代医学发展的要求,更好地为病人服务。

能力检测

一、单项选择题

1. 护理工作者常见的角色失调可表现为( )。

A. 角色强化　　　　　　B. 角色减退　　　　　　C. 角色缺如

D. 角色冲突　　　　　　E. 以上皆是

2. 以下不属于护理工作者的职业角色功能的是( )。

A. 照顾者的角色　　　　B. 母亲的角色　　　　　C. 教育者的角色

D. 研究者的角色　　　　E. 管理者的角色

3. 以下不属于护理工作者心理品质的要求是( )。

A. 敏锐的观察力　　　　B. 准确的记忆力　　　　C. 积极稳定的情绪

D. 独立的思维能力　　　E. 丰富的同情心

4. 在抢救极为重症病人时,由于时间紧急,在其他医务人员到达之前,护理工作者必须采取适当的急救措施,这时要求护理工作者具有的心理品质是( )。

A. 敏锐的观察力　　　　B. 准确的记忆力　　　　C. 积极稳定的情绪

D. 独立的思维能力　　　E. 良好的人际关系

5. 在抢救极为重症病人时,由于时间紧急,来不及书写护理记录,按要求可以抢救完病人之后补写,这时要求护理工作者具有的心理品质是( )。

A. 敏锐的观察力　　　　B. 准确的记忆力　　　　C. 积极稳定的情绪

D. 独立的思维能力　　　E. 良好的人际关系

二、填空题

1. 护理工作者的职业角色有_____、_____、_____和_____等。

2. 角色期待是人们在特定的社会环境或历史条件下,对人们_____之外行为的_____,具有鲜明的_____。

3. 心理品质包括一个人的_____、_____、_____、_____及_____五个方面。

三、论述题

1. 护理工作者在工作中承担哪些职业角色？

2. 病人住院期间，一位护理工作者对他的态度冷淡，漠不关心，使病人心理上很不舒服。这位护理工作者缺乏的是什么？

3. 护理工作者心理品质的评估包括哪些方面？

4. 作为一名护理工作者，该如何培养自己的职业心理品质？

（马音音）

第二篇

实 训 部 分

Shixun Bufen

实训一 量表测验

【目的】通过 SCL-90、SAS、SDS、A 型行为量表、生活事件量表、护士用住院病人观察量表的测量,了解受试的心理健康水平、行为类型,是否有焦虑、抑郁症状及严重程度等;学会分析各量表项目的数值与临床意义;能写出自我评估报告。

【材料 1】症状自评量表

症状自评量表(SCL-90)由 L. R. Derogatis 于 1975 年编制,是进行心理健康状况鉴别及团体心理卫生普查时实用、简便而有价值的量表。该量表包括 90 个项目,包括感觉、思维、情感、行为、人际关系、生活习惯等内容,可以评定一个特定的时间,通常是评定一周以内的心理健康状况。分为五级评分(0~4 级),0=从无,1=轻度,2=中度,3=相当重,4=严重;有的也用 1~5 级评分,但在计算实得总分时,应将所得总分减去 90。该量表包括躯体性、强迫症状、人际关系敏感、抑郁、焦虑、敌对、恐怖、偏执、精神病性 9 个症状因子。

【方法】

(一)指导语

以下表格中列出了有些人可能有的病痛或问题,请仔细阅读每一条,然后根据最近一个星期以内(或过去)下列问题影响你或使你感到苦恼的程度,在方格内选择最合适的一格,画"√"。请不要漏掉问题。

题　目	从无	轻度	中度	相当重	严重
1.头痛					
2.神经过敏,心中不踏实					
3.头脑中有不必要的想法或字句盘旋					
4.头昏或昏倒					
5.对异性的兴趣减退					
6.对旁人责备求全					
7.感到别人能控制自己的思想					
8.责怪别人制造麻烦					
9.忘性大					
10.担心自己的衣饰整齐及仪态的端正					
11.容易烦恼和激动					
12.胸痛					
13.害怕空旷的场所或街道					
14.感到自己的精力下降,活动减慢					
15.想结束自己的生命					
16.听到旁人听不到的声音					
17.发抖					

续表

题　目	从无	轻度	中度	相当重	严重
18.感到大多数人都不可信					
19.胃口不好					
20.容易哭泣					
21.同异性相处时感到害羞不自在					
22.受骗,中了圈套或有人想抓住自己					
23.无缘无故地突然感到害怕					
24.自己不能控制地大发脾气					
25.怕单独出门					
26.经常责怪自己					
27.腰痛					
28.感到难以完成任务					
29.感到孤独					
30.感到苦闷					
31.过分担忧					
32.对事物不感兴趣					
33.感到害怕					
34.我的感情容易受到伤害					
35.旁人能知道自己的私下想法					
36.感到别人不理解自己、不同情自己					
37.感到人们对自己不友好不喜欢自己					
38.做事必须做得很慢,保证做得正确					
39.心跳得很厉害					
40.恶心或胃部不舒服					
41.感到比不上他人					
42.肌肉酸痛					
43.感到有人在监视自己、谈论自己					
44.难以入睡					
45.做事必须反复检查					
46.难以作出决定					
47.怕乘电车、公共汽车、地铁或火车					
48.呼吸有困难					
49.一阵阵发冷或发热					
50.因为感到害怕而避开某些东西、场合或活动					
51.脑子变空了					
52.身体发麻或刺痛					
53.喉咙有梗塞感					
54.感到前途没有希望					
55.不能集中注意力					
56.感到身体的某一部分软弱无力					
57.感到紧张或容易紧张					

题　目	从无	轻度	中度	相当重	严重
58. 感到手或脚发重					
59. 想到死亡的事					
60. 吃得太多					
61. 当别人看着自己或谈论自己时感到不自在					
62. 有一些不属于自己的想法					
63. 有想打人或伤害他人的冲动					
64. 醒得太早					
65. 必须反复洗手、点数目或触摸某些东西					
66. 睡得不稳不深					
67. 有想摔坏或破坏东西的冲动					
68. 有一些别人没有的想法或念头					
69. 感到对别人神经过敏					
70. 在商店或电影院等人多的地方感到不自在					
71. 感到任何事情都很困难					
72. 一阵阵恐惧或惊恐					
73. 感到公共场合吃东西很不舒服					
74. 经常与人争论					
75. 单独一人时神经很紧张					
76. 别人对我的成绩没有作出恰当的评价					
77. 即使和别人在一起也感到孤单					
78. 感到坐立不安心神不定					
79. 感到自己没有什么价值					
80. 感到熟悉的东西变成陌生或不像真的					
81. 大叫或摔东西					
82. 害怕会在公共场合昏倒					
83. 感到别人想占自己的便宜					
84. 为一些有关性的想法而苦恼					
85. 认为应为自己的过错而受罚					
86. 感到要很快把事情做完					
87. 感到自己的身体有严重问题					
88. 从未感到和其他人很亲近					
89. 感到自己有罪					
90. 感到自己的脑子有毛病					

（二）评定时间

可以评定一个特定的时间，通常是评定一周时间。

（三）评定方法

分为五级（0～4级）评分：0＝从无，1＝轻度，2＝中度，3＝相当重，4＝严重。有的也用1～5级，在计算实得总分时，应将所得总分减去90。SCL-90除了自评外，也可

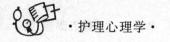

以作为医生评定病人症状的一种方法。

SCL-90广泛应用于我国的心理咨询行业中,是目前我国使用最广泛的一种检查心理健康的量表。它具有内容多、反映症状丰富、能准确刻画来访者自觉症状等优点。SCL-90共有90个评定项目。它的每一个项目均采用5级评分制。

(1)从无:自觉无该项症状问题。

(2)轻度:自觉有该项问题,但发生得并不频繁、不严重。

(3)中度:自觉有该项症状,其严重程度为轻到中度。

(4)相当重:自觉常有该项症状,其程度为中到严重。

(5)严重:自觉常有该项症状,频度和程度都十分严重。

(四)分数统计指标

1. 总分

(1)总分是90个项目所得分之和。

(2)总症状指数,也称总均分,是将总分除以90。

(3)阳性项目数是指评为1~4分的项目数,阳性症状痛苦水平是指总分除以阳性项目数。

(4)阳性症状均分是指总分减去阴性项目(评为0分的项目)总分,再除以阳性项目数。

2. 因子分

SCL-90包括9个因子,每一个因子反映出病人的某方面症状痛苦情况,通过因子分可了解症状分布特点。

因子分＝组成某一因子的各项目总分÷组成某一因子的项目数

9个因子含义及所包含项目有以下方面。

(1)躯体化:包括1、4、12、27、40、42、48、49、52、53、56、58共12项。该因子主要反映身体不适感,包括心血管、胃肠道、呼吸和其他系统的主诉不适,头痛、背痛、肌肉酸痛,以及焦虑的其他躯体表现。

(2)强迫症状:包括3、9、10、28、38、45、46、51、55、65共10项。主要指那些明知没有必要,但又无法摆脱的无意义的思想、冲动和行为,还有一些比较一般的认知障碍的行为征象也在这一因子中反映。

(3)人际关系敏感:包括6、21、34、36、37、41、61、69、73共9项。主要指某些个人不自在与自卑感,特别是与其他人相比较时更加突出。在人际交往中的自卑感,心神不宁,明显不自在,以及人际交流中的自我意识,消极的期待亦是这方面症状的典型原因。

(4)抑郁:包括5、14、15、20、22、26、29、30、31、32、54、71、79共13项。苦闷的情感与心境为代表性症状,还以生活兴趣的减退、动力缺乏、活力丧失等为特征。还反映失望、悲观以及与抑郁相联系的认知和躯体方面的感受,另外,还包括有关死亡的思想和自杀观念。

(5)焦虑:包括2、17、23、33、39、57、72、78、80、86共10项。一般指那些烦躁、坐立不安、神经过敏、紧张以及由此产生的躯体征象,如震颤等。测定游离不定的焦虑及惊恐发作是本因子的主要内容,还包括一项身体感受的项目。

（6）敌对:包括 11、24、63、67、74、81 共 6 项。主要从三方面来反映敌对的表现,即思想、感情及行为。其项目包括厌烦的感觉,摔物,争论直到不可控制的脾气暴发等各方面。

（7）恐怖:包括 13、25、47、50、70、75、82 共 7 项。恐惧的对象包括出门旅行,空旷场地,人群或公共场所和交通工具。此外,还有反映社交恐怖的一些项目。

（8）偏执:包括 8、18、43、68、76、83 共 6 项。本因子是为偏执性思维的基本特征而制订,主要指投射性思维、敌对、猜疑、关系观念、妄想、被动体验和夸大等。

（9）精神病性:包括 7、16、35、62、77、84、85、87、88、90 共 10 项。反映各式各样的急性症状和行为,限定不严的精神病性过程的指征。此外,也可以反映精神病性行为的继发征兆和分裂性生活方式的指征。

此外还有 19、44、59、60、64、66、89 共 7 个项目未归入任何因子,反映睡眠及饮食情况,分析时将这 7 项作为附加项目或其他,作为第 10 个因子来处理,以便使各因子分之和等于总分。

各因子的因子分的计算方法是:各因子所有项目的分数之和除以因子项目数。例如强迫症状因子各项目的分数之和假设为 30,共有 10 个项目,所以因子分为 3。在 1～5 评分制中,粗略简单的判断方法是看因子分是否超过 3 分,若超过 3 分,即表明该因子的症状已达到中等以上严重程度。下面是正常成人 SCL-90 的因子分常模,如果因子分超过常模即为异常。

（五）计分方法

SCL-90 测验结果处理

因子	因子含义	项 目	项目数	T 分 （T 分＝项目总分/项目数）
F_1	躯体化	1、4、12、27、40、42、48、49、52、53、56、58	12	
F_2	强迫	3、9、10、28、38、45、46、51、55、65	10	
F_3	人际关系	6、21、34、36、37、41、61、69、73	9	
F_4	抑郁	5、14、15、20、22、26、29、30、31、32、54、71、79	13	
F_5	焦虑	2、17、23、33、39、57、72、78、80、86	10	
F_6	敌对	11、24、63、67、74、81	6	
F_7	恐怖	13、25、47、50、70、75、82	7	
F_8	偏执	8、18、43、68、76、83	6	
F_9	精神病性	7、16、35、62、77、84、85、87、88、90	10	
F_{10}	睡眠及饮食	19、44、59、60、64、66、89	7	

（六）正常成人 SCL-90 的因子分常模

项　目	$M \pm SD$	项　目	$M \pm SD$
躯体化	1.37±0.48	敌对性	1.46±0.55
强迫	1.62±0.58	恐怖	1.23±0.41
人际关系	1.65±0.61	偏执	1.43±0.57
抑郁	1.50±0.59	精神病性	1.29±0.42
焦虑	1.39±0.43		

注：M 是平均值，SD 是标准差。

【实训报告】

（1）抽取 3 例病人进行 SCL-90 问卷调查，调查后绘出 SCL-90 因子廓图。

（2）针对以上 3 例病人的 SCL-90 因子廓图进行分析，并说出其意义。

【材料 2】抑郁自评量表（SDS）

抑郁自评量表是含有 20 个项目，分为 4 级评分的自评量表，原型是 Zung 抑郁量表。其特点是使用简便，并能相当直观地反映抑郁病人的主观感受，主要适用于具有抑郁症状的成年人，包括门诊及住院病人。只是对严重迟缓症状的抑郁，评定有困难。同时，SDS 对于文化程度较低或智力水平稍差的人使用效果不佳。抑郁自评量表包含以下方面：

（1）精神病性情感症状（2 个项目）；

（2）躯体性障碍（8 个项目）；

（3）精神运动性障碍（2 个项目）；

（4）抑郁的心理障碍（8 个项目）。

SDS 总粗分的正常上限为 41 分，分值越低状态越好。

标准分为总粗分乘以 1.25 后所得的整数部分。我国以 SDS 标准分≥50 为有抑郁症状。

此量表极为简单，由 20 道题组成，是根据自己一个星期之内的感觉来回答的。20 个题目之中，分别反映出抑郁心情、身体症状、精神运动行为及心理方面的症状体验，因为是自我评价，不要别人参加评价，也不用别人提醒。如果是文盲，可以由别人念题目，但不由别人代答，而由自己判定轻重程度。

在回答时，应注意有的题目的陈述是相反的意思，例如，心情忧郁的病人常常感到生活没有意思，但题目之中的问题是感觉生活很有意思，那么评分时应注意得分是相反的。这类题目之前加上 * 号，提醒各位检查者及被检查者注意。

【方法】

（一）指导语

请根据您近一周的感觉来进行评分，数字的顺序依次为从无、有时、经常、持续。

题 目	选 择
1.我感到情绪沮丧,郁闷	1—2—3—4
*2.我感到早晨心情最好	1—2—3—4
3.我要哭或想哭	1—2—3—4
4.我夜间睡眠不好	1—2—3—4
*5.我吃饭像平时一样多	1—2—3—4
*6.我的性功能正常	1—2—3—4
7.我感到体重正在减轻	1—2—3—4
8.我为便秘烦恼	1—2—3—4
9我的心跳比平时快	1—2—3—4
10.我无故感到疲劳	1—2—3—4
*11.我的头脑像往常一样清楚	1—2—3—4
*12.我做事情像平时一样不感到困难	1—2—3—4
13.我坐卧不安,难以保持平静	1—2—3—4
*14.我对未来感到有希望	1—2—3—4
15.我比平时更容易激怒	1—2—3—4
*16.我觉得决定什么事很容易	1—2—3—4
*17.我感到自已是有用的和不可缺少的人	1—2—3—4
*18.我的生活很有意义	1—2—3—4
19.假若我死了别人会过得更好	1—2—3—4
*20.我仍旧喜爱自已平时喜爱的东西	1—2—3—4

（二）结果分析

指标为总分。将 20 个项目的各个得分相加,即得粗分。标准分等于粗分乘以1.25 后的整数部分。总粗分的正常上限为 41 分,标准总分为 53 分。

$$抑郁严重度＝各条目累计分/80$$

（三）结果判断

0.5 以下者为无抑郁;0.5～0.59 为轻微至轻度抑郁;0.6～0.69 为中至重度;0.7以上为重度抑郁。仅做参考。

（四）注意事项

此评定量表不仅可以帮助诊断是否有抑郁症状,还可以判定抑郁程度的轻重。因此,一方面可以用来作为辅助诊断的工具,另一方面也可以用来观察在治疗过程中抑郁的病情变化,用来作为疗效的判定指标。但是,此评定量表不能用来判断抑郁的性质,所以不是抑郁症的病因及疾病诊断分类用表。因此,测出有抑郁症之后,应该及时到精神科门诊进行详细的检查、诊断及治疗。

【实训报告】

（1）通过查找案例，分析正常的抑郁和病理性抑郁的异同点。

（2）针对此案例，详细写出分析报告。

【材料3】焦虑自评量表（SAS）

焦虑自评量表由华裔教授 Zung 编制。从量表构造的形式到具体评定的方法，都与抑郁自评量表十分相似，是一种分析病人主观症状的相当简便的临床工具，适用于具有焦虑症状的成年人，具有广泛的应用性。国外研究认为，SAS 能够较好地反映有焦虑倾向的精神病求助者的主观感受。而焦虑是心理咨询门诊中较常见的一种情绪障碍，所以近年来 SAS 是咨询门诊中了解焦虑症状的自评工具。

【方法】

（一）指导语

请仔细阅读每一条，把意思弄明白，然后根据您最近一周的实际感觉，选择最适合您的答案（1. 没有或很少时间；2. 小部分时间；3. 相当多时间；4. 绝大部分或全部时间）。

题　目	选　择
1. 我觉得比平常容易紧张和着急	1—2—3—4
2. 我无缘无故地感到害怕	1—2—3—4
3. 我容易心里烦乱或觉得惊恐	1—2—3—4
4. 我觉得我可能将要发疯	1—2—3—4
＊5. 我觉得一切都好，也不会发生什么不幸	1—2—3—4
6. 我手脚发抖打战	1—2—3—4
7. 我因为头痛、颈痛和背痛而苦恼	1—2—3—4
8. 我感觉容易衰弱和疲乏	1—2—3—4
＊9. 我觉得心平气和，并且容易安静坐着	1—2—3—4
10. 我觉得心跳得很快	1—2—3—4
11. 我因为一阵阵头晕而苦恼	1—2—3—4
12. 我有晕倒发作，或觉得要晕倒似的	1—2—3—4
＊13. 我吸气呼气都感到很容易	1—2—3—4
14. 我的手脚麻木和刺痛	1—2—3—4
15. 我因为胃痛和消化不良而苦恼	1—2—3—4
16. 我常常要小便	1—2—3—4
＊17. 我的手脚常常是干燥温暖的	1—2—3—4
18. 我脸红发热	1—2—3—4
＊19. 我容易入睡并且一夜睡得很好	1—2—3—4
20. 我做噩梦	1—2—3—4

注：＊表示反向计分题。

（二）评分方法

SAS采用4级评分，主要评定症状出现的频度："1"表示没有或很少时间有；"2"表示有时有；"3"表示大部分时间有；"4"表示绝大部分或全部时间都有。20个条目中有15项是用负性词陈述的，按上述1～4顺序评分。其余5项（第5、9、13、17、19项）注 * 号者，是用正性词陈述的，按4～1顺序反向计分。

（三）分析指标

SAS的主要统计指标为总分。将20个项目的各个得分相加，即得粗分；用粗分乘以1.25以后取整数部分，就得到标准分。

（四）结果解释

按照中国常模结果，SAS标准分的分界值为50分，其中50～59分为轻度焦虑，60～69分为中度焦虑，70分以上为重度焦虑。

（五）注意事项

由于焦虑是神经症的共同症状，故SAS在各类神经症鉴别中作用不大。

关于焦虑症状的临床分级，除参考量表分值外，主要还应根据临床症状，特别是要害症状的程度来划分，量表总分值仅能作为一项参考指标而非绝对标准。

【实训报告】

(1) 通过查找案例，分析正常人的焦虑和病理性焦虑的异同点。

(2) 针对此案例，详细写出分析报告。

【材料4】A型行为类型问卷

A型行为类型（type A behavior pattern scale，TABP）是美国著名心脏病专家弗里德曼和罗森曼于20世纪50年代首次提出的概念。他们发现许多冠心病人都表现出共同而典型的行为特点，如雄心勃勃，争强好胜，醉心于工作，但缺乏耐心，容易产生敌意情绪，常有时间匆忙感和时间紧迫感等；他们把这类人的行为表现特点称为A型行为类型，而相对地缺乏这类特点的行为表现称为B型行为类型。A型行为类型被认为是一种冠心病的易患行为模式。调查研究表明冠心病病人中有较多的人属于A型行为类型，而且A型行为类型的冠心病病人复发率高，预后较差。

20世纪50年代末，弗里德曼和罗森曼开发了第一个TABP的测查工具，称为"结构式会谈"（SI）。在60年代后期，美国医学心理学家詹金斯编制了一个TABP自陈量表，称为"詹金斯活动性量表"（JAS），该量表得到了广泛的应用。此外，还有弗雷明翰A型量表（FTAS）和得克萨斯A-B型行为测验（Texas A-B index，TAI）等。

中国版的A型行为类型问卷是于1983年由张伯源教授主持下，成立了全国性的"A型行为类型与冠心病研究协作组"，在全国范围内试用测试，经过了三次修订，在研究和参考了美国的有关A型行为测查量表的内容并结合中国人自身的特点共同研究编制而成。从1985年开始在全国范围内广泛使用。

【方法】

（一）指导语

请根据您过去的情况回答下列问题。凡是符合您的情况的请选择"是"；凡是不符

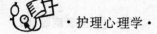

合您的情况的请选择"否"。每个问题必须回答,答案无所谓对与不对、好与不好。请尽快回答,不要在一道题目上思索太多。回答时不要考虑"应该怎样",只回答您平时"是怎样的"就行了。

题　目	是　否
1.我觉得自己是一个无忧无虑、悠闲自在的人	
2.即使没有什么要紧的事,我走路也快	
3.我经常感到应该做的事太多,有压力	
4.我自己决定的事,别人很难让我改变主意	
5.有些人和事常常使我十分恼火	
6.我急需买东西但又要排长队时,我宁愿不买	
7.有些工作我根本安排不过来,只能临时挤时间去做	
8.上班或赴约会时,我从来不迟到	
9.当我正在做事,谁要是打扰我,不管有意无意,我总是感到恼火	
10.我总看不惯那些慢条斯里、不紧不慢的人	
11.我常常忙得透不过气来,因为该做的事情太多了	
12.即使跟别人合作,我也总想单独完成一些更重要的部分	
13.有时我真想骂人	
14.我做事总是喜欢慢慢来,而且思前想后,拿不定主意	
15.排队买东西,要是有人插队,我就忍不住要指责他或出来干涉	
16.我总是力图说服别人同意我的观点	
17.有时连我自己都觉得,我所操心的事远远超过我应该操心的范围	
18.无论做什么事,即使比别人差,我也无所谓	
19.做什么事我也不着急,着急也没有用,不着急也误不了事	
20.我从来没想过要按自己的想法办事	
21.每天的事情都使我精神十分紧张	
22.就是去玩,如逛公园等,我也总是先看完,等着同来的人	
23.我常常不能宽容别人的缺点和毛病	
24.在我认识的人里,个个我都喜欢	
25.听到别人发表不正确的见解,我总想立即就去纠正他	
26.无论做什么事,我都比别人快一些	
27.人们认为我是一个干脆、利落、高效率的人	
28.我总觉得我有能力把一切事情办好	
29.聊天时,我也总是急于说出自己的想法,甚至打断别人的话	
30.人们认为我是个安静、沉着、有耐性的人	
31.我觉得在我认识的人之中值得我信任和佩服的人实在不多	
32.我对未来有许多想法和打算,并总想都尽快实现	
33.有时我也会说人家的闲话	
34.尽管时间很宽裕,我吃饭也快	

续表

题　目	是	否
35.听人讲话或报告如讲得不好,我就非常着急,总想还不如我来讲		
36.即使有人欺侮了我,我也不在乎		
37.我有时会把今天该做的事拖到明天去做		
38.当别人对我无礼时,我对他也不客气		
39.有人对我或我的工作吹毛求疵时,我的积极性很容易被挫伤		
40.我常常感到时间已经晚了,可一看表还早呢		
41.我觉得我是一个对人对事都非常敏感的人		
42.我做事总是匆匆忙忙的,力图用最少的时间办尽量多的事情		
43.如果犯有错误,不管大小,我全都主动承认		
44.坐公共汽车时,尽管车开得快我也常常感到车开得太慢		
45.无论做什么事,即使看着别人做不好,我也不想拿来替他做		
46.我常常为工作没做完而一天又过去了而感到忧虑		
47.很多事情如果由我来负责,情况要比现在好得多		
48.有时我会想到一些说不出口的坏念头		
49.即使领导我的人能力差、水平低,不怎么样,我也能服从和合作		
50.必须等待什么的时候,我总是心急如焚,缺乏耐心		
51.我常常感到自己能力不够,所以在做事不顺利时就想放弃不干了		
52.我每天都看电视,同时也看电影,不然心里就不舒服		
53.别人托我办的事,只要答应了,我从不拖延		
54.人们都说我很有耐性,干什么事都不着急		
55.外出乘车、船或跟人约定时间办事时,我很少迟到,如对方耽误我就恼火		
56.偶尔我也会说一两句假话		
57.许多事本来可以大家分担,可我喜欢一个人去干		
58.我觉得别人对我的话理解太慢,甚至理解不了我的意思似的		
59.我是一个性子暴躁的人		
60.我常常容易看到别人的短处而忽视别人的长处		

（二）结果评定

整个问卷包含 60 个题目,分成 3 个部分。

TH:共有 25 个项目,表示时间匆忙感(time hurry)、时间紧迫感(time urgency)和做事节奏快(do something rapidly)等特点。

CH:共有 25 个项目,表示竞争性(competitive)、缺乏耐性(impatience)和敌意情绪(hostility)等特征。

L:共有 10 个项目,作为测谎题,用以考查受试回答问题是否诚实、认真。

（三）应用评价

中国版的 A 型行为类型问卷于 1983 年编出来以后,通过协作组在全国范围内试用测试,经过三次修订,从 1985 年开始在全国范围内广泛使用。

（四）人格特点

（1）A 型人格特点：争强好胜，追求成就，总想超过别人；做事匆忙，性急，行动较快，常有时间紧迫感；容易紧张，爱生气，常有敌意情绪倾向。

（2）B 型人格特点：不爱竞争，一般不紧张，很少有时间紧迫感，对人随和，很少生气，喜欢生活得自在、舒服。

【实训报告】

（1）抽取 10 名不同类型人格特征的成人（男、女各 5 名）作为受试，进行 A 型行为类型问卷调查，对调查结果进行对照分析，写出分析报告。

（2）通过 A 型行为类型问卷测试实例，说出在日常生活当中如何预防冠心病的发生。

【材料 5】护士用住院病人观察量表

护士用住院病人观察量表由临床护理工作者依据对住院病人病情纵向观察，对病人的行为障碍、病情的演变及治疗效果进行客观评定，为临床治疗、护理及精神药理学研究提供科学依据。由 Honigteld G. 等人于 1965 年编制，为 80 项版本，广泛应用的为 30 项版本，简称为 NOSIE-30。

【方法】

（一）项目和评定标准

评定内容共 30 项。NOSIE 中，每项为一描述性短语，如肮脏，对周围活动感兴趣，自觉一无是处等。本量表为频度量表，按照具体现象或症状的出现频度，分为 0～4 分的 5 级评分法：(0)无；(1)有时是或有时有；(2)较常发生；(3)经常发生；(4)几乎总是如此。

姓名：　　　性别：　　　年龄：　　　病室：　　　研究编号：

院号：　　　评定日期：　　　第（　　）次评定　　　评定员：

评分：0 无，1 有时有，2 较常，3 经常，4 一直是

1.肮脏	0 1 2 3 4	12.易激动发牢骚	0 1 2 3 4
2.不耐烦	0 1 2 3 4	13.忘记事情	0 1 2 3 4
3.哭泣	0 1 2 3 4	14.问而不答	0 1 2 3 4
4.对周围活动感兴趣	0 1 2 3 4	15.对好笑的事发笑	0 1 2 3 4
5.不督促就一直坐着	0 1 2 3 4	16.进食狼藉	0 1 2 3 4
6.容易生气	0 1 2 3 4	17.与人攀谈	0 1 2 3 4
7.听到不存在的声音	0 1 2 3 4	18.自觉抑郁沮丧	0 1 2 3 4
8.衣着保持整洁	0 1 2 3 4	19.谈论个人爱好	0 1 2 3 4
9.对人友好	0 1 2 3 4	20.看到不存在的东西	0 1 2 3 4
10.不如意便心烦	0 1 2 3 4	21.提醒后才做事	0 1 2 3 4
11.拒绝做日常事务	0 1 2 3 4	22.不督促便一直睡	0 1 2 3 4

续表

23. 自觉一无是处	0 1 2 3 4	27. 行动缓慢	0 1 2 3 4
24. 不太遵守医院规则	0 1 2 3 4	28. 无故发笑	0 1 2 3 4
25. 难以完成简单任务	0 1 2 3 4	29. 容易冒火	0 1 2 3 4
26. 自言自语	0 1 2 3 4	30. 保持自身整洁	0 1 2 3 4

（二）适应范围

用于住院的成年精神病病人、特别是慢性的精神病病人，包括老年痴呆症病人。

（三）评定注意事项

(1) 应由经量表评定训练的，最好是病人所在病室的护理工作者任评定员。

(2) 每一病人由两名评定者（护理工作者）观察评分，记分时，两名评定者分数相加。如只有一名评定者，则将评分乘 2。

(3) 根据病人近 3 天（或 1 周）的情况，对 30 项进行评分。评定时间为治疗前及治疗后第 3 和第 6 周各 1 次。

(4) NOSIE 主要通过护理工作者的观察与交谈进行评定。

(5) 应根据病人症状存在与否及存在的频度与强度进行评定。

(6) 除 30 项各项计分为 0～4 分外，第 31 项，系病情严重程度，按评定者经验，计分为 1～7 分。第 32 项，与治疗前比较，即刚入院或开始治疗时比较，同样按 1～7 分评定。

（四）结果分析

(1) NOSIE 的结果可以归纳成因子分、总积极因素分、总消极因素分和病情总估计分（总分）。

(2) NOSIE 的因子分计算方法如下：

① 社会能力[20－(13、14、21、24、25 项组分和)]×2；

② 社会兴趣(4、9、15、17、19 项组分和)×2；

③ 个人整洁[8＋(8、30 项组分和)－(1、16 项组分和)]×2；

④ 激惹(2、6、10、11、12、29 项组分和)×2；

⑤ 迟缓(5、22、27 项组分和)×2；

⑥ 抑郁(3、18、23 项组分和)×2。

(3) 总消极因素：4、5、6、7 项因子分之和。总积极因素：1、2、3 项因子分之和。病情总估计：(128＋总积极因素－总消极因素)。以上结果分析方法，根据量表作者 1975 年对 2415 名精神分裂症住院病人的 NOSIE 评定因子分析结果，并稍加修正。其中，常数项主要是为了避免负分的出现，"×2"是为了便于只有一名评定员时的评定结果和规定的 2 名评定员的结果类比，如为 2 名评定员，在因子分计算时只需将二者的评分相加便可。

（五）应用评价

(1) NOSIE 是由护理工作者依据对病人病情纵向观察进行评定，弥补了仅据交谈进行评定的某些量表的不足。

（2）不同时间 NOSIE 评定结果所绘制的廓图，能够反映研究治疗中病情的演变及治疗效果。

（3）NOSIE 所评定的主要是病人的行为障碍，若要全面地判定疗效，还需配合 BPRS 等量表进行全面的分析。

（4）NOSIE 作为精神药理学研究的工具还是可靠的、理想的，适用于住院的成年精神病人，特别是慢性精神病人，包括老年痴呆症病人，是护理工作者用精神科量表中最普遍的一种。

【实训报告】

（1）到当地医院进行临床实践，至少选择 3 个科室的 10 名住院病人采用"护士用住院病人观察量表"进行测试。在两名护理工作者的指导下，对其结果进行分析，写出分析报告。

（2）在以上 10 名受试中随机抽取 3 个绘制廓图，并说明病情过程及治疗效果。

（孙立波）

实训二 心理咨询

【目的】通过现场心理咨询模拟、心理咨询录像资料,了解心理咨询技术在解决心理问题中的运用,提高解决问题的能力。

【材料】心理咨询室及相关设备,心理咨询室设计(见实训图 2-1)、心理咨询案例录像资料。

【方法】现场模拟、多媒体教学。

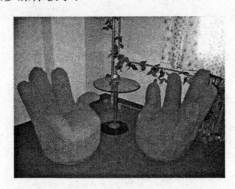

实训图 2-1 心理咨询室设计图

【内容】

(1)观看心理咨询案例录像。(30 分钟)

(2)请同学根据下面提供的四个案例,或自带案例,分成四组,两两配对,运用所学的心理咨询技术模拟现场心理咨询。

案例一:A,女,大学二年级学生,A 的男朋友和别人在一起了,但他却什么都没对A 说,只是要 A 不要给他打电话。现在都已经过了半个多月了,A 还不能放下,也很想见他。可是他说不能见面,A 不知道该怎么办,每天精力都不能集中,学习也学不进去,整天精神也很恍惚。

案例二:B,女,20 岁,大学二年级学生,来自外省农村,家庭困难。高中阶段,B 住在亲戚的家里,因为成绩优异,比较听家长的话,亲戚们也就特别宠爱她。B 很少与班上同学交流,喜欢独来独往,性格内向。进入大学后,B 刚开始感觉还可以,但时间长了,由于寝室同学之间存在着很大的性格差异,出现了不和谐。面对如此复杂的人际关系,B 感到十分困惑,怎样才能处理好这些关系呢?

案例三:C,男,21 岁,大三学生,家庭困难。C 无法很好地控制自己的情绪,原来情绪低落的时候,一两天就过去了,可这次已持续了两周多了。C 特别难受,也很郁闷,做什么事都提不起劲儿,情绪很低落,不想见任何人,寝室里同学的说笑声也令 C 烦躁不已。他想每天快乐地生活,高效率地投入学习,可是他做不到。

案例四:D,女,20 岁,大二学生,父母均为农民,家境贫困。一直以来,由于家庭贫困,常担心因缴不起学费而辍学。觉得自己学习成绩不太好,没什么优点,不讨人喜欢。总不相信别人,不愿理会别人,对人冷漠、缺乏热情。总之,她感到大学生活非常灰暗,没有任何快乐,多次想退学。连续几天晚上做相同的噩梦,梦见父亲去世了,D从梦中哭醒,连续几天都很伤心,情绪很低落,无法学习。

(3)组织四组分别讨论本组同学分别运用了哪些心理咨询技术?心理咨询效果如何?

(4)针对学生的模拟情况,实训教师进行点评。

【实训报告】

(1)心理咨询技术有哪些?

(2)谈谈现扬模拟心理咨询的感受。

(3)心理咨询的注意事项有哪些?

(邓香兰)

实训三　心理治疗

【目的】通过心理治疗、治疗录像资料，了解心理治疗技术在解决心理问题中的运用，提高解决问题的能力。

【材料】心理治疗室及相关设备，环境安静、整洁，光线柔和，心理治疗录像资料。

【方法】治疗指示语、现场体验、多媒体教学。

【内容】

（1）观看心理治疗录像。（45分钟）

（2）进行肌肉放松训练。可以用录音，也可由实训教师引导。因为肌肉放松在很多治疗中都会用到，当来访者紧张、焦虑时都可以使用。具体步骤如下。

① 准备动作。在一般情况下，放松训练程序要求来访者先自行紧张身体的某一部位，如用力握紧手掌10秒钟，使之有紧张感，然后放松5～10秒，这样经过紧张和放松多次交互练习，来访者在需要时，便能随心所欲地充分放松自己的身体。通常施行紧张松弛训练的身体部位是手、手臂、脸部、颈部、躯干以及腿部等肌肉。

② 正式训练。肌肉放松训练时，要使来访者保持心情轻松，并舒适地坐在椅子上，训练最好在遮光且隔音效果较佳的房内进行，并让来访者拿掉眼镜、手表、腰带、领带等容易妨碍身体充分放松的物品。大约休息二三十分钟后，治疗者用平稳、镇静、低沉的声调对来访者说："从事这项放松训练，可以帮助你完全地放松身体。你必须根据下列步骤耐心进行，当你做紧张活动时，如果感到紧张，必须再持续做5秒钟，直到感觉到紧张到达极点，方可完全松弛下来，让有关部位的肌肉显示出十分无力，特别要用心体验放松后的一种快乐感。现在请跟着（我的）指示做。"

指示语的内容一般为：

① 紧握你的左拳——注意手和前臂的紧张感，（5秒钟后）放松；

② 紧握右拳——注意手和臂部的紧张感，（5秒钟后）放松；

③ 自左腕关节向上弯曲你的左手，尽量使手指指着肩部——注意手背和前臂肌肉的紧张感，（5秒钟后）放松；

④ 自右腕关节向上弯曲你的右手，尽量使手指指着肩部——注意手背和前臂肌肉的紧张，（5秒钟后）放松；

⑤ 举起双手臂，用力将手指触至双肩——注意双臂肌肉的紧张——放松；

⑥ 耸起肩膀，越高越好——注意肩膀的紧张——放松；

⑦ 皱起额头——注意紧张，然后放松，并略为闭上眼睛；

⑧ 紧紧地合上双眼，试探紧张与放松的感觉，再轻轻闭着眼睛；

⑨ 用力将舌头抵住口腔上部——注意口腔内肌肉紧张——放松；

⑩ 紧闭双唇——注意口腔与下颚的紧张——放松；

⑪ 用力向后仰起头部——注意背部、肩膀以及颈部的紧张——放松；

⑫ 用力低头，尽量将下巴靠住胸部——注意颈部与肩膀的紧张——放松；

⑬ 作弓形弯曲背部,并离开椅背,双臂向后推——注意背部和肩膀的紧张——放松;

⑭ 做一次深呼吸,并持续一段时间——注意背部和胸部的紧张——吐出空气——放松;

⑮ 做两次深呼吸,持续一段时间——吐出空气——放松;

⑯ 用胃部吸入空气,尽量使其膨胀——注意腹部的紧张——放松,感觉到你的呼吸更加稳定;

⑰ 抽紧腹部肌肉——注意到腹部的紧张——放松;

⑱ 臀部用力并压住椅座——注意到臀部紧张——放松;

⑲ 抽紧腿部肌肉,伸直双腿——注意到腿部肌肉的紧张——将双腿放回原姿势——放松;

⑳ 双脚脚趾向上,并逐渐抬起双脚——注意双脚和小腿肌肉的紧张——放松;

㉑ 向下弓起脚趾,犹如要将脚趾埋入沙土一般——注意双脚弯曲时的紧张——放松。

(3) 演练系统脱敏疗法。选择自愿的学生为对象(如人际交往恐惧症),充当来访者角色。步骤:第一,确定零度焦虑(给来访者听音乐);第二,让来访者面对一个人介绍自己(来访者熟悉的人);第三,让来访者面对两个人介绍自己(来访者熟悉的人);第四,让来访者面对三个人介绍自己(两个来访者熟悉的人,一个来访者陌生的人);第五,让来访者面对四个人介绍自己(三个来访者熟悉的人,一个来访者陌生的人);第六,让来访者面对五个人介绍自己(三个来访者熟悉的人,两个来访者陌生的人)。……在演练的过程当中,如来访者出现紧张、焦虑时,可配合放松训练。

【实训报告】

(1) 掌握肌肉放松训练方法,谈谈肌肉放松训练时你的感受。

(2) 简述系统脱敏疗法的实施过程,实施过程中应注意哪些问题?

(邓香兰)

实训四 病人心理

【目的】通过临床见习或者病例分析,掌握病人的心理需要、病人常见的心理变化和心理问题。

【材料】病人常见的心理变化和心理问题的病例或者临床见习。

【方法】让学生分组讨论。分别对不同病人进行评估,找出病人的主要心理问题,形成结论。最后由教师归纳总结。

【实训报告】

(1) 收集病人的一般资料。

(2) 病人主要的心理需要。

(3) 病人主要的心理反应。

(谷芳秋)

实训五 心理护理

【目的】通过病例或现场情景教学，了解心理护理诊断的基本程序；学会正确陈述心理护理诊断并进行正确排序；能对病人作出正确的心理护理诊断。

【材料】典型病人或临床典型病例若干。

病例介绍：李芳，女，28岁，某大学新闻系毕业，是一位漂亮大方的"白领丽人"，其无意中发现左乳腺外上方有一豆粒大小肿物，无疼痛，乳头无溢液，无局部红肿热痛。经医生诊断为左乳腺癌Ⅱ期。治疗方法为准备行乳癌根治切除术，术后2周行常规化疗。

目前病人无意中已经知道了自己的病情，但还是接受不了残酷、痛苦的现实。

【方法】组织讨论；现场情景教学演示。

【实训报告】

(1) 请你根据病人目前情况提出主要的心理诊断？

(2) 请针对病人的情况实施心理护理？

（李艳玲、张静）

实训六　护理工作者心理品质及其培养

【目的】通过处理护理过程中的护患关系,了解护理工作者在护理工作中应具备良好的心理品质,并在实践中培养自身良好的心理品质。

【材料】请同学们根据临床案例或分组进行角色扮演,分析护理工作者应具备的心理品质。

【方法】案例讨论或角色扮演。

【实训报告】

(1) 写出自己在实验中的体会与感受。

(2) 请结合自身情况,分析自身心理品质优劣,培养良好的心理品质。

(马音音)

主要参考文献

[1] 周郁秋,刘晓虹.护理心理学[M].北京:人民卫生出版社,2009.

[2] 蒋继国,盛秋鹏.护理心理学[M].北京:人民卫生出版社,2004.

[3] 高过丽,崔巧玲.精神科护理学[M].西安:第四军医大学出版社,2010.

[4] 沈键.医学心理学[M].上海:同济大学出版社,2008.

[5] 姚淑桥,孙学礼.医学心理学[M].5版.北京:人民卫生出版社,2008.

[6] 沈雪妹,汪敏.医学心理学[M].上海:上海交通大学出版社,2006.

[7] 杜昭云.心理学基础[M].北京:人民卫生出版社,2006.

[8] 郭念峰.心理咨询师[M].北京:民族出版社,2005.

[9] 郑日昌,等.心理测量学[M].北京:人民卫生出版社,1999.

[10] 刘晓红.护理心理学[M].北京:人民军医出版社,2004.

[11] 娄凤兰,曹枫林.护理心理学[M].北京:北京大学医学出版社,2006.

[12] 刘志超.医学心理学[M].北京:人民卫生出版社,2003.

[13] 秦爱军,盛秋鹏.医学心理学[M].北京:高等教育出版社,2005.

[14] 詹泽群,曾美华.护理心理学[M].南昌:江西科学技术出版社,2007.

[15] 陆斐.心理学基础[M].北京:人民卫生出版社,2002.

[16] 李映兰,刘盈.护理心理学[M].北京:人民卫生出版社,2003.

[17] 周英,姬栋岩.护理心理学[M].武汉:华中科技大学出版社,2010.

[18] 陈素坤,周英.临床护理心理学教程[M].北京:人民军医出版社,2007.

[19] 钱明.护理心理学[M].北京:人民军医出版社,2007.

[20] 周郁秋.护理心理学[M].2版.北京:人民卫生出版社,2008.

[21] 李心天,岳文浩.医学心理学[M].北京:人民卫生出版社,2009.

[22] 叶奕乾.心理学[M].上海:华东师范大学出版社,2006.

[23] 郭争鸣.医护心理学[M].北京:北京大学医学出版社,2005.

[24] 曹枫林.护理心理学[M].北京:人民卫生出版社,2009.

[25] 张改叶,王朝庄.心理卫生[M].郑州:郑州大学出版社,2008.

[26] 姜乾金.护理心理学[M].杭州:浙江大学出版社,2006.

[27]　杜绍云.心理学基础[M].北京:人民卫生出版社,2005.

[28]　吴玉斌,郎玉玲.护理心理学[M].北京:高等教育出版社,2010.

[29]　王江红.护理心理学[M].南京:东南大学出版社,2009.

[30]　刘端海,陈礼翠.护理心理学[M].武汉:华中科技大学出版社,2011.

[31]　娄凤兰,曹凤林.护理心理学[M].北京:北京大学出版社,2010.